现代著名老中医名著重刊丛书第十一辑

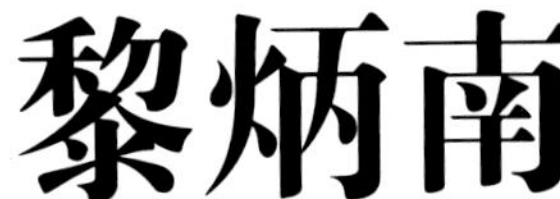

黎炳南

儿科经验集

主　编　黎世明

编　委（以姓氏笔画为序）

刘　华　江英能　许　华

李宜瑞　肖旭腾　黄永强

黄钢花　谢昭亮　黎世明

黎凯燕

人民卫生出版社

图书在版编目（CIP）数据

黎炳南儿科经验集/黎世明主编.—北京:人民卫生出版社,2015

（现代著名老中医名著重刊丛书.第11辑）

ISBN 978-7-117-20853-6

Ⅰ.①黎… Ⅱ.①黎… Ⅲ.①中医儿科学－临床医学－经验－中国－现代 Ⅳ.①R272

中国版本图书馆CIP数据核字（2015）第167825号

现代著名老中医名著重刊丛书第十一辑

黎炳南儿科经验集

主　　编: 黎世明
出版发行: 人民卫生出版社（中继线010-59780011）
地　　址: 北京市朝阳区潘家园南里19号
邮　　编: 100021
E - mail: pmph@pmph.com
购书热线: 010-59787592　010-59787584　010-65264830
印　　刷: 北京虎彩文化传播有限公司
经　　销: 新华书店
开　　本: 850×1168　1/32　**印张:** 12.5　**插页:** 2
字　　数: 313千字
版　　次: 2015年11月第1版　2024年10月第1版第6次印刷
标准书号: ISBN 978-7-117-20853-6/R·20854
定　　价: 38.00元

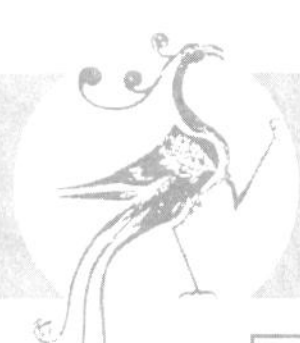

黎炳南简介

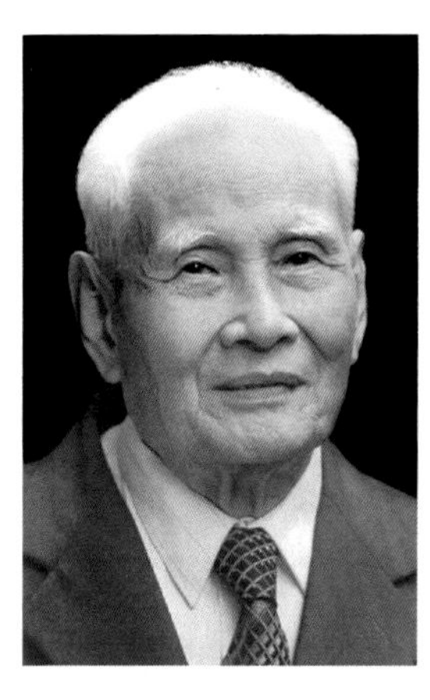

黎炳南教授，男，生于1914年10月8日，汉族，广东省惠州市人，广州中医药大学儿科教授，研究生导师，擅长中医儿科，对小儿哮喘等肺系病证及脾胃病证造诣尤深，擅治小儿诸疑难病证，临床每有效验。20世纪40年代，曾任惠阳国医馆副馆长，50年代初任惠州卫生工作者协会主任委员，1958年起任教于广州中医学院，曾任中华全国中医学会广东儿科学会副主任，中华医学会广东儿科学会名誉顾问。因其多年来对中医事业做出的重要贡献，1978年由广东省政府授予“省名老中医”称号，1991年被指定为首届“全国老中医药专家学术经验继承工作”指导老师。

黎老在临床上对学术精益求精，依据数十年之经验，主攻小儿哮喘这一国际性难治性疾病，开设哮喘专科门诊。在教学上主张“治学严谨，知行结合”，为西中班、中医进修班学员讲课、带教，自1986年起培养研究生。从20世纪80年代迄今，黎老指导研究生对其自创的“黎氏哮喘Ⅰ、Ⅱ号方”进行了多项研究，其研制的“黎炳南哮喘电子计算机诊疗系统”于1993年6月获广州市科委鉴定通过。并发表了“小儿治疗要则和临床体会”、“小儿哮喘论治”、“略论治病必求于本”等学术论文20多篇。

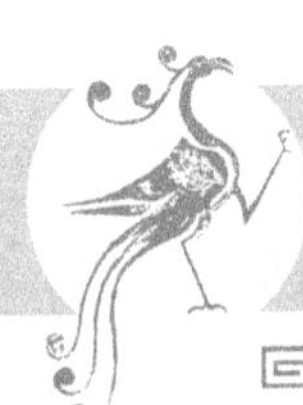

出版说明

自20世纪60年代开始，我社先后组织出版了一些著名老中医经验整理著作，包括医案、医论、医话等。半个世纪过去了，这批著作对我国现代中医学术的发展发挥了积极的推动作用，整理出版著名老中医经验的重大意义正在日益彰显。这些著名老中医在我国近现代中医发展史上占有重要地位。他们当中的代表如秦伯未、施今墨、蒲辅周等著名医家，既熟通旧学，又勤修新知；既提倡继承传统中医，又不排斥西医诊疗技术的应用，在中医学发展过程中起到了承前启后的作用。他们的著作多成于他们的垂暮之年，有的甚至撰写于病榻之前。无论是亲自撰述，还是口传身授，或是由其弟子整理，都集中反映了他们毕生所学和临床经验之精华。诸位名老中医不吝秘术，广求传播，所秉承的正是力求为民除瘼的一片赤诚之心。诸位先贤治学严谨，厚积薄发，所述医案，辨证明晰，治必效验，具有很强的临床实用性，其中也不乏具有创造性的建树；医话著作则娓娓道来，深入浅出，是学习中医的难得佳作，为不可多得的传世之作。

由于原版书出版的时间已久，今已很难见到，部分著作甚至已成为中医读者的收藏珍品。为促进中医临床和中医学术水平的提高，我社决定将部分具有较大影响力的名医名著编为《现代著名老中医名著重刊丛书》并分辑出版，以飨读者。

第一辑　收录 13 种名著

《中医临证备要》
《施今墨临床经验集》
《蒲辅周医案》
《蒲辅周医疗经验》
《岳美中论医集》
《岳美中医案集》
《郭士魁临床经验选集——杂病证治》
《钱伯煊妇科医案》
《朱小南妇科经验选》
《赵心波儿科临床经验选编》
《赵锡武医疗经验》
《朱仁康临床经验集——皮肤外科》
《张赞臣临床经验选编》

第二辑　收录 14 种名著

《中医入门》
《章太炎医论》
《冉雪峰医案》
《菊人医话》
《赵炳南临床经验集》
《刘奉五妇科经验》
《关幼波临床经验选》
《女科证治》
《从病例谈辨证论治》
《读古医书随笔》
《金寿山医论选集》
《刘寿山正骨经验》
《韦文贵眼科临床经验选》
《陆瘦燕针灸论著医案选》

第三辑　收录 20 种名著

《内经类证》
《金子久专辑》
《清代名医医案精华》
《陈良夫专辑》
《清代名医医话精华》
《杨志一医论医案集》
《中医对几种急性传染病的辨证论治》
《赵绍琴临证 400 法》
《潘澄濂医论集》
《叶熙春专辑》
《范文甫专辑》
《临诊一得录》
《妇科知要》
《中医儿科临床浅解》
《伤寒挈要》

《金匮要略简释》
《金匮要略浅述》
《温病纵横》
《临证会要》
《针灸临床经验辑要》

第四辑　收录 6 种名著

《辨证论治研究七讲》
《中医学基本理论通俗讲话》
《黄帝内经素问运气七篇讲解》
《温病条辨讲解》
《医学三字经浅说》
《医学承启集》

第五辑　收录 19 种名著

《现代医案选》
《泊庐医案》
《上海名医医案选粹》
《治验回忆录》
《内科纲要》
《六因条辨》
《马培之外科医案》
《中医外科证治经验》
《金厚如儿科临床经验集》
《小儿诊法要义》
《妇科心得》
《妇科经验良方》
《沈绍九医话》
《著园医话》
《医学特见记》
《验方类编》
《应用验方》
《中国针灸学》
《金针秘传》

第六辑　收录 11 种名著

《温病浅谈》
《杂病原旨》
《孟河马培之医案论精要》
《东垣学说论文集》
《中医临床常用对药配伍》
《潜厂医话》
《中医膏方经验选》
《医中百误歌浅说》
《中药炮制品古今演变评述》
《赵文魁医案选》
《诸病源候论养生方导引法研究》

第七辑　收录 15 种名著

《伤寒论今释》
《伤寒论类方汇参》
《金匮要略今释》
《杂病论方证捷咏》
《金匮篇解》
《中医实践经验录》
《罗元恺论医集》
《中药的配伍运用》
《中药临床生用与制用》
《针灸歌赋选解》
《清代宫廷医话》
《清宫代茶饮精华》
《常见病验方选编》
《中医验方汇编第一辑》
《新编经验方》

第八辑　收录 11 种名著

《龚志贤临床经验集》
《读书教学与临症》
《陆银华治伤经验》
《常见眼病针刺疗法》
《经外奇穴纂要》
《风火痰瘀论》
《现代针灸医案选》
《小儿推拿学概要》
《正骨经验汇萃》
《儿科针灸疗法》
《伤寒论针灸配穴选注》

第九辑　收录 11 种名著

《书种室歌诀二种》
《女科方萃》
《干祖望医话》
《名老中医带教录》
《班秀文妇科医论医案选》
《疑难病证治》
《清宫外治医方精华》
《清宫药引精华》
《祝谌予经验集》
《疑难病证思辨录》
《细辛与临床》（附　疑难重奇案七十三例）

第十辑　收录 7 种名著（刘渡舟医书七种）

《伤寒论十四讲》
《伤寒论通俗讲话》

《伤寒论诠解》
《新编伤寒论类方》
《经方临证指南》
《金匮要略诠解》
《肝病证治概要》

第十一辑　收录8种名著

《董德懋内科经验集》
《金针王乐亭经验集》
《何任医论选》
《月经病中医诊治》
《黎炳南儿科经验集》
《黄绳武妇科经验集》
《干祖望耳鼻喉科医案选粹》
《中医美容笺谱精选》

这些名著大多于20世纪60年代前后至90年代在我社出版，自发行以来一直受到广大读者的欢迎，其中多数品种的发行量达到数十万册，在中医界产生了很大的影响，对提高中医临床诊疗水平和促进中医事业发展起到了极大的推动作用。

为使读者能够原汁原味地阅读名老中医原著，我们在重刊时尽可能保持原书原貌，只对原著中有欠允当之处及疏漏等进行必要的修改。为不影响原书内容的准确性，避免因换算等造成的人为错误，对部分以往的药名、病名、医学术语、计量单位、现已淘汰的临床检测项目与方法等，均未改动，保留了原貌。对于原著中犀角、虎骨等现已禁止使用的药品，本次重刊也未予改动，希冀读者在临证时使用相应的代用品。

人民卫生出版社

2015年9月

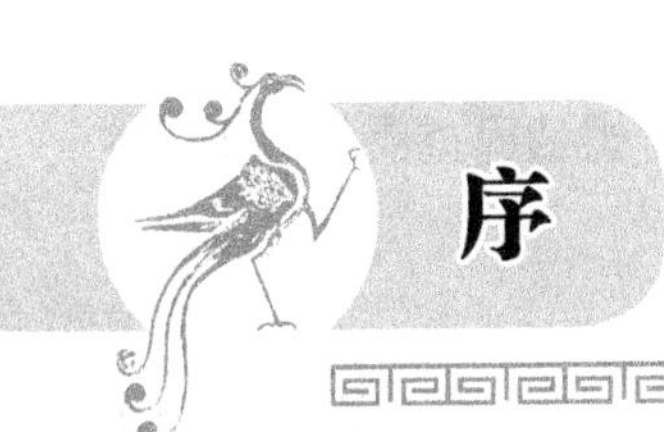

序

本医集主要介绍儿科专家黎炳南教授治疗小儿疾病的经验。儿童时期是人生的重要阶段，历代医家对儿科十分重视，至宋代“儿科之圣”钱乙之《小儿药证直诀》问世，儿科渐成独立的学科。明清以至现代，儿科学术又得到较大的发展。

现代社会提倡优生优育，儿童医疗保健事业备受国家和群众的重视。尽管小儿服用中药困难，似不利于中医的普及，但在中医力量雄厚的医院，中医儿科仍是门庭若市、深受群众拥戴，显现了顽强的生命力。其原因，就在于其具有安全、有效、价廉的优势。中医不但擅治慢性病，且对小儿多种急性病，包括哮喘、肺炎、腹泻、感冒高热等常见的急症、重症，均有很好的疗效。要使中医立于不倒之地，进而得到发展和推广，关键是要继承传统的理论和经验，结合现代条件进行必要的研究，切切实实解决不断提高临床水平的问题。不重视临床研究而想提高疗效，必然失去群众的支持，失去中医发展的根基。

黎老从其父辈起，从事中医儿科者已有 4 代人，家学渊源，根基深厚，学验丰富。本书论治儿科疾病，既结合小儿的生理、病理特点，又针对岭南地区儿童的体质特点，并兼及现代社会生活环境的变化，充分体现了“因人制宜”、“因地制宜”和“因时制宜”的治疗原则，对后学者应有所启迪。

名老中医是祖国医学理论和经验的活的载体。1991 年国家卫生部、人事部和中医药管理局开展“名老中医药专家学术经验继承工作”，迄今已有 10 余年，首批老中医药专家仍健在者已不多，抢救老中医药专家的经验，仍是一个迫切而重要的工作。本书的出版，对此应有帮助，故乐为之序。

邓铁涛

2003.10.25

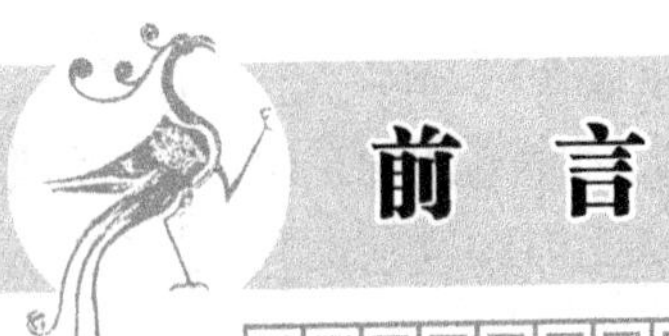

前言

黎炳南教授从事中医临床工作60余载，对中医儿科造诣尤深。本书重在介绍其儿科学术经验，并兼及部分内科、外科、五官科内容。自扁鹊入秦“为小儿医”起，有关儿科的记载，已有2400年的历史，有关著述浩繁，各种学说纷呈，初学者不易准确掌握。况且现代社会生活环境已发生了较大的变化，在南方经济发达地区，随着空调的普及、冷冻食品的流行、抗生素的滥用、嗜饮“凉茶”的习俗，使处于南方“多湿多热”中的小儿发病时常出现寒热并见、虚实夹杂的特点。黎老在多年的诊疗工作中，依据小儿的生理病理特点，结合岭南地域特点和现代生活条件，形成了独特的经验。本医集的出版，是系统整理、介绍黎老学术经验的极好机会，冀望为中医儿科医师提供一本既理论简要而明晰、又能切合临床实际的读物，这对于学习祖国医学理论和继承名老中医药专家的经验，有一定的意义。

本书的内容，包括生平传略与治学经验、学术见解、哮喘论治、临床经验、医话选录、病案评析六个部分。在黎老丰富的临床经验中，以论治哮喘为其特长，故以独立篇章作专门介绍。本书的编写，力求反映黎老学术经验源于诸家学说而又条理分明，论治方法灵活而又切合临床实际、便于掌握的特点，使读者能从中得到理论和实践方面的收获。

历年发表的有关黎老经验的论文，在收入本医集时作了必要的修改与补充，特此说明。

参加本书编写者，多为跟随黎老学习多年的学术继承人、高级职称医师及部分研究生。黎老年届89岁高龄,仍精神矍铄,亲自对文章的编写进行指导和审阅,使本书能较全面、准确反映黎老的经验。由于编者水平所限,加上时间较仓促,不足之处在所难免,期望读者不吝指教。

编　者

2003.10.28

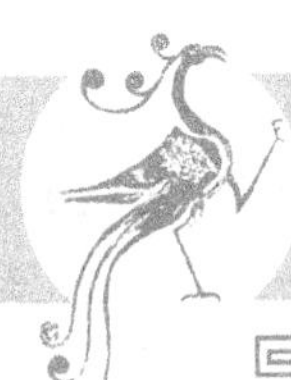

目 录

生平传略与治学经验

学术见解

哮喘论治

临床经验

医话选录

病案评析

生平传略与治学经验

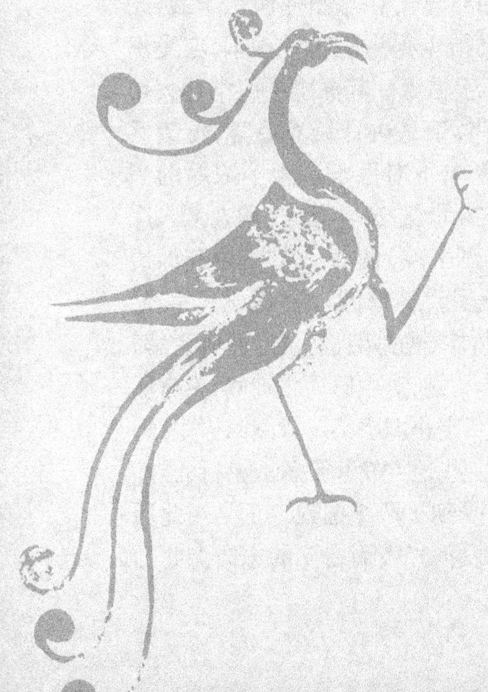

黎炳南教授传略

黎炳南教授，男，生于 1914 年 10 月 8 日，汉族，广东省惠州市人，广州中医药大学儿科教授，研究生导师，擅长中医儿科，对小儿哮喘等肺系病证及脾胃病证造诣尤深，擅治小儿诸疑难病证，临床每有效验。20 世纪 40 年代，曾任惠阳国医馆副馆长，50 年代初任惠州卫生工作者协会主任委员，1958 年起任教于广州中医学院，曾任中华全国中医学会广东儿科学会副主任，中华医学会广东儿科学会名誉顾问。因其多年来对中医事业做出的重要贡献，1978 年由广东省政府授予“省名老中医”称号，1991 年被指定为首届“全国老中医药专家学术经验继承工作”指导老师。

黎老之父德三公（1865—1953 年），在惠州业医六十载，颇负盛誉。其喜研医籍，偶于旧书摊觅得一医学手抄本，亦爱不释手，深入钻研，去芜存精，验证于临床。其深感中医学博大精深，于中华民族之繁盛居功至伟，于是决计培养后学，传诸后世。黎老幼时在父亲的指导、影响下对医学产生了浓厚的兴趣，并有志投身于中医学事业。20 世纪 20 年代末，黎老考入广东省立第三中学（原址为惠州丰湖书院）读书。从 15 岁起即边读中学，边在父亲指点下学习陈念祖（陈修园）的《医学三字经》及《医学精要·首要须知》的手抄本，先是熟读，再经聆听讲解，释疑解惑，乃渐有所悟，暇时侍诊父侧，对中医药之神妙，更有所体会。1929 年，国民党政府通过“废止旧医案”，意图消灭中医，引起全国中医药界的强烈反对，一些地方发起了示威游行，虽然此案最终未能实施，但中医事业受到了严重摧残。正是在此历史背景下，黎老立下为中医学的发扬光大而奋斗的志向。此乃其医学启蒙阶段。

1933年，黎老在省立第三中学毕业，同年赴广州考入广东中医药专门学校。该校是当时华南有名的中医学校，国民党政府歧视中医，禁止成立中医学校，故该校曾一度改名为“中医学社”，至1947年，广东20多所中医院校先后停办，该校成为全省惟一的中医学校。黎老入校后，开始接受系统的中医教育。当时的课程设置以中医教育为主，学习中医基础理论（包括内经、金匮、伤寒、神农本草经等经典著作的部分内容），以及中药、方剂、内、外、妇、儿，以及麻痘专科、针灸等各门学科。此外，亦学习部分西医课程（包括解剖、生理、诊断学、药理及临床各科）及日语，为其日后吸收现代医学的长处、指导西中班及研究生打下一定的基础。在学期间，黎老还参加了恽树珏（铁樵）创办的中医函授学校。恽老先生是江苏名医，对当时诋毁和消灭中医的活动进行坚决的抵制，主张“取西医学理，补助中医”。黎老研读其寄来的教材，并寄回作业由老师批改，获益良多。可惜老先生于1935年逝世，此学业遂中断。入学一年后，黎老返乡度假，适逢当局开设中医资格考试，为测试一下自己的学问深浅，黎老试着报名应考，不意竟以良好成绩题名榜上，取得中医开业执照。此乃其幼承庭训，又能刻苦研习之结果。1936年，时局动荡，黎老乃返里行医。此为其医学深造阶段。

黎老回乡悬壶次年，日寇发动侵华战争，随后大举进攻华南，作为战略要地的惠州首当其冲，先后被三次攻陷，惨遭蹂躏。黎老的住所为敌机投弹所中，床被烧焦，诊所亦被焚烧，只好栖身友人药铺继续业医。敌军退后，伤病无数，瘟疫迭起，恶性疟疾、流行性脑炎、天花、霍乱、麻疹、痢疾等等，接踵而至。当时抗生素尚未问世，城中有经验的中医亦不多，疫情难以控制。黎老初步医门，经验不多，似有难以应付之势，只好边干边学，潜心钻研，认为学术上不应有门户之见，尤应博采众长，对于古今经验、民间验方，皆可取其精华，验诸临床，效验真确者，即为我所用。经悉心救治，不少大症、险症，竟得挽回。一恶性疟疾患者高热昏迷，病情危笃，药石无效，群医束手。家人已将其置于外厅，准备后事。无奈中乃请当时尚属“新手”的黎老一试，经黎老细心揣摩，大胆投药，以攻补兼施法治之，病者乃得重生。自是黎老声名鹊起，深受拥戴，上门求医者日众。当时黎老积极参加各种学术活动，除加入上海中医药研究社进行学术交流外，还担任惠阳国医馆副馆长，召集同道进行学术讨论，并在仁慈善社组织赠医赠药，自己也亲身参与义诊，每周1~2次，坚持了数年之久，为纾解民困略尽绵力。由于当时的政府不重民生，轻视中医，故国医馆得不到政府的任何资助，只由业界同仁勉强维持。

建国后，黎老参加惠州联合诊所工作，兢兢业业为病人服务，城内及郊区群众病重不便来诊，便骑单车送医送药上门，深得群众好评。政府对卫生事业及中医的发展高度重视，并组织成立惠州卫生工作者协会，黎老被推举为主任委员。为了振兴中医事业，黎老协助卫生部门兴办惠阳中医进修班，自己亦亲自参加教学工作，大部分学员毕业后成为当地的中医骨干力量。

1958年，黎老受聘执教于广州中医学院。当时该校是全国首批成立的4所中医高等院校（北京、上海、广州、成都）之一。创业初期，困难重重，条件简陋自不待言，更重要的是人才不足，缺乏经验，甚至连教材也没有。而黎老深知，对于祖国医学教育的发展来说，这是一个千载难逢的良机，黎老深感责任重大，乃与同道夜以继日，博览古今医籍，结合自己丰富的临床经验，编写教材。1960年9月，由广州中医学院儿科主编的《中医儿科学讲义》出版，4年后，对讲义进行修订，内容增加一倍，第二版教材于1964年7月面世。黎老参加编写与审订的《中医儿科学》一、二版讲义，为新中国中医儿科教育提供了统一的教材，亦为此后数版教材的编写奠定了基础。

黎老自开始行医至“文革”前的30年，历尽磨炼，其医德医术不断提高，并以之教书育人，此乃其自砺以育人之阶段。

十年浩劫结束后，祖国医学出现了振兴的希望，黎老虽年近古稀，仍壮心未已。临床上对学术精益求精，依据数十年之经验，主攻小儿哮喘这一国际性难治性疾病，开设哮喘专科门诊，求医者门庭若市，解除了大批患儿的病苦。此外，还参加医院速诊（特诊），病房查房，院外会诊，解决了不少疑难病证。在教学上主张“治学严谨，知行结合”，为西中班、中医进修班学员讲课、带教，自1986年起培养研究生，1991年被指定为首批全国老中医药专家学术经验继承工作指导老师。多年来，其培养的学生遍及各地，成为当地的学术中坚力量。学术的发展必须与时并进，从20世纪80年代迄今，黎老指导研究生对其自创的“黎氏哮喘Ⅰ、Ⅱ号方”进行了多项研究，使中医药治疗哮喘的机制得以逐步阐明，其研制的“黎炳南哮喘电子计算机诊疗系统”于1993年6月获广州市科委鉴定通过。黎老还积极参与多种学术交流活动，如在广东科学馆、电台、电视台介绍其医学经验，参加全国及全省的中医儿科学术会议，20世纪80年代曾被聘为中华全国中医学会广东儿科学会副主任，中华医学会广东儿科学名誉顾问，在省级以上的医学杂志上发表了“小儿治疗要则和临床体会”、“小儿哮喘论治”、“略论治病必求于本”等学术论文20多篇。其著述为十多种医学专著所收录。此为其治学的总结升华阶段。

黎炳南教授为中医事业工作了近60年，直到80岁才正式退休。在此期间，祖国医学经历了兴废存亡—复兴—兴旺发展的重要历史阶段。黎老承前启后，继承前贤家学，积累了宝贵的临床经验，培养大批高质量的人才，为祖国医学，特别是广东中医儿科事业做出了重要的贡献，其高尚的医德和高明的医术值得后学继承和发扬光大。

（黎世明）

痌瘝在抱，上下求索
——黎炳南教授治学经验

祖国医学源远流长、博大精深。历代名家迭起，著述纷繁，流派各异。习医者若不能掌握正确的治学方法，往往执其末而舍其本，或抛其正而守其偏，甚至茫然而不知所归。正确处理博览与精研、理论与临床、古训与今学、医德与医术、继承与发扬等等关系，均是治学的关键之处。

黎老从事中医临床和教学60多年，亦是其孜孜不倦治学的60年。兹简述其概略，以供同道参考。

（一）上下求索，博览精研

学医的途径，一般多认为要从源头学起，即以四大经典著作为起点，系统学习，并视此为正道。如同考察江河，始于上游，终于下游。黎老的途径，则是起自下游，溯流而上，再反复往返，上下求索。其学医始于近世医学，因文理通畅，易于接受也。在粗通医理后，侍诊父侧，学习临证治病。以后入学深造，对古籍经文辄能心领神会，回思临证所见，每有顿悟之感，因而收获颇丰。行医以后，则带着临症疑难问题，追溯近贤古人之教诲，在医学历史长河上下求索，获取真知，终有所成。由此观之，“先易后难、先实后虚”（在研究古奥的理论前，要先有一些临床知识）亦不失为学医的好途径之一。现代医校学生，多从理论入手，面对古籍，难免有深奥莫测、晦涩难明之感。若能多参阅近代医著，尤其要早临床、多临床，当能有所裨益。

读书的方法，当以浏览与精读相结合为好。中医文献浩如烟海，穷毕生精力亦未可卒读。惟有浏览以领略其梗概，择其要者，精读以掌握其精华。其梗概如线，其精华如珠，一线贯通，则成一完整之项链，其价值自非零金碎玉可比。因此，浏览不可顺手拈来、漫无边际，而要有计划、有系统地学习，从中找出重要的部分，逐个精研攻关，不可浅尝辄止。既掌握具体的治疗手段，又不失辨证论治的理论核心。切不可为病寻药，零敲碎打，丢弃辨证论治，以至昧其本源。

（二）广收博采，如蜂酿蜜

为医者，要有所成就，须有汇涓流以成江海之心，追求广博的知识。

黎老幼承家学，初得启蒙。其父特别指出，为医关键之处：辨证之要，重在寒热虚实；论治之要，不可做“拐脚医生”（指对复杂症情而仅知纯攻纯补者），要善用攻补兼施、寒热并用。谆谆教诲，黎老深感一生受益匪浅。继而入学深造，同时又遥从受业于近代名医恽树珏（铁樵），得诸多名师指导，学业获益尤多。行医后，对学术无门户之见，更无“同行如敌国”之意。边行医，边求师访友。抗战时，霍乱流行，后期吐泻伤阴者甚多，医者颇感棘手。后取法当地苗氏老中医之经验，投以白虎加人参汤加味，其效甚佳。此外，每遇老药工、药农，亦不失时机请教中药鉴别、加工炮制的经验。即使对于病家，也常躬亲下问。诸如独脚金煲猪肝治疳疾，火炭母煎水治湿热泻，腊鸭肫煲粥治脾虚泄泻伤津等民间验方，凡有效验者，均有闻即录，加以验证。尝治一泄泻病人，经投药十余天未效。经随访，知其后来求治于江湖郎中，用山羌子（红豆蔻）数粒，研末冲服即愈。乃紧记于心。后读叶天士《临证指南医案》，发现其善用益智仁治小儿泄泻，此药与山羌子功效相近，于是乃悟出温脾肾法是治泻的重要环节。证诸临床，果有得心应手之妙。可见古训新知，皆不可轻视。执教以来，更以教学相长自勉，力求做到书熟理明以教人，亦每从学生的提问中得到启发，深入研究学问。曾多次带教高级西医学习中医研究班，本着“学无先后，达者为先”之旨，与学员融洽相处，交流经验，了解西医的诊断方法、治疗手段，以补充中医之不足。

广收博采，是治学的重要途径。但须如蜂酿蜜，对“收、采”有所选择，有所验证，酝酿成熟，构成自己的学术经验，方能酿出好的蜂蜜。万不可冀望如囊中取物，信手拈来，使自己变成珠瓦杂陈的杂物架。

诚然，今之后学者，未必都有如此丰富的阅历，但黎老勤求古训、吸取新知、博采众长、亲验得失、融会贯通的治学态度，则是人人都可以做到的。

（三）治学严谨，知行结合

黎老认为，治学是严肃而艰辛细致的工作，不容有丝毫的敷衍或取巧。否则，害人害己。为师者，更是误人子弟。故其钻研医籍，总是一丝不苟，慎思明辨；存疑之处则反复查对；古方不效，绝不轻易否定；有所心得，必躬亲体验，方以治人。

早年用桂枝治病，曾觉效果不如古人。反复查验仲景著述，发现其用量大异于今人。桂枝汤中，桂枝用三两。再考东汉衡量制度，一两约为 13.92g，三两即近 45g。虽有分三次服，“汗出病差，停后服，不必尽剂”之戒，亦有“若汗不出，乃服至二三剂”之嘱。今人习用 3~10g，于病重者，无异杯水车薪也。且取桂枝亲尝，发现其质常非上乘之品。乃重用之。果效。对寒喘小儿常用 10g，年长者用 15g 甚至 30g，令从师者每感惊异，亦为其疗效之卓著而叹服。此悖于今法，而近于古法；惟其临证取效，是为合法。

黎老认为，中医学术的关键，在于临床。若仅理论滔滔，而临症乏术，此非真正的学术。且医学常有未可尽于言传之处，必经理论与实践之结合，方能逐步掌握。因此，治学严谨，知行结合，是对医者的基本要求。故其授课中，常援引实例说明，对于进修生、研究生，更注意介绍自己的独特经验，使之对中医理论的活用有更深的认识。尤注重带教实习，以之作为教学的重要环节。年近花甲之时，还带教于粤北山区，跋山涉水，深入门诊、病房，为学生修改处方，有时还亲自为病人煎药、尝药，为学生树立榜样。

(四) 痌瘝在抱，德术兼备

黎老常言：为医之道，一曰德，一曰术，德术兼备，方可言医。并以“行欲方而智欲圆”为座右铭，身体力行，为后学所敬佩。其甘于静读，不逐名利。病无轻重，治必精心。人无贫富，来者不拒。某年春节，一对衣衫褴褛之夫妇叩门求治，言灾后哮喘复发，乃不远千里自河南省慕名而来。其时午时将近，黎老外出甫归，亦不顾饥乏，细心诊脉处方，交代调养方法，赠送营养食品，令来者感激而去。“文化大革命”初期，黎老居家离附属医院有 10 里之遥，仍不顾家人劝阻，步行上、下班，为的就是让患者能得到及时的治疗。20 世纪 70 年代初，黎老先后两次带西学中班到粤北山区实习，为农民服务。一天深夜，曲江某村有一位百岁老翁突患肺气肿合并感染，喘咳不止，痛苦万状，乃来电求救。黎老连夜带领学生驱车赴救，拟方煎药，待患者病情稳定后才离去。其时黎老已届花甲之年且身体欠佳，仍不顾个人得失，待病人如亲人，令学生深为感动。他们认为此行不仅学到了中医治急病的经验，还上了一堂深刻的医德课。

对于一些难治的病例，黎老绝不轻易放弃。虽曰“病有可为，有不可为”，但医者不应据此自慰。如有痌瘝在抱之心，潜心攻关之志，有些认为“不可为”的，或竟变为“可为”。否则，有些本来“可为”的，也会当成“不可为”而弃之。抗战时救治一恶性疟疾患者，其病情危笃，医者或曰热毒亢盛而用清热解毒，或曰正气不支而投温补，及至患者壮热昏迷，群医束手，家人只好将其置于外厅，准备后事。后经黎老细心辨证，知为虚实夹杂证，若以补正祛邪兼施，或可力挽沉疴。于是不畏风险，大胆投药，终使患者获救。于此可见，重视医德修养，抱有治病救人的强烈责任心，无疑可使治学有明确的目标、强大的动力。不逐名利，宁静致远，医术方可渐臻佳境。历代名医，无不德术兼备，诚非虚言也。

(五) 坚持特色,中西互参

黎老认为,西医与中医理论体系虽异,然研究对象则一。必须在坚持中医特色的基础上,取其之长,为我所用,以扩大中医的研究范围,促进中医学术的发展。

1. 中医辨证与西医辨病结合　中医在辨证上有独到之处,某些方面则又有失之于笼统之嫌。比如小儿腹痛,西医有急性肠炎、急性出血性坏死性肠炎、肠套叠、肠梗阻、腹型癫痫等多种分类。若仅按“腹痛证”辨治,就无法知其各自的发展规律和预后,甚至会延误某些必须手术病例的治疗时机。若能在辨病的基础上,分别探索其辨证治疗的特点,无疑会大大丰富中医的治疗方法,提高其疗效。

2. 以西医诊断方法作为中医四诊的补充　《灵枢·本脏》篇曰:“视其外应,以知其内应,则知其病矣。”这是历代中医运用四诊断病的理论根据。黎老在多年的临床中,发现有些病是全无“外应”,而经现代检测手段发现的。比如乙型肝炎,初期往往无明显的症状、体征,常在体检时发现乙肝两对半及肝功能异常而诊断此病。小儿急性肾炎在水肿消退、肉眼血尿消失后,古人认为病证“霍然而愈”,而经现代化验检查,此类患儿多有持续或反复出现的镜下血尿及小便红细胞位相检查的异常,这就促使现代的中医对此类病证进行新的思考、新的探索。又如小儿支气管炎、肺炎,当其咳止喘平,过去就认为治愈了。现经检查,部分患儿肺部啰音历久不消,或胸片显示阴影仍存,就提示病未痊愈。经研究,黎老认为此非仅因邪恋为患,在《中医杂志》讨论肺炎证治时,其首次提出此“为肺气不固,液渗气道所致”,以益气敛液法治之,取得显著疗效。因此,应用西医诊断方法,可提高中医的诊断能力,扩大研究范围,对实现中医的现代化是很有意义的。

3. 保持中医特色,坚持辨证论治　中医的特色,在于“整体观念”、“辨证论治”。将中、西医“对号入座”的倾向,是不足取的。比如对感染性疾病，就不能一概以清热祛邪为治。黎老认为，祛邪既可用“清”，也可用“温”，亦可用“汗”、用“下”、用“和”，甚至用“补”以扶正祛邪。八法之用，全凭辨证而施治。既祛除外邪，又调整机体功能，这是中医之长。若舍己之长而学人所短，反不利于中医学术的发展。在剂型改革方面，也要坚持辨证论治。如黄连，经提纯制成黄连素后，往往仅当抗生素使用，用途很窄，颇有“废医存药”之虞。黎老根据各种中成药的特点，因证情之异而配合使用，如用黄连素配保和丸治伤食泻；配附桂理中丸治虚寒夹湿热之泄泻；配西洋参制剂治热泻伤阴等，既扩大了其使用范围，又取得较好的疗效。在当代，如不从现代科学中吸取营养，中医就难以得到更大的发展。但若不坚持中医特色，则极易出现“以今非古”、“废医存药”、以西代中，或只求形式结合，不讲理论、不求实效的怪现象。今之治学者，宜切戒之。

（六）不泥于古，开拓创新

治学的目的，不仅是熟背古人之书，熟用古人之方。惟其能心领神会，别出心裁，有所创新，方为治学的高境界。

早年，在治疗哮喘发作时，黎老宗急时治标攻邪之法，效果往往不如人愿。经仔细观察揣摩，发现病者多有本虚标实之象，于是大胆打破常规，用扶正祛邪并进之法，取得较好疗效。1985年9月，黎老在《新中医》发表“小儿哮喘论治”，力倡用攻补兼施、寒热并用法治疗哮喘，并根据该病的共同规律，熔寒热并用、攻补兼施、气血同调、收散并行等法于一炉，组制成哮喘基本方，随症加减调配，治疗各种类型，均获显效，从而突破了只分寒哮、热哮而治的传统方法。1997年出版的《中医儿科学》6版教材，首次在小儿哮喘分为“寒哮”、“热哮”的基础上，增加“虚实夹杂”、“寒热夹杂”两个证型。可见，黎老的学术经验是得到医学同仁的认同的。

哮喘一证，古人有“此为宿疾，不可除也”之说。黎老不迷信古人，以此国际性难治性疾病为靶的进行研究。在创制基本方的基础上，进一步指导研究生，运用现代科学实验方法，证实其发作期、缓解期的基本方，分别有缓解支气管痉挛、改善微循环、抑制 IgE 季节性升高、增加外周血 ANAE 阳性淋巴细胞、提高 cAMP/cGMP 比值以及减轻哮喘豚鼠肺组织炎症的作用，从而阐明了中药治疗哮喘的部分机制。黎老还成功地进行了哮喘电子计算机专家诊疗系统的研制，使其学术经验得以推广应用。传统的中医药学与现代科学的有机结合，必能促使其得到更大的发展。

祖国医药学是一个伟大的宝库。正确的治学态度和方法，就是打开这个宝库的金钥匙。

（黎世明　谢昭亮）

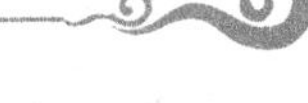

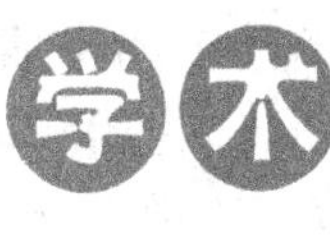

见解

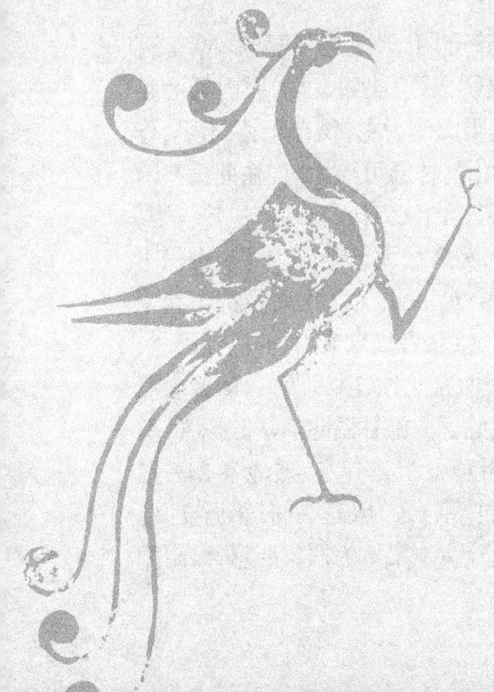

黎炳南教授学术思想与经验简介

黎炳南教授从事中医事业60年，其学有渊源，既承庭训，亦谙经旨，学识渊博，德高技精。黎老常言，为医之道，一曰德、一曰术。德术兼备，方可言医。尤极推崇孙思邈"智欲圆而行欲方"之训，一生将其置为座右铭，并身体力行。对于医术，视若患者性命所系，未尝稍懈，必欲精益求精，力求创新。黎老擅长中医儿科、内科，于儿科造诣尤深，把祖国医学古老的传统理论与岭南地区的地理气候特点、现代社会的生活环境以及小儿的生理病理特点相结合，形成自己的学术特点。兹从理、法、方、药诸方面简介之。

一、理重阴阳，治病必求于本

黎老认为，临证治病，当以"谨守阴阳"为第一要务。病证百态，治法各异，然其要者在"调燮阴阳"。比如发热，原因最为复杂。然而不管外感、内伤，总以阴阳失调为主，伐有余、扶不足，皆从调平阴阳着眼。故退热未必用清，甘温可除大热，临证每有治验。如治一产后高热案，可见一斑。曲江何氏，1971年一产4婴，产后大量出血，血压难以测到，入院后经大量输血、补液，血仍不止，行刮宫术后，血止而旋见高热（最高40℃），用大量抗生素未效。适黎老带教至此，应邀会诊。察患者极度衰弱，面白汗出，头晕心悸，虽壮热而需盖棉被，口渴而喜热饮，唇舌淡白，脉数大而中空，此为阴血暴失，阳气外越之危证。施甘温除热法。拟方：黄芪60g，党参30g，白术、当归、益母草各15g，首乌、熟地各24g，白芍18g，川芎、艾叶、香附各9g，炙甘草6g。服药2剂，热退症减。继进数剂，患者诸恙悉平，步行出院。本案不为假象所惑，以阴阳气血并补而力挽沉疴，是因阴阳两虚为病本之故。此外，对于偏于阳虚或阴虚之证，黎老则善用阴阳互根之理调之。孤阴不生，故阴虚者，养阴中常佐益气之品，以“阳中求阴”；独阳不长，治阳虚者常温阳填精同用，或补气养血并施，冀以“阴中求阳”，临证每收事半功倍之效。

黎老指出，小儿生理特点，有“体属纯阳”、“稚阴稚阳”之说，亦皆从阴阳立论。然若理解不当，则致偏颇之举。“体属纯阳”指生机蓬勃而言，非阳气有余之谓。若过分强调其易于化热、化火而滥投苦寒，反戕生机。“稚阴稚阳”之说，较为全面，但不可因其“稚弱”而畏于攻伐。蛮攻固可伤正，而攻邪不力，留邪致变，亦伤正气。故调阴阳者，当用则用，当止则止，“以平为期”可也。

“治病必求于本”，乃辨证论治之最高准则。何者为“本”？黎老指出，除“病因为本”说外，尚应注意“正气为本”及“阴阳为本”之说。病之因，不外正、邪二端。元气为抗邪之本，故“病因为本”之中，尤以“正气为本”。而无论外邪侵袭或正虚致病，莫不与阴阳四时之变化，人身阴阳之盛衰有关，诚如《素问·阴阳应象大论》所言：“阴阳者，天地之道也，万物之纲纪……治病必求于本”。显然，“本”者，本于阴阳也。黎老指出：“治病必求于本，就是以阴阳为纲纪，积极消除致病原因，处处顾护人身正气，以作为诊疗疾病之根本法则。”斯言融诸说于一体，甚切临床实用，为黎老行医数十年所贯彻。具体来说，临证治病，必“先其所因”（《素问·至真要大论》）（因有六淫、七情、饮食劳倦诸伤），“求其属”（《素问·至真要大论》）（“属”为病位，有五脏六腑、十四经脉、气血津液之别），并审察病势（势有虚实、寒热、燥湿之态势，表里、升降、开合之趋势，六经、三焦、卫气营血之时势），在顾护正气的基础上，扭转病势，使阴阳恢复新的平衡。

治病求本，须明标本缓急之关系。黎老认为：“急”者，应为

"紧急"、"危急"之义,非为一般"急性病"之同义语。若遇急性病而不论正气盛衰,概以治标攻邪处治,则"治病求本"形同虚设;"缓"者,当为"非紧急"、"非危急"之意。如必待"病势和缓"方言治本,则"治病求本"不啻名存实亡矣。实际上,标本每可同治,惟急则重在标,缓则重于本,重点明确,方可切中肯綮。如治一麦姓岁半男孩,其高热1个半月,经住院治疗,用抗生素加激素静滴,并屡用冰敷,罔效。乃转诊于黎老。其时正值盛夏,患儿壮热汗闭,四肢冰凉,形销骨立,口干喜饮,小溲清长,便稀有泡、日解数次,舌干红无苔,脉细数无力。此为暑热郁闭于外、正气虚陷于内之夏季热兼脾疳泄泻证。拟方:参须(另炖)、黄芪、白芍各15g,青蒿10g,升麻8g,葛根20g,青黛3g,鳖甲、龟甲各30g,乌梅2个,甘草6g。煎服。另以香薷、麻黄、桂枝、荆芥各30g煎水,温汤熏洗。3天后发热明显减轻,泻止。乃继以前内服方加减调治。所服方药,以益气升陷、育阴潜阳为主,方中重用人参须,是因其性平而不温,益气兼能生津;佐用解暑透热之品,使补而不致留邪。然患儿衰弱至极,高热燔灼,恐生他变。故急用温洗法开腠退热,标本同治,得热势稍平,则专用内服调之。标本缓急处置得宜,患儿乃得转危为安。

二、法贵灵活,尤擅补泻温清并进

黎老认为,理宜严谨,而法贵灵活,不可囿于古方定法,自设桎梏。病机复杂者,常须诸法配合,方能切合病机。

现代小儿的体质特点,已发生较大的变化。由于经济发展,营养物质供应丰富,而合理喂养知识未能普及,部分小儿摄入过量营养而患肥胖症并由此导致其他病变;而部分小儿因饮食失调而出现厌食、吐泻、积滞甚至疳证。在广东发达地区,由于空调的普及、冷冻食品的流行、嗜饮"凉茶"的习俗,抗生素的滥用,小儿感寒、伤阳者甚众;而其地处炎热多湿之地,故湿热证多见、虚寒证亦属常见,而虚实夹杂,寒热并见者,更为多见。黎老以此作为治疗当代岭南小儿病证的基本出发点之一。对于证情复杂者，临证不单纯以“阴证”、“阳证”辨治之，而是抓住重点、多法并进，始能统揽全局，不至于顾此失彼。

虚实并见者，黎老善用攻补兼施之法。无论体虚新感、或久病致虚，皆可随证而施。甚至凶险重证，亦每获捷效。抗战时期，疫疠肆害，夭横无算。其时黎老初步医林，承继父训，治瘴疟重用驱邪、截疟，对气血已亏者，合补中益气汤共进，屡得挽其垂危。治天花亦每于清解热毒中，伍以芪、参、归之属，扶正托毒。黎老长儿曾罹天花，即赖此调治获愈。此后用于多种疾患，皆得效验。因虚者正气内馁，无力鼓邪外出，故当扶正祛邪兼施，冀正复而邪能速去。临证宜重法度，按二虚一实、二实一虚或虚实并重之异，而攻补侧重有所不同，调配得宜，自无“闭门留寇”之弊。

寒热兼见之证，黎老擅施寒热并用之法。小儿有素体虚寒而骤感风热者，亦有外感风寒而内郁痰热者，或外寒而内热，或上热而下寒。此时温之恐助其热，清之虑增其寒。治宜斟酌病机，寒热并行，不使寒热之邪，互为犄角之势。因诸药各有归经，运用得当，自能各达病所，相辅相成，不因寒热异性，而互相抵消。如外散风寒、内清痰热以治咳喘；上清暑热、下温肾元以治夏季热；温补气血合清解热毒治头疮暑疖；温脾肾配清肠热治泄泻、痢疾……不论病之新久、外感内伤，证合其法，均可放胆用之，每有卓效。又如风热表证，一般治以辛凉解表为法，然佐用辛温之品，效用更著，盖鬼门者，非温而不易开也。湿热为病，除热多湿微外，未可纯用清利，因湿为阴邪，非温而不易化也。20世纪40年代初，惠州霍乱大流行，患者多有上吐下泻、四肢冰冷，兼见烦热口渴。黎老常以黄连、黄芩、蚕沙清邪辟秽，更投吴茱萸、制附子、肉桂以温暖脾肾，并调灌玉枢丹（山慈菇、五倍子、续随子、大戟、蚤休、雄黄、麝香），逐邪开窍，活者颇众。

证无一定，治无恒法。甚者独行，间者并行。黎老善于攻补兼施、寒热并用，亦常配合收散并行、刚柔相济等法，不少顽疴痼疾，竟获显效。对于后学承继、发扬中医特色，每有启迪。

三、组制专方，善治哮喘顽症杂病

今之教材，多取分型施治，各型配以代表方剂。其条理清楚，初学者易于领略其概。然三几分型，难赅其全。且其代表方剂，常用于此证，又用于彼证，比如银翘散，在《中医儿科学》第五、六版教材中，先后以本方治疗感冒、肺炎喘嗽、急惊风、风痧、水痘、痄腮、白喉等的相关证型，虽能抓住其风热在表的共性，但未能兼顾其病因、病位以及证候之特点，似有泛而不专之嫌。对此异病同治的方法，黎老强调必须“同中有异”。如用银翘散治小儿风热感冒，当兼治其夹痰、夹滞、夹惊之变；治肺炎喘嗽，当加麻杏石甘汤以宣肺定喘；治急惊风，当加平肝熄风定惊之品；治水痘，应兼利水渗湿及透疹解毒；治痄腮，须选能清肝胆热又能散结消肿之药……先其所因、求其所属，方能逆转病势。

部分病证在发病过程中，其病因、病位、病机相对稳定，或病程中某些显著的临床症状持续存在，对此，黎老组制基本用方，应用于部分病证。立方之意，在于握其病机肯綮，融会主要治法，选取效药，作为基础。其有别于分“型”治疗，所重乃以“病”为纲，随证候变化，灵活化裁，非一方统治一病、以不变应万变之谓也。现仅略举一隅，以供参考。

（一）哮喘

黎老主持哮喘专科门诊多年，悉心探究，治验颇众。其认为本证发作时，多呈本虚标实之象，每有寒热兼夹之征，乃拟哮喘一号基本方为治：麻黄、桂枝、毛冬青、苏子、葶苈子、鹅管石、五味子、五指毛桃根、当归、炙甘草。诸药合奏宣肺散邪、化痰平喘、扶正祛邪之功。所治以肺为主，兼顾脾肾，将三脏同治、攻补兼施、寒热并用、收散并行诸法熔于一炉。喘作时以外感寒邪、痰郁夹热而正气不足者最为常见,本方即据此而设。证情诸般变化,可酌情化裁之。哮喘缓解时,拟哮喘二号基本方调治:熟地、当归、党参、白术、茯苓、陈皮、法半夏、鹅管石、五味子、炙甘草。本方以补肾健脾为主,配用除痰之品,意在喘虽平而宿痰未尽,补虚勿忘攻邪也。哮喘初定之时,宜将两方参合用之,以巩固疗效。

(二) 小儿久泻

婴幼儿机体嫩弱,久泻必耗气津,出现脾阳不运、或胃阴不足。二者虽有所异,然常非截然分开。黎老既恪遵东垣之温运治脾、升举清阳,又效法天士之甘凉治胃、降浊和阴,以复其气津。临证常用基本方:党参、白术、茯苓、乌梅、葛根、藿香、砂仁、火炭母、甘草。阴伤烦渴者,重用西洋参益气生津;脾肾阳虚者,去火炭母、乌梅,加益智仁、五味子、龙骨以温肾止泻。本方清温调配、标本兼顾,用治久泻不止,甚至二、三月不瘥者,多有桴鼓相应之效。小儿秋季腹泻或泄泻初起而正气本虚者,以本方加减运用,亦每获卓效。

(三) 百日咳

本证以痉咳频频为主症,本虚标实为病机特点。不管证属何型,只要主症未除,皆以自拟“百马汤”为基础方:百部、马兜铃、大枣、炙甘草。方用百部、马兜铃清肺化痰、止咳降逆,于痉咳颇有捷效;而证多起于虚羸,久咳亦必伤气,故方用大枣、炙甘草,示以扶正之意。此二者为取效之关键。他如寒、热、风邪诸端,尚需随证加味调治。

(四) 小儿厌食

本证以食欲不振为主,多兼面黄神疲、烦躁口干、自汗盗汗诸症。病以脾胃虚弱、气阴不足为其本,非单纯伤食可比。治疗关键,一为健脾胃、益气阴以治本;二为开胃纳食以治标。自拟厌食基本方调治之:党参、麦冬、五味子、白术、白芍、龙骨、独脚金、鸡内金。随证加减,坚持治疗,每能令脾胃功能渐复,诸症自愈。

四、用药精当，及病则已，两面齐观

小儿用药，当以“及病则已”为准则。黎老善于体念小儿之特点，攻邪毋过当，以免玉石俱焚；慎用大寒大热，以防矫枉过正；对于婴幼小儿，极少投大苦之黄连、黄芩，辛辣之干姜、吴茱萸亦不多用，以免随饮随吐，反致无从调治。药性药量不宜过当，攻止有度，此为“及病则已”之常义，一般多以“则已”二字为戒。黎老认为，“及病”是为前提，尤当注重。药不及病，何以言“已”？故不惟“轻清”以自囿，遣药制方，每以克病取效为首务。邪深病重，峻药在所不禁，大量适足取效。如治年长儿之寒喘，有用麻黄十克、桂枝递增至二、三十克而沉疴乃起者。或曰：稚嫩之体，堪当如此峻药？黎老曰：药重病轻，正气受之。药重病重，其病当之，“有故无殒”，是之谓也。药力不济，反致迁延时日，是故轻药亦可伤正。药峻量重，乃不得已而为之，切不可滥用。

根据小儿的特点，黎老对一般的病证，在保证疗效的前提下，在选药及煎服法上主张“五宜五不宜”：除前述药味宜淡不宜苦、药性宜缓不宜峻之外，尚注意药物体积宜小不宜大，若草、茎等质轻者过多，药多水少，难以保证煎出药味。煎取药汁宜少不宜多，一般婴幼儿之药以一碗半至二碗水煎取小半碗至半碗即可，若能服完，尚可再煎，否则动辄以三碗水煎取一碗多，则患儿难以饮完而影响疗效。饮药次数宜多不宜少，部分小儿饮药较顺利，家人常让其一次饮完，即使无呕吐等不良反应，亦不若少量多次饮服之药效更为均衡。

中医中药，源远流长，丰富宝藏，尚待发掘。黎老勤求古训，每能钩深索隐，古为今用。如当归治咳喘，古有所载，而今之中药教材，多略去不提。黎老据《神农本草经》当归“主咳逆上气”之说，用治虚人咳喘，每获捷效。又如原治木火刑金咳嗽之黛蛤散（《卫生鸿宝》方），经加味调配，转治虚火乳蛾、喉痹、久咳等，颇有得心应手之妙。又着意运用民间草药。如以火炭母治小儿泄泻，有清肠止泻之功，而无黄连味苦难咽之弊，更无大寒伤阳之虞。用毛冬青治咳嗽，其清肺之功不亚黄芩，更兼止咳化痰、祛瘀通络且性味平和，于小儿甚为适合。

（本文原刊于《新中医》1987 年 12 期）

（谢昭亮　黎世明）

略论“治病必求于本”

“治病必求于本”（《素问·阴阳应象大论》），一直是指导祖国医学辨证论治的根本法则。现就其涵义及临床运用问题，略陈管见。

一、治病求本，阴阳为纲

“治病求本者”，寻求致病之根本，并针对其施治之意。何者为本？试从下述探讨之。

（一）病因为本

任何疾病，必有发病原因与症状共同存在。症状，仅是疾病反映之外象，必须寻求发病原因及其发病机制，从而清除之，症状自能消失，而病亦即告愈。能审症求因从本论治者，方为高手。以上是通常对“治本”比较一致的看法。但在临床上，此说仍略嫌笼统，此外，尚可从正气、阴阳方面探求之。

（二）正气为本

人之发病，总不离“正”、“邪”两端。“邪之所凑，其气必虚”（《素问·评热病论》）。邪气致病，与正气的关系十分密切。在发病过程中，正虚邪实则病进，正胜邪衰则病退。故正气为抗邪之本，疾病之发生、发展与转归，无不与正气之强弱有关。于此可见，顾护正气，在治病中有不容否认之根本意义。治病当先审求元气之强弱，以定其可攻可补。虚而无邪者，自当扶其正气为主；虚实并见，可扶正祛邪并施；邪盛当攻而正虚不显者，亦以攻邪不伤正为原则，老幼体弱者，更不可滥用峻攻削伐之品，并注意中病则止，万不可妄攻而先败其元气。

因此，审症之要，首要辨其体质之强弱。一个临床医生，应对当地人群的体质特点有一个总体的认识。自古以来，认为南方为卑湿之地，发病以热、湿为多，但随着时代的发展，情况已发生了很大的变化。20 世纪 80 年代以来，在东南沿海经济发达地区，生活富裕程度大大提高，空调的使用相当普及，夏天中暑者少，而感寒者反多。特别是小儿阴阳稚弱，卫外不固，室外的酷热与室内的干冷造成生活环境的强烈反差，更易使其出现暑天受寒之证。煎炸的快餐与冰冻食品的流行，又使脾胃稚弱、饮食不能自节的小儿既易“上火”、又易损伤胃气，以致寒热并见的病例大量出现。抗生素以及某些抗感冒药的滥用，使患儿病后常见面色苍白、汗出肢冷等阳气亏虚之证。在广东地区素有饮服“凉茶”的习惯，小儿稍有不适，动辄予服苦寒的凉茶，颇有滥伐无辜之嫌。由此观之，在岭南地区，当代儿童发病的特点，既有因地势低下、湿热多雨，而致病多“湿”、“热”，亦因时代变化，生活环境、生活习惯的改变，令小儿发病时虚实夹杂、寒热并见、表里同病，而病后阳气亏虚，气阴受损之证，已甚为普遍。因此，今之医者，在诊治小儿时，必须时时注意其个体特点，审察证候之兼夹、邪正之进退，重在顾护其正气，这是“治病必求于本”的重要体现。

（三）阴阳为本

《素问·阴阳应象大论》曰：“阴阳者，天地之道也，万物之纲纪，变化之父母，生杀之本始。神明之府也，治病必求于本。”说明阴阳与万类生杀变化，犹然在于人身，同相参合，因而治病之道，必先求之。显然，“本”者，本于阴阳也。此处之阴阳，非仅指人身之阴阳，亦泛指天地万物生杀变化规律的阴阳之理。人体之阴阳与自然界之阴阳息息相关、密切联系。阴阳学说，贯穿于祖国医学各个方面。比如养生，当顺乎阴阳四时。人之发病，均由阴阳失调所致，即各种致病因素作用于人体，致体内阴阳失调，方能形成疾病；诊察病情，以八纲辨证为各种辨证之纲领，而阴阳又是八纲之总纲；治疗之总则，为“谨察阴阳所在而调之，以平为期”（《素问·至真要大论》），其中亦包括参合阴阳四时之变化而调之；并以“阴平阳秘，精神乃治”（《素问·生气通天论》）作为机体恢复正常之基本标准。

二、标本缓急，宜当细析

“治病求本”，必须处理好与“急则治标，缓则治本”的关系，否则，每有顾此失彼，甚至本末倒置之误。《素问·标本病传论》曰：“知标本者，万举万当，不知标本，是谓妄行。”孰为“本”？孰为“标”？医者见仁见智，常从多方面去理解、运用。但若理解不当，往往差之毫厘、失之千里，为医者不可不慎思之。譬如，素患疳证重症小儿，新感外邪而发热，有些医者治以扶正解表法，曰“治病必求于本”；有些医者则单从攻邪退热着眼，曰“急则治标”。实际上，其处治应以前者为宜。因患疳证者，羸瘦虚弱，若专于祛邪，药虽外行，而气从中馁，安能一鼓逐邪外出？故治宜扶正祛邪并施，方得“治病必求于本”之真旨。那么，“急则求标”是否错误？否！此话无谬。所错者，在于医者误会“急”字本义，而将其等同于现代之“急性病”。“急则治标，缓则治本”，为中医重要治则之一。《素问·标本病传论》对于标本之治、孰先孰后问题，曾列举十多条以作说明，其中真正属“标”而须先治者，仅“中满”、“小大不利”而已，其余皆以治本为先。“小大不利”近于“五实”之一的“前后不通”，其预后是“五实死”（《素问·玉机真脏论》）。“中满”者，胃满也，“胃者五脏之本”《素问·玉机真脏论》,中满则药食不行,脏腑失养,亦属急矣。故例虽不多,而其义已明,“急则治标”之“急”,应为“紧急”、“危急”之义,不可作为“急性病”的同义语而滥用之。目前,临床上遇“急性病”则不论其正气盛衰与否,而概以“急则治标”处治之情况,尚非鲜见,医者宜三思之。

对于真正之“急”症而先予治标,是否与“治病求本”相左?余谓不然。危急之候,常可危人性命,此时治标以治病留人,即寓治本之意,此其一。急而治标,往往为治本之必要准备。比如蛔厥,腹痛为标,蛔虫为本,当其时虫体盘结肠中,逆窜胆道,令人脏腑气机逆乱,绞痛而汗出肢冷。若先驱虫以治本,则虫扰尤甚,令人不支,必先安蛔止痛,痛止则人亦安,而后可缓图驱虫。故非治其标则无以治其本,治标亦为了治本。此其二。三者,治标往往需结合治本,方能获效。如脾肾阳虚而尿闭水肿者,急宜利水消肿,亦必加用温补脾肾以治本,若反用清利者,其肿愈甚矣。可见,“急则治标”是特定情况下的权宜之计,其运用必服从“治病求本”之指导,其最终目的,还是为了“治病求本”。

“缓则治本”,一般解释为病势和缓时治其本。此亦有可商榷之处。既然“急”为“紧急”、“危急”之义,那么,“缓”与“急”乃相对之词,即“非紧急、非危急”则为“缓”,而不仅“病势和缓”方曰“缓”。由此观之,病情若无紧急之处,皆应从本论治。有些标本关系较为复杂者,临证当明晰其本末,处方遣药方能胸有成竹。尝见一素体虚弱而下痢经旬者,虽屡用大剂清利而湿热留滞不去,正气愈虚,乃转来求治。当时度其腹痛下痢为标,湿热之邪为本,祛邪原属必要,然此时正虚颇甚,不扶正则无以逐邪外出,故正气为本而邪气即是标矣,乃拟攻补兼施法,既重用当归、肉桂以温阳养血,亦重用黄连、白头翁以清热燥湿,服药数剂,其疾霍然。故标本关系并非固定不移,某一因素既可为标,亦可为本,当视证情变化而推求之。

前言急则治标、缓则治本，乃为明其所治之重点，临证尚需灵活掌握。治标者，或可兼以治本；治本者，亦可兼以治标。惟其重点必须明确，方可切中肯綮，此为其要。

三、辨证求本，去伪求真

以上所述，重在“治本”，而“治本”之先，是辨证求本。亦即四诊合参，求其病之本源。故辨证一错，则全盘皆错。虽说掌握辨证方法是基本功，实是易于入门而难于精通，其中尤以小儿最为难辨。在此仅谈谈小儿辨证的某些问题。因其口不能言，或言而不确，古称哑科，加上检查时往往啼哭叫扰，难于合作，致使气息失其常，脉搏失其真，尤当证情复杂时，往往真伪难辨，故“古人……曰：宁治十男子，莫治一妇人；宁治十妇人，莫治一小儿，此甚言小儿之难也。”（《景岳全书·四十卷·小儿则》）临证必须掌握其辨证要点，方可无误。

一般来说，与主观感觉有关之症状，如恶寒、头痛、胸闷、腹胀等，小儿每难准确表达。医者望诊之所得，往往成为重要之依据。如见精神活泼、目有神采、呼吸调匀，虽症重而多无大碍；若见神气索然、目暗无光、呼吸不匀，则看似症轻亦不可掉以轻心。观气色者，气充于皮内，色呈于皮外。从气色的变化可以体现出病情的轻重，病势的进退。小儿由于肌肤嫩薄，有诸内而形诸外，对疾病的反映更为明显，所以察气色是小儿望诊中的重要一环。五色各有所主，但不可单凭面部颜色的变化而轻下诊断，而当重于其色泽，以润泽光华为有生气，晦暗不泽为败象。得气者病轻，向愈较易；而失气者则病重，预后不良。痘疹之形态色泽，为邪气透发之外象，可较直接了解邪正之进退、证候之顺逆，为临证所必审。此外，观察人体之排出物，于辨证甚为重要。尝治一久咳患儿，观其面白神疲、形瘦肢冷，虚寒之象毕现，但察其痰稠色黄，非邪热煎熬而不可至此，故断其为虚实并见，寒热错杂之证，治以攻补兼施、寒热并用之法而取效。在此，痰黄是内有邪热之确证。人体之排出物，因从体内而出，往往能较准确反映机体内部变化。比如，大便腐臭者，必有积热；若胃寒无火，粪臭则不甚明显。又如鼻涕、脓液稠黄，尿黄（须排除服药影响及泄泻伤阴等因素），皆为热象。察舌，为审证之要据，然小儿喜食糖果杂物，舌质苔色易为所染，可兼用腭诊、咽诊，即察上腭、咽喉肌膜以别之。若其色淡白无华，多属虚寒之证。此法较之单用舌诊，往往更为准确。对壮热之婴幼儿，除询其有无高热惊厥史外，须特别注意观察有无手足、肌肉惕动等症状。某次诊治一壮热伴呕吐之1岁婴儿，望其神色呆滞，偶见嘴角抽动，疑为动风先兆，嘱其住院观察治疗，家人未允。次日患儿昏迷惊搐不已，入院后病情暂得控制，但由急惊风转为慢惊风，昏迷数月不能复苏，终告不治。小儿之发病，急如掣电，有时抢救的机会稍纵即逝，故及时、准确的诊断与治疗，是抢救成败之关键。

至于问诊，除详询发病时之症状外，尚需注意发病前之有关病史，甚至孕期、出生、喂养饮食等情况。比如肾虚，小儿证候表现多不如成人明显，若询知其早产体轻、生后又失于调养，则可作为诊断肾虚之佐证。癫痫患儿，如有难产钳产、或头颅外伤者，常可从瘀血成痫论治。饮食不当，常为致病之源。有一个十余岁小孩，腹痛反复不止，经某医院检查，排除溃疡、寄生虫病等，仍无法确诊，拟予剖腹探查。家人坚拒，乃转来求治。询其平素嗜吃冰冻之物，合参脉证，知为脏虚中寒所致，投温补脾肾之剂获痊愈。故了解疾病之各种诱发因素，对辨证每有启迪，不可疏忽。

小儿闻诊主要是用听觉诊察小儿的啼哭、语言、呼吸、咳嗽等声音；用嗅觉辨别口气、二便的气味，以辅助诊断。

小儿语言、啼哭均以声音响亮为佳；沉弱无力者多为虚证。如语言噪扰洪亮，或狂言谵语，多属实热证；声音嘶哑，呼吸不利，则多为咽喉疾病，或兼痰涎梗阻所致。若哭声尖锐，甚则缩腹弯腰，多因腹痛；哭而摇头，伴有发热，常见于头项疼痛。夜闻磨牙之声，多因风热或胃热所致之乳蛾、喉痹、龈肿、龂齿所引起，而不能概认为虫证。

呼吸以舒畅平匀为正常。若呼吸急促气粗，多是肺气闭郁；呼吸微弱无力，概属虚证；痰鸣如锯，为风痰上壅；干咳无痰或声音嘶哑，多属肺燥；咳时气粗，痰涎黄稠，定为肺热；咳声阵发不断，最后伴有吼声回音，是百日咳的证候。

小儿口气臭秽，多是肺胃积热；嗳腐酸秽，是因食滞；大便臭秽不堪，是大肠积热；便溏腥臊，是脾虚不运。小便短赤而臭，是下焦有热；清长无臭，常为脾肾虚寒；浑浊而略带腥臭，属膀胱蕴湿。

婴幼儿脉诊，一般多弃而代之以察指纹。但若得安静配合，尚有一定参考价值，察指纹未可完全替代之。但当注意，脉数者，多认为主热，其实亦不尽然。张介宾在《景岳全书·五卷·脉神章(中)》指出："暴数者多外邪，久数者必虚损。""外邪有数脉……但其数而滑实方可言热，若数而无力者，到底仍是阴证，只宜温中。""虚损有数脉……凡患虚损者，脉无不数，数脉之病，惟损最多。愈虚则愈数，愈数则愈危，岂数皆热病乎！若以虚数作热数，则万无不败者矣。"所言确为真知灼见。证诸临床，虚寒哮喘者，其脉必数；重症肺炎出现心阳虚衰者，脉亦疾数，但必数而无力，甚至数而沉微欲绝。若囿于数必热而用苦寒，则其危立见。常有高热小儿用退热药后，面白且汗出身冷，颇有虚脱之象。此时切其脉，疾数沉微者为阳脱；而脉象平和者，则病无大碍。切脉有助于判生死、辨轻重、分虚实。当然要四诊合参，方为可靠。

中医辨证内容极其丰富，未可一一赘述。以上略举一隅，以冀临证举一反三，去伪存真，辨证得其本而治亦得其本矣。

（黎炳南　黎世明）

“纯阳之体”与“阳常有余”辨

“纯阳之体”说，首见于《颅囟经·脉法》，曰“凡孩子三岁以下，呼为纯阳，元气未散”。小儿3岁以内是人之一生生长发育最为迅速的阶段，尤其是婴儿时期，在1年内体重比初生时增长2倍以上，身长增加一半，其脏腑功能、感情智慧亦有日新月异的变化，表现出一派生机蓬勃、发育迅速的旺盛生发之象。故“纯阳”之阳，是狭义之阳，特指其生机、生命力；而不能与广义之“阳”（泛指机体脏腑的一切生理功能和活动）相混淆。钱乙《小儿药证直诀》的卷首由纪昀等人在《四库全书提要》呈词中说：“小儿纯阳，无烦益火”，显然是把“纯阳”作为广义之阳，认为小儿所有脏腑的阳气都是旺盛有余的，不必去补益阳气。这在理论上固然不妥，在临床上也是有百弊而无一利的。正如罗整齐的《医论选》所言：“纯阳，原非阳气之有余也，特稚阳耳；稚阳之阳，其阳几何！”在临床中可以看到，小儿毕竟是稚阴稚阳之体，发病时阴液易耗，阳气易伤。阳气不足，既有先天不足，亦有后天喂养失调而成，更有外邪所伤或失治误治所致，此时若不益火扶阳，何能复其正而祛其邪？

至于“纯阳”之“纯”，是指“纯净”之意。襁褓小儿，无七情六欲所扰，更无房欲劳倦之伤，其“阳”纯净旺盛，而非“纯粹”有阳气而无阴。如吴鞠通《温病条辨·解儿难》所言：“古称小儿纯阳……非盛阳之谓。”因此，把“纯阳”看成有阳无阴或阳亢阴亏，都是错误的。

《中医儿科学》5版教材指出，对“纯阳”学说尚有另一种理解，认为“所谓‘纯阳’者，指的是阳气偏盛，‘小儿阳常有余，阴常不足’，主要表现在‘所患热病最多’的情况下，诸如小儿外感，化热最速，阳盛则热，热极生风。认为小儿无论外感六淫，内伤饮食，或感染时令疫毒，都易化热化火。”此说大有商榷必要。固然，小儿发病易于化热化火，所患热病最多，这是符合临床实际的。但究其原因，却不是“阳常有余”所致。首倡小儿“阳常有余，阴常不足”者，是明代医家万全(万密斋)，其在《育婴家秘·五脏证治总论》云：“水为阴，一水不胜二火，此阳常有余，阴常不足……”“一水”者，指肾水；“二火”者，指君火与相火。据火有“二”、水有“一”而断定阳常有余、阴常不足，似属牵强，也不符合小儿易虚易实、阴阳易伤的病理特点。况且成人亦有“二火”、“一水”，何不亦称“阳常有余，阴常不足”？可见万氏此论，实难自圆其说。

至于元代朱震亨在《格致余论·阳有余阴不足论》提出的“阳有余阴不足”，则是指“人受天地之气以生，天之阳气为气，地之阴气为血。故气常有余，血常不足。”而“天大也为阳”，人之阴气“难成易亏”，故曰阳有余而阴不足，主张保重精血以维持身体阴阳的相对平衡，此为其在临床上侧重滋补法的理论根据之一。此论与万氏之“阳常有余，阴常不足”论，概念上截然不同，不可相提并论，以免造成理论上的混乱。

既然小儿“易化热化火”、“所患热病最多”的原因不在于“阳常有余”，其因何在？清代叶天士在《临证指南医案·幼科要略》中指出：“襁褓小儿，体属纯阳，所患热病最多。”所言一语中的。“纯阳”之“阳”，指小儿生理上旺盛的生命力，在发病过程中，则表现为反应敏捷，对创伤有强大的修复力，对外邪有较强的反应能力。病证的属“寒”属“热”，不仅与病邪的性质有关，更取决于机体阳气的盛衰。若阳气较为旺盛，邪气往往从阳化热。因此，小儿感邪后“易化热化火”、“所患热病最多”也就不难理解了。至于认为小儿“易热”的原因是“由于‘稚阴未长’，故易阴伤阳亢，表现热的证候”，似乎有失偏颇，阴伤阳亢之热证，为虚热，临床上毕竟只属少数，小儿热证，还是以实热居多。

综上所述，小儿阳非有余，其“纯阳”之“阳”和“稚阳”之“阳”，均是其生命活动中弥足珍贵的。在平常要合理喂养和调护，以促进其生长发育。在发病时，一方面要充分利用其纯阳之体易趋康复的特点，及时、准确地辨证施治，以求“得其本而撮取之，则一药可愈”（张介宾《景岳全书·小儿则》）；另一方面，要审慎用药，中病则止，以免戕害其阳气，以致病情缠绵难愈甚至影响其生长发育。

（黎炳南　黎世明）

小儿治疗要则和临床运用

小儿时期处在迅速生长发育的阶段，在生理、病理上与成人虽有共同性，但又有特殊性。因此，在辨证论治中，必须先掌握小儿的特点，才能在治疗上达到预期的效果。

从祖国医学理论体系来认识，小儿的生理、病理特点可归纳为两个方面：

1. 脏腑娇嫩，形气未充　小儿时期无论在物质基础和功能活动上，都未成熟、完善，其生理特点可概括为“稚阳未充，稚阴未长”。因此，它的病理变化常表现为阴阳易于偏胜，发病容易，变化迅速，证候表现为易实易虚，易热易寒。治疗上需要避免伤阴和伤阳，并注意病势的进退顺逆。

2. 生机旺盛，发育迅速　小儿在生长发育过程中，从体格、智慧以及脏腑功能，均不断向完善、成熟方面发展。年龄越小，其生长发育的速度也越快。这种生机旺盛的生理特点有如“旭日之初升，草木之方萌”。故前人又概括称为“体属纯阳”。但不能把“纯阳”二字理解为有阳无阴或盛阳。在病理上，寒热虚实的变化，虽比成年人更为迅速而易于恶化，但因小儿脏腑气机清灵，生机旺盛，精力充沛，对病理损害的修复能力强，且精神因素的影响极小，故其病情每比成年人向愈迅速，易趋康复。因此在治疗上，尤应以"攻邪不伤正"、"中病则止"为原则。以上所述是儿科辨证论治最基本的特点和出发点。

一、小儿治疗要则

小儿治法和成人大体相同。但因生理、病理有其特点，故常见疾病的种类、病情转归等，就有所差异，其治疗重点也必有所不同。多种医著常把小儿的内治法则归结为十多项，自有其道理。以余之见，小儿生理病理特点，归根结底源于其五脏功能的特点。正如万全《育婴秘诀·五脏证治总论》所言："五脏之中肝有余，脾常不足肾常虚。心热为火同肝论，娇肺遭伤不易愈。"执其五脏阴阳之所偏胜而调之，常能起提纲挈领之效。兹以五脏为纲，概括其最重要的治疗法则如下。

（一）疏风解表　宣肺化痰

肺主气而司呼吸，外合皮毛，开窍于鼻，而肺为娇脏，常有不足，表现为肌肤嫩薄，腠理疏松，卫外功能未固，对外界的适应能力较差，加上寒暖不能自调，若护理不周，最易为外邪所侵，不论邪从口鼻而入或由皮肤侵袭，均易出现鼻塞流涕、恶寒恶风、咽痛咽痒、咳嗽阵作等肺卫表证。邪犯肺脏，可致咳嗽痰鸣，甚至肺炎喘咳等重证。若本有宿痰内伏则可引致哮喘发作。此外，麻疹、奶麻、丹痧、风痧、水痘、顿咳、暑温等时行疾病，其起病亦必从邪犯肺卫而起。故肺卫疾病，临床所见最多。其病之初起，常若似感冒，但据其临床特征或在病情演变中出现的某些特点，常可及时预测其病证的演变或及早做出有关疾病的诊断，从而采取相应的治法。而总体来说，在病之早期，其治疗的基础，多离不开疏风解表，宣肺化痰。如病初症见恶寒、鼻塞流涕、咽痛或咽痒、咳嗽、发热或不发热、脉浮，为感冒之常见表现。治以疏风解表,宣肺化痰为基础。偏热者兼以清热,可用银翘散选加青蒿、柴胡等治之;偏寒者配以温散寒邪之品,可选用麻黄汤、杏苏散加减。若咽喉灼热疼痛明显,而余症不甚,则证属风热喉痹,可以银翘散加射干、岗梅根等清热利咽之品。若咽喉疼痛兼见喉核肿大如蚕蛾,甚至溃烂成脓,则应诊断为风热乳蛾或烂乳蛾,宜加用清热解毒散结之药,可选用毛冬青、射干、野菊花、蒲公英等。若以鼻流浊涕、甚至涕稠黄臭为主症,则证属鼻渊,应在疏风宣肺解表基础上加用开通鼻窍之品,以银翘散合苍耳子散治之。若以咳嗽频繁为主症,而余症不甚,则非一般感冒,应诊断为咳嗽,仍以疏风解表,宣肺化痰法治之,但要注意选用善治风痰之品,如僵蚕、胆南星、天竺黄等。若咳嗽不止,兼见鼻煽,此乃邪闭肺络之"肺炎喘嗽"证,治方又当加平喘之药,以银翘散合三拗汤为宜。

多种时行疾病初起常类似感冒,但细加审察,多可发现其端倪。如患儿发热流涕咳嗽初起,若兼见目赤羞明,泪水汪汪,首应疑及麻疹,必查其口腔,若发现颊黏膜近臼齿处有若干个白色小斑点,此证确诊无疑。治法宜在疏风、宣肺、清热的基础上,选加蝉蜕、葛根、升麻、柽柳等以发表透疹,以期疹出而毒解。若发生"感冒"后,迅速(发热半天至1天内)出现全身红疹,多为风痧或丹痧,应依其各自的临床特征鉴别之。治法亦以疏风、宣肺、清热为基础,兼以辛凉透疹。

肺为娇脏,病久必虚。咳嗽、肺炎喘嗽、哮喘等病日久,若见其面色苍白无华、气怯声低、遇风则喷嚏流涕、自汗盗汗、舌质较淡、脉细无力,此为肺气虚弱之征,宜及时补益其肺,或攻邪中兼以补虚。

(二)清心开窍,平肝定惊

心属火、主热。小儿为"纯阳之体",所患热病最多,不论外感六淫,或内伤饮食,内外之邪,易从热化、火化。而小儿心常有余,肝常有余,若火盛生痰,则秽浊之邪内闭,阻塞气机,上蒙清窍，邪陷心包，遂见壮热神昏窍闭。又因小儿肝常有余，火盛又每易引动肝风，风火相煽，则痉厥、抽搐等证往往相继而起。因此，在多种疾病的严重阶段，均可出现心肝热盛而动风之变证。除温病热入营血而动风外，如肺炎喘嗽之邪陷厥阴，小儿水肿之邪陷心肝，麻疹、风痧、水痘、痄腮、顿咳、小儿麻痹症、胎黄、赤游丹等等，亦可有邪陷心肝、昏迷痉厥之变。而婴幼儿之感冒挟惊，则更为多见。因此，在上述疾病中，须密切注意病情之演变，观察有无动风之征兆，如见壮热头痛、颈强、呕吐、精神萎靡，嘴角或肢体肌肉惕跳，均为动风先兆，宜加清心平肝定惊之品，清心者如黄连、淡竹叶、莲子心、水牛角、青天葵、连翘、大青叶；清肝者如栀子、龙胆草、熊胆、狗肝菜、蒲公英、青黛、虎杖。若惊风已发，则急投羚角钩藤汤或紫雪丹、安宫牛黄丸以清心开窍、平肝定惊。用醒脑静注射液静脉滴注，更能迅速见效。此外，小儿在日常生活或多种病症中，亦常兼见心、肝有热的表现。心火上炎者，出现烦躁多啼、惊惕不安、口舌溃疡、小便短赤、舌尖较红。肝火旺者，症见烦躁易怒、脾气急躁、面红目赤、舌红苔黄。均可选用前述药物调治之。

（三）消积健脾，培元补肾

小儿处于生长发育阶段，生发功能正当旺盛，体内所需水谷精气的供养，相对地比成年人更为迫切，显出“脾常不足”的生理特点。因此乳食不当，过饥过饱，护理失宜，感染诸虫等，均易导致运化失调，脾失健运，出现厌食、食积、腹痛、呕吐、泄泻，甚至酿成疳证。临床上有虚有实，或虚实夹杂。治疗时必须针对具体情况，分别施以消食导滞、除虫消积、益气健脾等法。比如，伤于乳食者，用《证治准绳》消乳丸（香附、神曲、麦芽、陈皮、砂仁、炙甘草），脾虚食滞者，用《医方集解》健脾丸（党参、白术、陈皮、麦芽、山楂、枳实、神曲），疳积为虚实夹杂之症，用《医宗金鉴》肥儿丸（党参、白术、茯苓、川黄连、胡黄连、使君子肉、神曲、麦芽、山楂、芦荟、甘草），脾虚久泻者，用《和剂局方》参苓白术散等，此皆为治小儿脾胃病证之常用方剂。

肾为先天之本，是促进生长发育的动力。小儿肾气未充，若因胎禀不足，则肾气更虚。另因小儿内脏精气未充，卫外功能未固，倘若调治失宜，常生疾病，久则往往导致肾气亏损。无论先天或后天产生的肾虚，都会妨碍生长发育，变生种种疾病。如出现筋骨软弱、颅囟迟迟不合，甚至凸胸（鸡胸）、凹胸、龟背、五迟（立、行、发、齿、语迟），五软（头项、口、手、足、肌肉软）等证。此外，小儿自汗、盗汗、遗尿、脱肛与元气不足、肾气亏损也有密切的关系。以上均为审辨小儿有否肾虚的着眼点。若不抓住小儿肾虚的这些特点，而仅从成人肾虚的角度去了解有否头晕耳鸣、腰膝酸软甚至胞宫之变，则难以发现小儿肾虚之证。肾虚之证，在儿科颇为多见。故此，培元补肾之法，是治疗小儿先天不足，以及慢性疾病等的常用重要法则。常用药方有保元汤（黄芪、人参、甘草、肉桂）、四神丸（破故纸、肉豆蔻、吴萸、五味子）、可保立苏汤（黄芪、当归、党参、白术、炙甘草、胡桃、破故纸、酸枣仁、山萸肉、白芍、杞子）及金匮肾气丸等方。

二、临床运用体会

（一）治病必须从整体着眼

正常的人体是一个阴阳处于动态平衡，五脏六腑密切配合的整体。所谓病态，就是人体处于“正邪交争”、阴阳失调、五脏六腑功能紊乱的状态。治病的目的，归根结底，就是通过“扶正”、“驱邪”帮助阴阳达到新的相对平衡，恢复脏腑的正常功能。临床上，必须把病者作为一个变化着的有机整体加以诊察，任何所谓“纯局部”的，与整体没有关系的病变，都是不存在的。所以，“整体观念”是中医辨证论治的一个根本指导思想。

前面提到小儿为稚阴稚阳之体，所以，既易伤阴，又易伤阳；此脏有病往往累及他脏，表现于某脏的疾病又常是根于另一脏；随着病情在脏腑的转变，疾病又可显示出不同的阶段性，出现不同的主症。加上小儿不会诉说病情,或反映病情不准确、不全面,所以更需从整体出发,细心诊察,正确掌握病情。否则,每易犯“头痛医头,脚痛医脚”的错误,贻误病情;或治疗失宜,加剧病情的发展。小儿阴阳稚弱,既易兴奋,又易衰竭,证候表现易虚易实,易寒易热。纵有热证,过用凉药,则可转为寒证;纵属寒证,过用温补药也可转为燥热。这些都必须用整体观念加以注意。以上小儿治疗要则,就是依据其五脏发病的特点而制订,临床常须依据病情而互相配合运用。如肺炎喘嗽患儿,初以疏风宣肺、清热化痰为法。一旦毒热炽热,内陷厥阴,则需转用清心开窍,平肝定惊为主。其缓解期脾肺气虚,又应健脾化痰兼清余热为法。若素体脾肾虚弱,更需健脾补肾兼施,以壮其先天、后天之根本。

(二)攻邪不伤正为原则

疾病就是邪正交争的过程。用药物帮助“驱邪”,是治疗的重要手段,但正气毕竟是战胜邪气的决定因素,在治疗上必须注意保护。

小儿感受外邪,易从热化、火化,正如叶天士《临证指南医案·幼科要略》所说:“六气之邪,皆从火化;饮食停留,郁蒸变热;惊恐内迫,五志动极皆阳”。所以,攻邪之药是常用的。但它虽能帮助治病,然而在一定的情况下也能伤害元气。比如苦寒能伐生发之气,辛热足以耗损真阴。若投药不当,则每致正气亏虚,使病态缠绵,甚至日渐加重。

小儿时期是一生成长发育的基础。其脏腑嫩弱,不堪攻伐。若伤其正气,不但病情难以好转,也影响今后的生长发育。因此,治疗小儿必须果断及时,以免贻误时机,使邪伤正。但用药中病则止,不可过当,过犹不及,切宜慎之。如用三拗汤治风寒喘咳,其中麻黄宣肺散寒,为定喘要药,服药后喘止咳减,则应减量或停用,改用杏苏散调治,若仍大量使用之,难免使小儿冷汗淋漓、面白肢凉而更易感邪。又如急惊风用安宫牛黄丸,其有清心开窍、平肝定惊之功，本甚对证。但尝见一患儿反复抽搐两个月，病已转为脾肾虚损之慢脾风，但医者仍每日灌服安宫牛黄丸如故，当补不补，反背道而驰，其疗效可想而知！

选药和配伍尤需审慎。大苦、大寒、大辛、大热之药可免则免；用量可轻则轻。例如，婴儿肠热便闭，往往用一些金银花加蜂蜜就能收到良效。若动辄使用大黄、芒硝，则伤害正气，甚至令其腹泻不止。小儿胃气未全，对药物的反应比成人敏感。药物过苦过辛或浓度过大，常会引起呕吐，选药宜尽量选性味平淡者，并嘱少量多次分服。

（三）久病应侧重“扶正”

“久病必虚”。病程日久，其正气总会受到不同程度的损耗。即使邪犹未去，亦应注重扶正以祛邪。药物是祛邪之手段，但必以正气为主导，方能逐邪外出。故病情的好转，必须有赖于正气的恢复。对久病体弱患儿，尤应着重扶其正气，调动其机体的内在抗病功能。补虚之法，着重脾肾。肾为先天之本，脾为后天生化之源，五脏之强弱，皆取决于脾肾。五脏之虚，常需配合健脾补肾法以取效。（详见本书“略论补虚法在儿科的运用”）

（本文刊原于《新中医》1975年第4期）（黎炳南）

略谈甘温除热法的应用

中医的精华，可说是“辨证论治”。“甘温除热”法，则是这个精华的一个写照。此法主要是治疗气虚发热的方法，适应身热自汗，渴喜热饮，少气懒言，纳呆，面黄唇淡，舌嫩色淡，脉虚大或细数无力。采用补中益气汤等一些甘温补益之剂，调补脾胃，达到退热的目的。虽然这种治法适应证不算多，但临床上，对一些发热日久不退，经多方治疗无效，而属气虚者，采用本法，往往可收到意想不到的效果，充分体现了祖国医学在治疗上的独到之处。所以，“甘温除热”法是值得我们重视和研究的。现举例介绍如下：

例一：何某某，女，32岁。经产三胎，这次一产4婴，产后宫缩无力，大量出血，血压难以测到，而送入医院。入院后经补液2000ml，输血600ml。但因胎盘滞留，阴道仍继续流血，因而行刮宫术，施术中又大量出血，术后三天出血虽止，但高热达38~40℃，经用大量抗生素及其他药物，热不减退，病情仍在发展。

适逢本人1971年在广东曲江县带教西学中班，乃应邀前往会诊。当时病者神疲懒言，极度衰弱，面色及皮肤苍白，自汗，头晕心悸，虽发高热而怕冷，需盖棉被，渴喜热饮，唇舌淡白，脉虽大而中空（芤脉），血象：白细胞5.1×10^9/L，中性粒细胞75%，血红蛋白32g/L。细推其证，乃一派虚象，由于大出血引起气血两虚，阴阳失调，出现高热形寒。虚为本，热为标。乃拟“甘温除热法”，补气益血，调和营卫，以期阴平阳秘，使正气得复，虚热可退，以十全大补汤加减。

处方：北芪60g、党参30g，白术15g、当归15g、川芎9g、熟地24g、白芍18g、首乌24g、益母草15g、艾叶9g、香附9g、炙甘草6g。服药2剂，体温降至正常，症状明显改善，可以起坐，继服数剂，身体基本恢复，步行出院。

例二：岑某某，女，1岁半。发热缠绵不退、咳嗽，已有45天。胸片诊断为支气管肺炎，曾经数间医院治疗。西药初用青霉素、链霉素和四环素，后用庆大霉素等；中药用麻杏甘石汤、苇茎汤等，发热仍持续不退，咳嗽不减，病情有增无减，于1977年6月5日来诊。

其母代诉，患儿发热，近来早热夜凉，体温38~39℃之间，咳嗽，痰多，汗多淋漓，胃纳呆，大便稀烂，时有完谷不化。视病孩面色苍黄，肌肉消瘦，哭声低微，神疲懒动，唇舌淡白，苔白腻，指纹淡红。病孩因过用寒凉，损伤脾阳，中气疲惫，健运无力，体温早热夜凉，为阳虚发热。病属虚证，治当从本，“虚则补之”，“损者益之”，拟甘温除热法，以陈夏六君子汤加味，补中益气，调补脾胃兼理气除痰。

处方：党参 12g，白术 9g，茯苓 12g、炙甘草 3g，法夏 6g、陈皮 3g，北杏 9g、青蒿 6g，3 剂，每天 1 剂。

二诊：药后身热退至正常，痰转少，咳嗽减，纳仍差，大便烂。药已对证，紧守前法。处方：党参 12g、白术 6g、茯苓 12g、炙甘草 3g、陈皮 3g、法夏 6g、川贝末 1.5g（冲）、谷芽 12g、苏子 6g，3 剂，每天 1 剂。

三诊：体温维持正常，咳嗽大减，胃纳好转，大便成条，能行走玩耍。此乃中气已复，胃能受纳，脾能升清，清阳得升，虚火得降，病已基本治愈，继用补气健脾之品以善后。

例三：陈某某，男，5 岁。因发热十余天不退而来诊。患儿初发体温 39.5℃，到某儿童医院诊为扁桃体发炎，经用青霉素热不退，后用庆大霉素，仍不退热。现病孩发热，体温 37.5~38.5℃之间，易出汗，倦怠懒动，形体瘦弱，面色苍黄，舌质淡，苔薄白，脉细缓。胸透：心肺正常；血象：白细胞 6.8×10^9/L，中性粒细胞 0.23。病属中气大虚，正虚邪恋，遂拟甘温除热法为主，少佐清热之品。以补中益气汤加减。

处方：五指毛桃根 15g、党参 12g、升麻 4g，青蒿 9g、白薇 9g，甘草 3g，红参须 6g（另炖）。3 剂，每天 1 剂。

二诊：服药 2 剂热已退，精神好转，汗出大减。宗上方去青蒿，加谷芽 15g，再进 3 剂，以巩固疗效。

［按］

1. “甘温除热”法　起源于内经，《素问·至真要大论》曰：“损者益之”、“劳者温之”，即包括“甘温除热”之意，但未立方药。此后诸医家虽有应用，亦不完善。直至元代李东垣根据《内经》之旨，结合自己丰富临床经验，在《脾胃论》及《内外伤辨惑论》中，才较全面详细论述本法，并立补中益气汤为代表方。自此对甘温除热法的临床运用，起了很大促进作用。元明以后，更有所发展，有关这方面方药，已不限于补中益气汤，其他一些甘温补气健脾方药，如四君子汤、归脾汤等亦属本法范围。例如上述3例中，例一，为气血两虚，引起高热不退，用十全大补汤加减，大补气血，加益母草、艾叶、香附调带脉，理冲任，针对产后经脉失调而获显效。例二，乃中虚痰滞，发热咳嗽，用青、链、四环、庆大霉素，中药用清热宣降等药无效，改用陈夏六君子汤加味，以健脾益胃，理气化痰而取效。例三，则为中气衰弱，致发热不退，用补中益气汤加减而治愈，说明“甘温除热”法在临床上有其独特的作用，值得重视和研究。

2. 发热一证　一般分为外感发热与内伤发热。内伤发热又多为阴虚发热，部分为气虚发热。气虚发热原理，至今仍未完全明了，但按祖国医学观点，多同脾胃气虚，阴阳失调有关，故临床上采用甘温补气，健脾益胃之方药，每每取得显效。

但应用甘温除热法，辨证要认真、细致。如辨证明确，大胆使用，每获桴鼓相应之效，若辨证不明，则会造成“火上加油”或“留邪助贼”之弊。故应加以注意。

（黎炳南　曾德寰）

略论补虚法在儿科的运用

何谓虚？《素问·通评虚实论》指出：“邪气盛则实，精气夺则虚”。精气，乃正气也。可见脏腑有所伤、阴阳有所损、气血有所亏、藩篱有所破者,皆可谓之虚。而阴阳气血,实人身之本。惟阴阳平秘、气血充盈,始能藩篱严密,外御病邪;脏腑坚强,精神乃治。可见“虚则补之”一法,确为治疗中之大法,临床上有其极为重要的意义。

小儿有如草木方萌,阴阳稚弱,气血未充。“五脏六腑,成而未全,全而未壮。”且其卫外功能未固,每易为外邪所侵,而幼稚之体,易实易虚,若病发而邪气留恋,则常令元气亏虚。更有先天禀赋不足,或后天调理不周者,常因虚致病,因病致虚。久之,不但病体难愈,发育亦受其害。故补虚之法,于儿科尤为切要。临证所见:久病内伤虚证,固当补之;纵使新病外感之疾,兼见程度不等之虚象者,如补法用之得当,可获事半功倍之效,故补虚一法,于儿科用途殊广。

一、治从脾肾

治虚之法,首当辨其病之所由起,而求其所属。小儿生理、病理特点,按五脏辨证,前人常言“脾常不足肾常虚”,而久病未愈之证,亦以脾肾二脏病变为多见。故其补法,当从治理脾肾着眼。

脾胃为中土,土生万物。水谷饮食,得脾胃之腐熟、运化,则“水精四布,五经并行”,“淫精于脉”,“留于四脏”,五脏六腑,四肢百骸,全赖其所养;精、气、血、津、液,皆由之而生,故脾胃为后天生化之源。小儿生机蓬勃,发育迅速,所需水谷精气充养,尤为迫切。无奈脾胃薄弱,乳食不能自节,或因喂养不当,护理失宜,脾胃常为饮食所伤。脾胃一伤,轻则为泄,重则为疳。且生化无源,气血衰虚,五脏失濡,六腑失养者,纵使病不在脾,久病之人,亦当以保胃为重。前人说“有胃则生,无胃则死”之戒,实不为过。万全更主张“小儿久病,只以补脾胃为主,补其正气,则病自愈,宜养脾丸(甘草、麦芽、枳实、白术、陈皮、半夏曲、青皮、厚朴、神曲),加所病之药一、二味在内服之。”(《幼科发挥·调理脾胃》)其言虽有所偏颇,但足见儿科大医家对脾胃之高度重视。临床上脾虚证易被忽视,特别是肥胖小儿,常被误认“健康”之征。而有些肥胖小儿,恰恰是脾虚患者。《景岳全书·小儿则》指出:“初生儿肥胖色嫩,此其根本不固,甚非佳兆,且最易感邪”。肥胖儿是否属“虚胖”,当以面白无华、肌肉松弛为辨证依据。若兼见多汗、便溏、舌淡、脉弱,则诊断更为可靠。

肾者,藏精主骨生髓,通于脑,为先天之本,元气之根。小儿肾气充实,方能“齿更发长”,正常发育。若先天禀赋不足,或久病及肾,必须培元固本,待根本巩固,方可使脏腑复得滋养、温煦,不失其生化功能。

除脾肾外,心肝肺虽亦有所虚,也仍以脾肾为关键,结合调治可获良效。如治小儿心血不足,神气怯弱者,常用健脾益气之法以生心血,而以安神定惊为佐。肝阴不足者,可补养肾阴,以“滋水涵木”。肺为娇脏,在小儿常因感受风寒而生咳喘,久之耗气伤阴。气虚者,当“培土生金”,阴虚者,宜滋肾养肺,此寓“金水相生”之意。故五脏虽皆有所虚,非独脾肾,但补虚之中一般不能忽视脾肾二脏,培养先天、后天,实为诸法之根本。

脾为后天之本,主运化,但必得肾之温煦,方能生化无穷;前已述及肾为先天之根,主藏精,亦必得脾胃之充养,始能源泉不竭。小儿生长发育是否正常,全赖二者相互为用。至于补脾与补肾孰轻孰重,前人颇有争议。正如程国彭《医学心悟·医门八法》所言:“古人或谓补脾不如补肾者,以命门之火,可生脾土也。或谓补肾不如补脾者,以饮食之精,自能下注于肾也。”证诸临床,当视具体病情,不能一概定论。若脾胃已虚而肾虚不甚者,自当补脾为先;倘若证见肾虚而脾虚不显者,又当以补肾为主;脾肾俱虚者,则同补之。医门中不少活法也。

小儿脾肾亏虚,见证诸多,略举数例如下:

(一)小儿久泻

“泄泻之本,无不由于脾胃。”脾胃健运无权,则水谷不能腐熟敷布，水反为湿，谷反为滞，清气不升，浊阴不降，久之益虚，乃至泻利不愈。治法，余喜用四君子汤为基础，令脾胃健旺，中气得复；佐用藿香、木香、黄连、火炭母之类，以行气消导，醒脾化湿。使攻中寓补，补中带攻，这样，更能获得显效。倘证见下利清谷，甚则四肢不温，舌淡苔滑，脉沉迟者，又当补火温肾，酌加四神丸或附、桂之类，使火旺土生，每能救其危笃之疾！

（二）疳积

儿患成疳，其症必虚。脾胃虚损，运化失宜，“脾不能为胃行其津液”，以至气液耗损，日渐羸瘦，气血不荣，形体虚惫，缠绵难愈。清·陈复正在《幼幼集成·诸疳证治》指出“疳之为病，皆虚所致，即热者亦虚中之热，寒者亦虚中之寒，积者亦虚中之积。故治积不可骤攻，治寒不宜峻温，治热不可过凉。”一般治则以扶脾养胃是本，消疳去积是标。但仍需细辨阴阳之所属。例如：舌淡唇白，胃纳呆滞，口干不渴，大便溏泻者，此乃脾阳不运，津气不化。治当温脾益气为主。余常以参苓白术散增减（党参、白术、茯苓、淮山、莲子、苡仁、山楂、鸡内金、麦芽、五谷虫），每获良效。亦有患儿，善纳易饥，日渐消瘦，情绪焦躁，舌赤唇红，口干便结者，此乃疳热之证。病因饮食不化精微以充养于肾，以致肾阴亏损，脾弱肝旺，虚火内生，煎灼津液，障碍发育。治理之法，除扶脾养胃之外，还须着眼平肝滋肾，使肾阴足，肝火平，其病自复。余喜以生脉散加味（人参、麦冬、五味子、独脚金、旱莲草、淮山、白芍、甘草、鳖甲或牡蛎），并注意调其饮食，乃可使体重渐增，诸病得愈。

（三）久热不退

小儿发热缠绵不退，其证有“阴虚”、“气虚”之分。阴虚者，余喜选用龟甲、鳖甲、牡蛎、冬虫夏草、女贞子、旱莲草之类，以滋阴潜阳；尚有伏邪者，佐以青蒿、银柴胡之辈，以透邪泄热。使阴复火制，邪热自退。同时，小儿为阴阳稚弱之体，既易伤阴又易伤阳。故阳虚（气虚）而发热者，亦属不鲜。其证每见面色苍白，发热自汗，喜喝热饮，少气懒言，纳呆困倦，舌嫩唇淡，脉细弱或虚大无力。此乃中气亏损，脾虚气陷，清阳不升，浊阴不降，郁而化热所致。余本“甘温除热”之旨，方用补中益气汤增减，以升举清阳，补中固卫，虚热自除，气陷自举。此外，兼肝木过旺者，亦可助长其热，而见烦躁不安，发热加重。治应重加白芍，以平肝泄热，效果更佳。

二、谨识开合

程国彭《医学心悟·医门八法》曰：“补之而不知开合，不知缓急者何也？天地之理，有合必有开，用药之机，有补必有泻，如补中汤用参芪，必用陈皮以开之……”是故补虚不可纯补、不可蛮补，必须辨其证情之兼夹，全面调治，开合得宜，其效更佳。比如，虚人感冒，可用补散并行，其中气虚者，用益气解表法；血虚者，用养血解表法；阳虚者，用温阳解表法；阴虚者，用养阴解表法。又如小儿脾常不足，病中常兼积滞，纯补反致气滞而积愈甚，故常用消补兼施法，即在补剂中加入枳壳、陈皮等行气导滞之品，以及鸡内金、神曲等消食之品。再如兼夹腑气不通，大便秘结者，应用攻补兼行法，在补剂中酌加润肠通便或攻下之品，但须中病即止，不可过当。虚人患实热证，屡清而热不去者，是因正气内馁，无力抗御之故，可用清补兼施法，其热反易消退。阳气虚而夹寒者，宜温补并行，则阳气更能振奋而逐寒散邪。

临证用药，不宜过偏。小儿机体柔嫩，反应灵敏，变化迅速。譬如治阳虚生寒者，寒凉固可损其阳气，但过用温燥，亦易伤其真阴，一般来说，治当甘温益火。阴虚生热者，辛热固可烁阴，过寒又伐其生阳，治当甘凉滋水。孤阴不生，故治阴者，可于阳中求阴。独阳不长，故治阳者，可补血以生气。气旺血生，故治血者，可益气以生血。必须使阴阳互生，刚柔相济，气血相从，而诸虚可愈。

三、虚实兼顾

虚之由来，原非一途。虚而无邪，犹可补之。而虚实夹杂者，治之最难。孰多孰少？孰主孰次？补多恐致留邪，攻多又防伤正，临证必须把握其阴阳的盛衰，邪正的进退，以及发病之新久，细细辨之，方能无误。择其要者，分述如下。

（一）二虚一实

宜七分补三分攻，补虚为主，兼顾其实，亦即“开其一面”之意。因虚多而实少，以补为主。其“实”虽少亦不可不顾，否则，愈补而邪愈盛，反助邪而伤正气。补中带攻，邪有去路，使正气易于康复，方为善法。如小儿哮喘，其肺、脾、肾俱虚者，治宜温脾益肺，补肾纳气为主。但兼有风邪者，必须配合麻、桂，以散寒邪；痰盛气滞者，又须辅以苏子、葶苈子或二陈汤之类，化其胶固之痰，令肺气得以宣通，其喘乃平。其次，虚中夹有痰热者，又当酌佐黄芩、毛冬青、蚤休之类，以清热化痰，采用“寒热并用、标本兼顾”之法，效果更佳！此外，如病体素弱小儿，兼患寄生虫之疾，又当按具体情况，采取“先攻后补”、“先补后攻”或“攻补兼施”等法。

（二）二实一虚

宜七分攻三分补。以攻邪为主，兼护其正。因实证为主，其虚每被忽略。故有急于求成者，猛攻其邪，惟恐其去之不速，而不知小儿稚阴稚阳之体，何堪攻伐！其邪未能逐之于外，而正气已衰之于内。张景岳说：“攻者，所以攻邪，然必藉元气以为之帅。”未有邪不去而正气能安者，亦未有正气虚而邪能去者。故处方遣药，时当注意。如小儿暑湿泄泻而高热烦渴者，热灼津伤，液随利脱，救阴已恐不及，若过用芩、连苦寒之品，则苦寒化燥而伤津；若误用吴萸、苍术温中燥湿，则香燥之品，更易劫阴。故可先用甘寒，配合益气生津之品，以期气旺则津生，津生则阴复。否则津伤液竭、阳气随之而脱，其病危矣！

又如外感风寒湿邪，而素体气虚者，宋代儿科医圣钱乙，设有败毒散一方（人参、柴胡、前胡、羌活、独活、川芎、枳壳、茯苓、桔梗、甘草），即以人参合羌活等同为主药，一面发散风寒湿邪，一面扶正以鼓邪外出。倘因见其证憎寒壮热，而畏于“留邪”之说，或冀望先攻其邪，后补其虚而专于发散，“药虽外行，气从中馁”，则发热无休矣！故历代医家，对外感热病而兼有体虚者，每酌加扶正之品，以助药力。古代痘疹疫疠流行，夭横无数，前人亦有重加参、芪者多活的经验。对小孩脏腑柔嫩之体，易实易虚之变，若因其虚不甚而忽略之，任意攻伐，纵使邪气已去，亦每留羸弱之体；若邪留不去，则病势缠绵，他变迭起矣！

（三）虚实并重

治当攻补兼施。攻邪，邪去则正安，此攻中自有补意，亦可免补而留邪之弊；补虚，正复则邪去，此补中自有攻意，亦可免攻而伤正之虑。毋令“虚虚”，毋使“实实”。配合得宜，效如桴鼓。尝治一发热小儿，2岁半，其于暑天高热18天不退（体温38.5~40.5℃）。曾到多处医院诊治，经用青、链霉素、四环素等治疗，病情未见好转。注射或口服解热药，体温暂退，但药效过后，热即复升。胸透及三大常规检查未发现异常。西医诊断为高热待查（上呼吸道感染？）。来诊时症见面赤唇红，神疲体倦，口干烦渴，纳呆便溏，小便赤短，夜睡不宁，舌质淡红，苔黄白而干，脉细数无力，指纹略紫。思其感暑而见壮热、面赤、脉数，热邪不可谓不盛；而持续18天高热之灼伤，已见烦渴、神疲、脉无力，则其虚亦不可谓不重。此乃虚实并重之证。故诊断为感暑伏热，气阴两伤。立法用药，一方面投以解暑清热，另一方面重用人参以扶元养阴。拟方：青蒿6g，西河柳、连翘、大青叶、旱莲草、独脚金、白芍各9g，蝉蜕3g，花粉12g，人参须9g（另炖）。2剂，复煎，多次分服。服药后，是晚病势即大减，精神顿佳，次日仅余微热。第三天，体温已降至37.5℃。因热势已挫，按前方去西河柳、大青叶，加麦冬12g、五味子4g，以补益气阴为主，辅以清解余邪，再服2剂，即获痊愈。按：时值盛夏，患儿高热不退，唇红面赤，口干烦渴，小便短赤，此为暑气内伏之象。小儿体质嫩弱，本不易适应暑气熏蒸；加上治疗不当，时日迁延，火热之气，无由外泄，势必耗损气津。方用青蒿、西河柳之轻清辛散，以透暑邪外泄；连翘、大青叶以清内热；白芍、蝉蜕平肝和阴。加上人参培元益气，扶正祛邪。合奏清暑解热，益气生津之效。攻邪而不伤正，补虚而不留邪，攻中寓补，补中寓攻，故暑邪可解，气津自复。治得其要，乃获速愈。

（本文原刊于《新中医》1981年第6期）（黎炳南）

黎炳南教授运用解表法经验

解表法，为治病八法之首，临证使用极广。然因其若似“轻易”，每被视为小技而轻忽之。殊不知此正医者之基本功也。黎炳南教授对运用解表法颇有独到之处，兹主要以小儿感冒为例简介其经验，以供同道参考。

一、腠理闭塞，解表宜重祛风

小儿感冒，常居门诊量之首位。虽病多轻浅，亦时有误治而迁延不愈，或酿成他证者。黎老认为，现今常见之失误，是将其与温病混为一谈所致。比如，风热感冒与风温在表，教科书都以银翘散治之。此则大有商榷之必要。感冒者，外邪以风为先导，虽有夹热、夹寒、夹湿之异，而均以风邪为主体。与温邪为主之风温，病因迥然有别。温病以热盛伤津为特征，有卫气营血之传变。而风热感冒以邪客肺卫为主，即使伴高热发搐，亦由热扰肝经使然，而非热陷营血之变。此其病机、症状之异。有鉴于此，风热感冒当以疏风发汗为主，清热为佐，使风热之邪随汗而减。而风温之治，清·吴瑭在《温病条辨·上焦篇》中切戒"温病忌汗，汗之不惟不解，反生他患。"其所创制之银翘散，多用凉药，其中少佐芥穗，不过取其芳香以助散热，并无发汗解表之意。今以银翘散作解表主方用治感冒，似有轻于祛风而重于清热之偏，此恐非吴氏之本意。

黎老认为，感冒，乃风邪居表，腠理闭塞，必重用疏风解表之品，使邪从汗解，方为正途。故其处方常用苏叶、防风、荆芥、青蒿、薄荷，甚至麻黄、桂枝，少则三味，多则四、五味。且药量不宜太轻，此"治外感如将"，兵贵神速也。夹寒者，选以上辛温之品；夹湿者，加用祛风胜湿之威灵仙、苍术、藿香等；夹热者，可佐用大青叶、连翘、毛冬青等。邪未入里，一般不用芩、连等过于苦寒之品。有人偏重苦寒清热之药，欲取"抗感染"之效。实则中医治病，不能仅着眼于直接"抗感染"。着重调整机体功能，冀令正复邪退，才是中医优势所在。若不顾病机，滥用苦寒，反阻遏解表透发之机，造成邪气内伏、正不胜邪之患。体弱患者尤应注意。

至于风热感冒之用解表药物，亦不必限于辛凉之品。酌用辛温，每获卓效。

二、辛主开通，发表当不远热

或曰，风热感冒用辛温之品，岂非以温药助热？黎老指出，《素问·六元正纪大论》虽有"用热远热"之戒，但亦有例外，这就是"发表不远热"。其原意指夏月用药，需避用热药；而发表之治，则无此忌。盖表证者，多为腠理闭塞、玄府不通，治宜以辛散结，开腠理，致津液，从而使玄府开达、汗泄邪去。然"寒则腠理闭"(《素问·举痛论》)，鬼门者，非温而不易开也。故辛凉之品，发散之力远逊辛温。发表用热，实可大助发散之功。当然，具体运用，须视病情轻重而定。轻者，或纯用辛凉即可收功。较重者，则辛凉、辛温并用，佐用清热之品，则全方仍为辛凉之剂，辛温不过为发表之助而已，与解表清热之法并无相悖。

所用清热之品，应视其药性强弱适当配伍。如性缓之银花、连翘、大青叶，可配荆芥、防风、苏叶。而大寒之石膏，则可与峻散之麻黄为伍，总以清热不碍发表为度。临证用麻杏石膏汤，常有加用银花、连翘者，此时宜酌加苏叶、防风，温清调配得宜，斯可获解表清热并进之效。再如银翘散，吴氏原方用银花、连翘各一两，芥穗仅取四钱，故无发汗之功。若倍用芥穗，加用防风之类，则又可作解表剂之用。略加化裁，而深意存焉。

三、升散通降，法贵因势逐邪

邪犯人体，有表里、上下之别。黎老极重邪之所居，因势利导，逐邪而出。

风邪袭人，虽无处不达，但多始于肌表及上部。在表者，宜发散之。在上者，宜升透扬越之，临证可加用升麻、柴胡、葛根等。升散结合，收效尤捷。其中升麻尚能清热解毒，尤其兼咽喉肿痛、目疮龈肿者，其用量宜大，小儿用6~8g、成人10~20g。柴胡退热效良，葛根兼能生津，皆可随证选用。

有外感发热难退者，应注意大便通畅与否。大肠居于下而与肺相表里，大便秘结，则肺卫之气机宣透亦受影响。且热郁大肠、热毒上冲，更致热势炽盛难除。对此，黎老常兼施釜底抽薪法，用后每令热势有减退之机。其喜用胖大海以滑肠通便、清热利咽，疗效确切而无峻下之虞。随证或加枳实降气通腑；或佐玄参、花粉增水行舟。个别便秘顽固者，酌用大黄攻下之，但须以缓下为度。

四、症多夹杂，惊、痰、食滞兼理

小儿肝常有余，筋脉未盛，在外感骤发壮热之时，热邪扰动肝经、热灼筋脉，可致惊叫、惊惕、躁动甚至抽风惊厥之夹惊证候。热扰心神，多可在惊搐的同时兼见神识不清、昏不知人，此时自当以醒神定惊为治，可急刺其人中、涌泉、合谷，待苏醒后喂服紫雪丹等清热定惊开窍之成药，大多可获良效。但对既往有高热夹惊病史之小儿（尤为6岁以下），当以预防为主，在其每次外感发热之际，在方药中酌加蝉蜕、钩藤、僵蚕、白芍、象牙丝等平肝定惊之品，发热骤升（超过38.5℃）时，即予服紫雪丹及退热药，多可避免惊搐发生。若按以上方法不能防止惊搐发生或不能缓解其痉搐，则非单纯之外感夹惊，宜按急惊风或癫痫论治。

小儿肺脾不足，感受外邪后往往肺络失宣，乳食停滞，酿成痰浊，而常兼见咳嗽痰鸣之症。故在治外感中常需兼用化痰之品。偏寒者投陈皮、法夏、紫菀，偏热者加桔梗、葶苈子、前胡，其中大便干结者，用牛蒡子、花粉，必令痰浊内清，肺气宣畅，勿使风痰互结，酿成他变。临床中若不防微杜渐，常令普通感冒演变为急性支气管炎甚至支气管肺炎，不可不慎。

小儿脾常不足，感邪后常见运化失调，乳食内壅，以致兼见纳呆，腹胀甚至呕吐、腹泻。故治外感时，必须嘱患儿家人调其饮食，在四诊时注意询其饮食二便，叩按其腹，察其舌苔及指纹，以定其有无兼夹食滞。然者，可配用鸡内金、麦芽、神曲消其食，以枳壳、陈皮等导其滞，大便溏臭者，以火炭母、独脚金清肠利湿消食。

须注意者，消导、化痰以及祛风定惊之药，其性味多为苦温辛燥，若非确有夹惊、夹痰、夹食之证，不宜滥用。

五、益气扶正，气旺宜于达邪

前述多从祛邪而言。然每病之治，必从邪、正两方面看，方为全面。伤风一症，殊非小恙。小儿脏腑柔弱，易实易虚。其中素体虚弱，或被蛮攻伤正者，并非少见。若仍专于发散，则肺卫益虚，邪气留恋不去；或玄府开而不闭，外邪乘间而来，每致病情迁延难愈。盖正气为祛邪之主，若气馁于内，则无力透邪外出。虽有药物为助，亦常无能为力。故治虚人感冒，应重益气扶正。

或谓“外感不宜早补”,应是对正旺者而言。以临床所见,补散并用,或散中寓补,或补中寓散,治有法度,并无“关门留寇”之弊。当然,首要辨证准确,分证而治。

气血两虚者,应以补气养血合解表透邪法治之。如谢某,男,14岁,因发热3天来诊。察其症虽壮热(39.2℃),咽红而痛,舌红苔黄,但面色苍白,脉数而细弱,平素多汗。当天查血常规,白细胞仅 2.6×10^9/L。此为气血两虚、无力抗邪之候。故在大队辛凉解表药中,加北芪15g、当归8g,佐升麻、柴胡以助升阳散火。药进2剂,发热大减。继以原方加减调治2天而愈。此例以散中寓补法获效。

表虚者,治以固表祛风法。如吕某,男,5岁。流涕喷嚏2天,恶寒以背部明显,时自汗出,口淡乏味,舌淡,脉浮缓。此为表虚感寒证。投玉屏风散合桂枝汤,二剂而愈。此例虚实并重,以补散兼施法调治。

阳虚者,治以温阳解表法。如陈某,女,7岁。鼻塞流涕3天,恶寒肢冷,面白舌淡,脉细弱。素有哮喘病史,动辄心悸气促。此为阳虚感寒证,重用补骨脂、白术各8g,当归6g,党参、熟地各15g以温补脾肾,佐用麻黄6g、防风8g以发表散寒,服药3剂而告愈,此例以补中寓攻法调治。

阴虚、血虚者,多以补气、温阳为主,兼补阴血,因单纯滋阴养血,恐阴血难以速生,而邪气反留恋不去。而阳气足则阴血易生。且阳气动而不居,为抗邪之主,故气旺宜于达邪也。如冯某,男,1岁,患儿反复发热旬余,体温在38~39℃之间,几经中西药治疗,热仍未退,每于午后明显,精神疲乏,胃纳欠佳,面色少华,时有汗出,但汗出热不解,咽稍红,舌红苔白干,脉细数,指纹浮。诊为气阴不足型感冒。治以益气养阴、扶正透邪为法。拟方:党参12g,麦冬10g,五味子6g,白芍10g,升麻6g,葛根15g,青蒿8g,花粉10g,独脚金6g,人参须5g另炖。药进3剂,热退病愈。对于阴虚感冒患者,用药时不宜选用滋腻养阴药物,恐其滋腻而滞邪。

六、病案举例

前文所述，多以感冒为例，而多种外感表证，不论小儿、成人，均可举一反三，依法而治。兹略举2例，以窥一斑。

（一）风热乳蛾（持续高热）

梁某，男，4岁，住院号：66963。

患儿因高热1天，抽搐2次于1991年7月24日入院。入院诊断为风热乳蛾。经用清热为主的中药及静滴先锋V5天（曾加滴双黄连注射液1天），近3天加入地塞米松静滴，均未能退热。

7月29日邀黎老会诊时，患儿已持续高热近1周（39.5℃左右），诉恶寒、咽痛、轻咳、纳呆、口干，二便尚调。察其精神疲乏，面色无华，咽红，喉核红肿，舌红苔白，脉细数。多项实验室检查无异常。

诊断为乳蛾（外感风热，气阴耗伤），治以疏风解表、清热利咽、益气养阴为法。拟方：苏叶、防风、青蒿、柴胡、升麻、射干、炙甘草各10g，葛根、党参各20g，大青叶15g，人参叶5g，白芍12g。3剂。嘱即停用抗生素及激素，改静滴双黄连液（含银花、黄芩、连翘）。

患儿服药1剂，次日发热大减（38℃）。越1日，发热全退，恶寒咽痛消失。调理数天，痊愈出院。

按：患儿持续高热1周，喉核红肿，舌红脉数，为热盛之象。然恶寒不减，为表证未罢之征。乃重用疏风解表之品，以苏叶、防风、青蒿、柴胡、升麻、葛根辛温辛凉并用，配合清热利咽之射干、大青叶及双黄连注射液，使风邪外解而里热内清。患儿面色无华、神疲、口干、脉细，可见邪热久羁，气阴耗伤已见端倪。故重用党参、人参叶、白芍、炙甘草以益气和阴，其中人参叶为五加科植物人参的叶，味苦、甘而性寒，有生津祛暑且降虚火之功，本品含人参皂苷之量颇大，对热盛伤津、气阴不足者，有清热之效，而无苦寒伤阴之弊。此外，升麻、柴胡尚可升阳散火，令患儿在气阴恢复之同时，阳气升发，配合透发风邪及清解里热的药物逐邪外出，故能正复邪退而获速效。

（二）外感头痛

肖某，男，32岁，住院号：66407。

患者因头痛发热4天、加剧2天，于1991年6月23日入院。病前2天曾冒风淋雨，次日发热头痛，2天后痛如锥刺，经急诊留院观察1天，口服止痛药无效，肌注颅痛定仅短时减轻。患者抱头呻吟、痛苦万状，乃收入住院治疗。

入院症见恶寒发热（38.6℃），头重，痛如锥刺刀剜，阵发加剧，以前额、眉棱为甚。纳呆，二便尚可。无呕吐。素无头痛及头部外伤史。察其形体壮实，表情痛苦，咽红，舌红苔黄，脉浮略数。神经系统检查及脑电图无异常。

诊断为外感头痛（外感风寒，郁而化热）。治以祛风胜湿、散寒清热。拟方：白芷20g，羌活、独活各12g，防风、银花、连翘、桔梗各15g，川芎、甘草各10g，滑石、大青叶各30g，毛冬青50g。急煎予服（未用任何抗生素及西药止痛药。）

药进1剂，发热退、头痛减。再剂，头痛大减。守方再服2日而痛止。随访半年，未见复发。

按：患者头痛起于盛夏，又兼发热、咽红、舌红苔黄，极似风热头痛之证。然思其病起于冒风淋雨，且发病4天，仍恶寒脉浮，此表寒未解之征。头痛如刺，为寒凝经脉所致。头重，是湿蒙清窍之过。风性主动，故头痛阵作。痛在前额、眉棱，是风寒、湿邪踞于阳明经脉也，至于发热、咽红、舌红苔黄，乃邪郁化热所致。

整体而言，是表里同病，寒热并见，而以风寒束表为本。是以发表重用祛风，暑月不避辛温，故方用祛风散寒胜湿之药达5味之多，其中以领药直抵阳明之白芷为主。配合清热利咽渗湿之品，寒热并进，表里同解，切中肯綮，病乃速愈。

（本文原刊于《广州中医学院学报》1993年第1期）

（黎世明　谢昭亮）

收涩法临证运用别议

《素问·至真要大论》曰:"散者收之",指出收涩法是治疗不固不收证候的主要方法。大多数情况下,气、血、精、液的耗散、滑脱,乃正气虚弱、失其收敛约束能力所致,治疗当补虚以治本、固涩以治标,部分患者正虚为主,耗散、滑脱之症不重者,亦可仅用扶正而独治其本。此均基于散者必虚的认识,一般以"虚者可固,实者不可固;久者可固,暴者不可固"为其大法。但据临床所见,并不尽然。"散"者,为气不收摄所致。究其因,除气虚不摄外,外邪侵扰,特别是寒邪所袭,亦可令气不收摄。或曰:《素问·举痛论》云"寒则气收",缘何谓"散"?实则该文已有续论:"寒则腠理闭,气不行,故气收矣。"此为气机收潜、凝闭不行之意,而决非气为寒犯反能增强固摄功能之谓。寒者,为肃杀之气,骤然而至,阳气受抑,不能行其收摄之职,故致耗散滑脱之证。施治之法,宜在祛邪散寒基础上辅以收涩法,往往收效更捷。一般认为,实证不可固,免致闭门留寇之弊。此亦未可一概而论。固者,是固其正气;寒实之邪,自当重用温散之品以祛除之,收散并用,令本固而邪去,当无留寇之虞。若仅偏执于祛邪,恐邪去而正亦伤,反可演变为气虚不摄之证。感寒而致气不固摄,与气虚不摄者易于混淆,宜慎辨之。前者素体尚盛,起病不久,多兼恶寒、流涕清稀、咳嗽痰白、便溏臭轻等感寒之证,脉象尚有力。而后者起病较久,或反复发作,且素有面白、多汗、纳呆、食后作泻,或尿频、遗尿等脾肾虚弱之证,脉细而无力。前者治以祛邪散寒为主,辅用收涩之法。后者以补气为本,固涩为标。是以虚者可固,实者亦非不可固;久者可固,暴者亦非不可固,要明辨虚实,分清主次,标本兼治,其效更捷。

小儿藩篱不密，阳气未充，寒邪所犯，更易致阳气受抑、收摄失职之证，故收涩法的适应证尤多。兹略举数例如下。

一、胃寒泄泻

小儿泄泻初期，一般不主张用固涩药物，因泄多夹湿，或兼食滞，或兼肠热，早用固涩，恐有闭门留寇之虞。但部分患者因饮食寒凉生冷而致病者，可属例外。尤为暑热之时，小儿喜好雪糕冰水、冰冻西瓜之类，大量进食后，稚弱之脾胃不堪其寒，阳气受抑，脾不能升，胃失其降，导致清浊合污而下，出现腹痛腹泻，便下清稀，或伴呕吐等症。其大便稀而臭轻，或先见溏臭、愈泻愈稀而臭味渐轻，此为其与湿热泻鉴别之要。其腹不胀，痛不拒按，大便无酸臭腐败之味，舌苔不厚，此与伤食泻有别。其平素纳食二便正常，舌质不淡，脉象有力，与虚人泄泻迥然有别。因此，四诊详察，结合其进食生冷之病史，其诊断不难。对此胃寒泄泻者，必温其脾胃，此为治本之法。因胃肠受寒，阳气不能收摄津液，可使液渗肠中而加剧泄泻。故佐用收敛固涩，更能收其止泻之功。此乃虽无脾虚亦可用固涩法的依据。

病例一：

周某某，男，4岁。1995年8月2日因腹泻2天来诊。

时值大暑，患儿进食大量冰冻西瓜，当晚起腹痛阵作，大便糊状，略臭秽。次日大便转为稀水样，时见捧腹而啼。家人予服黄连素未见缓解，即到急诊治疗，诊断为“急性肠炎”，以先锋霉素静脉补液，罔效。

来诊时患儿仍排稀水样大便，日解6~7次，臭味不甚，尿少，口干而喜热饮，腹痛时作，表情痛苦，舌淡红、苔薄白，脉弦细。结合其进食冰冻食物史，知为寒邪直中胃肠，升降失常，气寒不能固涩津液所致。乃治以温中固涩为主。其口干、尿少，为津伤所致，故佐用生津之品。拟方：乌药、木香（后下）各6g，干姜、乌梅各3g，山楂炭4g，苍术、香附各8g，麦冬、茯苓各12g，甘草5g。

2剂，复煎，温分三服。方中乌药、木香、干姜、苍术、香附温中散寒，兼能缓急止痛，乌梅、山楂炭固肠止泻，乌梅尚能合麦冬、甘草酸甘化阴。2天后复诊，腹痛止，大便略成形，日解2次，精神活泼，胃纳大增。乃以平胃散合生脉散加减以善其后。

二、滞颐

本证多见于婴幼儿，以口中经常流涎、浸渍两颐为主证。患儿口腔内无腐破，此可与口疮、口疳鉴别。涎为脾液，本证多脾虚气弱所致，亦有部分因饮食生冷，脾胃受寒而不能收制其津液而发病。前者可见面色苍黄、纳呆便溏、舌淡脉弱等脾虚见证。后者起病不久，有饮食寒凉史而无脾虚见证，以此为辨。前者治以健脾养胃固涩为法。而脾胃受寒致病而无气虚见证者，治当以温其脾胃，收摄涎液为主。

病例二：

蔡某某，男，1岁，1995年12月6日来诊。患儿口角流涎6天。病前因大便干结，家人不时予服凉茶，乃致现今口流清涎不断。观其神色形态未见异常，胃纳尚可，二便自调，且发病不久，当非脾虚之证，而为脾胃受寒，阳气不升，津液失于收摄所致。拟方：乌药、香附各5g，五味子、陈皮各3g，枳壳6g，益智仁8g，龙骨15g，甘草4g。方中乌药、香附、陈皮、枳壳温运脾胃，佐用益智仁、五味子、龙骨收摄涎液，调以甘草。先取2剂，嘱以上药煎取半碗，分多次温服，且停喂凉茶。药进2剂后，流涎明显减少。守上方去香附、加白芍8g，再进2剂，涎止。随访1年未见复发。

三、鼻流清涕

伤风流涕，本属小恙。但部分患者涕清如水、频流不止，往往仅用解表通窍法未能奏效，若误用清热，则其症益甚。清涕长流不止，必属寒证。若兼见面色少华，气短声怯，自汗盗汗，常易感冒，舌淡脉细者，多属肺虚感寒证。治当补肺固涩为主。但亦有平素体质尚健,因骤感风寒而起病者,虽无虚象,亦可用固涩法。盖涕为肺液,风冷之邪侵袭肺卫,随气上乘袭于鼻间,可致阳气受抑、津液不收而源源溢出鼻外。津液涕唾,得热则干燥,得冷则流溢。故治当散其风寒,助以收涩,每能速愈其疾。

病例三:

梁某某,女,8岁。1994年10月11日来诊。患儿感寒后流涕1周,曾服银翘解毒片2天,其涕愈加清稀,频频溢出。日用手帕十余条。现除略恶风寒外,余无所苦。察其面色如常人,舌淡红,苔白,脉浮紧有力。知其为风寒所乘,复为寒药所伤,阴寒盘踞,肺气抑而不振,津液失其所制,乃溢而为涕。治用散寒通窍固涩法。拟方:麻黄、五味子各6g,桂枝、苍耳子、白芷各8g,辛夷花、白芍各10g,甘草5g。2剂。方中麻黄、桂枝、白芍温散风寒,苍耳子、辛夷花宣通肺窍,佐用五味子、白芍收涩敛阴。嘱以水2碗,煎取大半碗,温分二服。药进1剂,涕减大半。再剂,流涕基本消失,仅在遇风时偶喷嚏、流涕少许。乃守上方去麻黄、桂枝,加防风5g,以巩固疗效。再进2剂后,涕止,无复发。

(黎世明　黎炳南)

黎炳南教授运用外治法治疗儿科疾病经验

药物外治法是祖国医学的重要组成部分,它是根据中医基本理论,通过各种方式,经体表将药力(包括药物的性味、功效)作用于人体发病部位,以治疗疾病的一类方法。包括有针灸、药物熏洗法、中药贴敷法、涂敷法、敷脐法、灌肠法、熨腹法等治法。

一、源流久远、内容丰富

中药外治法有着悠久的历史。早于汤药出现前，人们就善于运用外治法治疗各种疾病。在我国现存的最早医籍《五十二病方》中，就有运用“谷酒”、“沃”、“娓”法治疗疮面。《内经》中载有多种外治法，如在《素问·阴阳应象大论》就有“其有邪者，渍形以为汗”的记载，即用洗浴法发汗以祛外邪的方法。此外，还载有治疗中风口眼㖞斜“治之以马膏，膏其急者，以白酒和桂，以涂其缓者，以桑钩钩之，即以生桑炭，置之坎中，高下以坐等，以膏熨急颊……”以及用药物热敷法治疗寒痹。

东汉张机（仲景）在《伤寒杂病论》及《金匮要略方论》中记载的外治法更加丰富，有搐鼻取嚏法抢救卒死者、鼻中塞药法治疗寒湿在表的头痛、塞阴法治疗妇科病以及导法（即直肠给药）、熏洗法等。此后的医籍均有记载不同的中药外治法。在宋代钱乙所著《小儿药证直诀》中亦有运用涂囟法、浴体法治疗小儿疾病的记载，如在该书“诸方”中有写“麝香一字、薄荷叶半字、蝎尾去毒为末半钱、蜈蚣末、牛黄末、青黛末各一字，上同研，用熟枣肉剂为膏，新绵上涂匀，贴囟上，四方可出一指许，火上炙手频熨，白日内外小儿可用此。”

清代外治宗师吴尚先将自己的实践经验总结在《理瀹骈文》中，成为中医外治法专著。书中收载了有关治疗内、外、妇、儿科疾病的多种外治方法。

但深感惋惜的是，这些简便、价廉、疗效好的治法，并不像汤药一样运用广泛，有些甚至有失传之虞。

二、古为今用、去粗存精

黎炳南教授自小随父亲出诊，并饱读医书，融古贯今，经验丰富。对中医外治法亦颇有心得。常用于：

（一）感冒

黎老常单独或配合熏洗法治疗感冒发热。他认为：人体内外本是一有机整体，通过熏洗法可将药物的性味从皮肤腠理渗入经络脏腑，从而达到治疗疾病的目的。并曾用此法治疗自己的孙女，当日孙女外出郊游不慎淋雨，感受风寒湿邪，发热达39.2℃、恶寒、无汗、头疼、身重、舌淡苔白，黎老认为麻黄辛散性温、善开腠理、能发汗散风寒，桂枝辛甘温、可解肌散寒、调和营卫，两药合用，可发表散寒、解除身体疼痛。故即予两药各 60g 煎水，于避风处洗浴全身 15 分钟后，让其盖薄被睡下，约半个小时余，全身微微汗出，热退，恶寒头痛顿减。继以解表之剂予服，热无复发，脉静身凉，病愈。

对于外感风热出现发热、微恶寒、微汗或无汗、舌红苔薄白或薄黄者，用香薷、青蒿各 30~60g 煎水擦洗全身，亦效。

若是前囟未闭的婴幼儿，感受风寒，出现鼻塞、睡眠困难者，黎老常以祛风通窍中药：生天南星、荆芥穗、细辛、川芎各 10g 研末，取一撮以生葱汁调成膏状，温热贴敷于患儿前囟上，鼻塞常能缓解。

（二）头痛

门诊曾有一 12 岁女患者，因“头痛 1 周”来诊，曾在外院神经科检查，做 CT、脑血流图、脑电图等均无异常，诊断为“血管神经性头痛”，予止痛药服后，症状仍反复发作。询其 1 周前曾有感冒、发热史，来诊时诉两颞部、前额隐隐作痛，精神疲倦，受风则加重，无发热、呕吐、流涕、鼻塞、耳疼、视物不清等症状，体检见：体温 36.5℃，血压 105/68mmHg，咽稍红，心肺无异常，舌红、苔薄白，脉弦。黎老认为：“高颠之上，惟风可到”，患者是由于感受风邪，上犯清阳所致。故治以祛风通络止痛为主，拟用外治法。方用细辛 10g、白芷、羌活、川芎各 20g，4 剂，每日 1 剂煎水，待有蒸气出时，趁热熏蒸头部（注意保护眼睛）。再取汁擦洗头部。每日重复 2 次，洗后避风静养。1 剂患儿疼痛缓解，4 剂后痊愈。

此方还可治疗偏头痛、神经衰弱性头痛等多种头痛，辨证为感受风邪、风寒或风湿者。

治疗颠顶头痛，黎老常以吴茱萸研末，醋调，外敷涌泉穴，配合辨证用药，效果尤佳。

（三）哮喘

黎老认为哮喘病有伏痰宿根，感受外邪为发病之诱因，故常配合祛风散寒化痰的生南星、白芥子、细辛等份研末，姜汁调成糊状，外敷肺俞穴，或以止喘灵注射液（含麻黄、杏仁等的中药制剂，为全国中医医院急诊科必备的中成药之一）0.5~1ml 分别注射两肺俞或两定喘穴，有迅速缓解哮喘的功效。

（四）水痘

水痘是因内有湿浊、外感风热时邪，蕴于肺脾，外发肌肤所致。故黎老认为采取内服、外治相结合，可加快邪毒的排泄。可内服疏风清热利湿中药，外用野菊花、大青叶、车前草各 20~30g，防风 12~15g，煎水适量，趁热轻轻擦洗全身（以胸腹、腰背为主），注意勿擦破疱疹。已溃处不宜沾水，可以青黛调凉开水外搽之。经此外洗，痘疹常能加速透发，形出则毒亦解。

（五）麻疹

麻疹有“发热 4 天、出疹 3 天、靥 3 天”的三个阶段，“凡麻疹出，贵透彻”。若护理不当，复感外邪，过用寒凉或体虚不能托邪外出，可致麻疹迟迟不出或疹出未齐，又随即隐没，甚易导致邪毒内陷之变。黎老常以芫荽 30~60g，麻黄 15g，柽柳 30g 煎水，放温热后，兑白酒 50g，避风，反复擦洗全身，可促使麻疹透发，避免变证的发生。

例：患儿何某某，1 岁 4 个月。发热 3 天后，自头面开始发出红疹，继及背胸，发热持续升高达 40℃，家人惧其惊搐，以酒精擦浴全身以求退热，热未退，而旋见红疹转淡，亦无新疹发出，患儿咳嗽反剧，气息微喘，即来求治。此为酒精擦浴后，肌腠为外寒所束，邪毒无由外透，反内攻于肺。黎老即以前法嘱予外洗，继服散风寒、宣肺气、清热毒之中药。2天后复诊，诉其外洗后红疹复出，迅速布发全身，气息渐平，咳亦减少，惟口干多饮，舌红而干，检查其发热减轻（38.5℃），手心、足心可见红疹，红润松浮。知为邪热渐去，气阴受伤之象，乃予清热生津法以善其后。

（六）蛲虫病

患蛲虫病者常在夜间出现肛周奇痒，烦躁难以入眠。黎老取百部、苦楝根皮杀虫止痒之功，常以两药各20g，浓煎取汁30ml，加米粉适量调成糊状，睡前敷于患儿肛周，连用3晚。成熟之蛲虫排卵时，必于小儿睡后肛门松弛之际爬出肛外，触药则毙。故此法治疗蛲虫病有良好疗效。

（七）痹证

痹证，如《素问·痹论》所言："风寒湿三气杂至，合而为痹也。其风气胜者为行痹，寒气胜者为痛痹，湿气胜者为著痹也。"故黎老治此证除用内服法辨证论治外，常配合外治法，用祛风、散寒、除湿之苍术、川乌、草乌、桂枝、怀牛膝各15~20g、细辛8g煎水，趁热熏洗痹痛关节，继用药渣以布包外敷患处，治疗风、寒、湿邪引起的痹证颇有捷效。

（八）腹痛

对过食生冷、感受寒湿之邪引起的脐周疼痛，或伴腹泻、呕吐者，黎老常以食盐约50g置热锅中大火炒热，放温，以不灼伤皮肤为度，填于脐眼，或布包熨腹，腹痛可很快缓解。

腑气不通，亦常为小儿腹痛之因，黎老曾接治一林姓7岁男孩，因腹痛半小时来诊，当时患儿表情痛苦，面色青灰，全身出冷汗，双腿蜷曲，不能行走，下腹疼痛拒按。当地医生诊断为：腹痛（1. 肠梗阻？2. 腹膜炎？）。黎老接诊后，见患儿虽面色青灰，但声高气粗，形体肥壮。家长着急问：平时他身体健康，饮食也注意卫生，怎会突然得此病呢？黎老问其饮食习惯及大便情况。家长诉患儿平时喜欢吃肉，但不喜菜蔬。大便较干，每天均解1次，近两天暂未解。黎老一边轻声抚慰患儿，一边检查其腹部，发现患儿除左、中下腹紧张拒按，其他部位则较柔软。乃告诉家长：此儿无大碍，乃因大便燥结，壅塞于大肠，气滞不通所致。即以丹参注射液2ml分注双侧足三里穴，并取一开塞露注入患儿肛门。旋即患儿大便，腹痛消失，面色转红润，行走自如。家长千恩万谢离去。经随访，患儿腹痛无复发。

（九）口疮

治疗口疮，黎老常以细辛、吴茱萸各10g，研细，以醋调成糊状，贴敷于双涌泉穴，每晚1贴，约贴12小时取下。对虚火口疮效果好。黎老解释说，此乃取“上病下治”、“引火下行”之意。若心脾积热所致者，可以银花、野菊花各15g，浓煎漱口，继以喉风散喷患处。

（十）天疱疮

本病常发于夏秋之间，由暑湿之邪侵入肺经，郁于皮肤，发为脓疱，其边界清楚，皮薄光泽，脓液混浊，根盘红晕。溃破流滋水，浸淫所及，又出新疮，此起彼伏，治疗颇为棘手。如黎某某，男，6岁，暑夏间出疱疮，屡服抗生素及清热解毒中药，半月未愈。黎老曰：患儿别无他症，湿毒浸淫皮肤，外洗可愈。仅嘱外购新鲜杠板归150g，煎水坐浴，擦洗全身，每次15分钟，每日2次。并戒食煎炒油炸之物。1日后，全身皮肤未见新出疱疮，2日后，脓疱干瘪，3天后，所有脓疱干燥吸收。乃停药观察，随访1年无复发。

杠板归为蓼科植物杠板归的全草。其叶三角形，状似唇舌及犁头，故南方俗称“老虎脷”或“犁头刺”，又称“贯叶蓼”。其性味酸凉，有小毒，善清热解毒、利水。现代药理研究发现，对金黄色葡萄球菌及痢疾、大肠、伤寒、绿脓杆菌均有抑制作用。除治天疱疮有特效外，对湿疹、带状疱疹、痈疖肿毒、毒蛇咬伤等，外洗外敷均有良效。

(十一)夏季热

夏季热为暑夏间部分小儿之顽疾,发热可长达3~5个月之久。对于顽固性高热不退者,佐用外洗法常有一定疗效。1981年夏,黎老暂调“广州中医学院深圳医疗中心”工作。时有一麦姓小儿,男,1岁6个月,持续高热一月余,来诊时仍高热39℃,用红霉素及氢化可的松静脉滴注亦无效。察其身体瘦削,头身灼热无汗,而四肢冰凉,下肢尤甚,小溲清长,大便清稀,此前住院经多次检查无明显异常,乃诊为小儿夏季热兼痞泻,为暑热上盛,下元亏虚之证。在治以扶正祛暑的同时,加用外洗法。外洗方:香薷、麻黄、桂枝、荆芥,苏叶各30g,煎汤趁热熏洗。洗后患儿肤色转红,四肢温暖,微微汗出。连续治疗3天后,患儿发热减轻,外洗方改用:香薷、麻黄、桂枝、荆芥、苏叶各20g,用法同前。黎老认为患儿壮热无汗、下肢冰凉,乃元气内馁之象。故在扶正补虚的同时,凭借辛温散寒通络之药外洗,促其络脉通而汗出热退,可补药物之不逮。

(十二)蛇头疮

蛇头疮即“甲沟炎”,是由于剪指甲等原因损伤指甲,邪毒乘虚侵入指甲周围肌肤,出现指甲周围红肿、化脓、疼痛异常,甚至影响睡眠。现在常采取切开排脓、拔指甲、运用抗生素治疗。但黎老运用草药外敷也治愈了不少手指或脚趾长蛇头疮的患儿。

例:黎老故交之女黄某某,9岁,一日忽然觉左手食指指甲周围瘙痒、疼痛,症状逐渐加重,曾外用解毒药膏无好转,遂在某医院治疗。医生建议拔指甲。该女害怕手术,转而求治于黎老。当时发病已3天,患儿患指周围已红肿成片,皮薄光亮,扪之灼手,状如眼镜蛇头,疼痛异常,垂手时尤甚,眠则辗转反侧,难以入睡。黎老即亲自在校园花坛、草地采摘新鲜的马蹄金,洗净,捣碎,敷在患儿患指头周围,嘱家长待草药干后,换上新药。患儿敷上药即自觉冰凉舒适。一天后，疼痛减轻，可以安睡，患处皮肤渐变白。3 天后发现脓液从指甲边缘渗出，皮肤出现皱褶，已不疼痛。5 天后，脓液排尽，肿痛尽消。停敷药，嘱患儿注意患指卫生，做家事、接触污物时宜戴手套，此后未再复发。

马蹄金是匍匐状多年生草本植物。叶具长柄，圆或肾形，花单生、腋生，呈黄白色，故又名"黄胆草"、"黄食草"、"小金钱草"，喜生于山坡上。在广东等地随处可见。其性味苦、辛凉。具有清热利湿、活血解毒、利水消肿的功效。常用于治疗黄疸、淋证、痢疾、水肿、疔疮肿毒、跌打损伤等病。

（十三）频谱仪的运用

频谱仪是根据人体磁场原理研制出来的治疗仪。黎老认为它具有温经、通络、燥湿的功效。常用频谱仪照射肺俞治疗肺脾气虚、痰湿壅盛、久治不愈的咳嗽、喘息性疾病；照射肾俞治疗脾肾阳虚型阴水、肾阳虚型遗尿；照射膝关节周围的穴位治疗寒痹等具有良好疗效，甚至对水疝（睾丸鞘膜积液）亦有一定疗效。

例：患儿李某某，男，3 岁半，发现左侧阴囊肿胀半月余，就诊于西医外科，曰：药物无效，必须手术治疗方能治愈，且曰术后亦有复发的可能。乃转而求治于中医。黎老以健脾利湿、疏肝行气法治之（有关内容详见本书"医话·水疝"）。一月后，阴囊肿胀略消，疗效仍不够理想，乃嘱其在继续服中药的同时，以频谱仪照射左侧阴囊（右侧以黑布盖之，避免照射），每次 15~20 分钟，每日 2 次。2 周后，阴囊肿胀消减过半。如法再坚持治疗 1 个月，左侧阴囊肿胀全消，左右对照无明显差别，乃停用频谱仪，中药隔日服 1 次，2 周后停药，病情稳定。随访 3 年余，未见复发。

（黄钢花　黎世明）

黎炳南教授谈脾肾与小儿发育和发病的关系

小儿时期，是生长发育高度旺盛的阶段。无论从体重、身高、智力、语言等有形及无形的方面都表现出生机蓬勃、发育迅速的特点，整个蓬勃发育过程与脾肾两脏功能的关系尤为密切。而脾肾功能失调，是导致小儿发病的常见原因，临证须时加注意。

一、脾与小儿发育及发病的关系

脾主运化，胃主受纳，脾胃互相表里，共同主宰着人体的整个消化代谢系统，《内经·经脉别论》云："食气入胃，散精于肝，淫气于筋。食气入胃，浊气归心，淫精于脉。脉气流经，经气归于肺，肺朝百脉，输精于皮毛。"《灵枢·决气》曰："中焦受气取汁，变化而赤，是谓血。"均说明了脾的功能与机体的气血生成有着密切关系。小儿的生长发育需要大量的营养物质。这就需要通过脾胃的受纳、运化而获取。因而又有脾为后天之本之说。由于小儿生长发育所需物质较成人多，而又因小儿时期的脏腑功能处在稚阴稚阳、成而未全的阶段，常表现"脾常不足"的现象，饮食不节，或其他疾病均易影响脾的运化功能，常出现临床上的呕吐、腹泻、纳呆等症状。脾胃易损而常致积滞、厌食、疳积等病证，严重影响小儿的生长发育。黎炳南教授认为，在治疗小儿疾病过程中，无论是急性或慢性病证，均应注重顾护脾胃。

（一）急性病注意清胃护脾

咽喉为肺、胃之门户。小儿多喜食香甜煎炸或感受外邪而致肺胃热证，出现咽喉肿痛、口腔溃疡、乳蛾肿烂，若兼见便秘或大便干结，黎老谓当立清肺胃，以釜底抽薪法治之。下燃断则肺胃火清，口疮可愈，乳蛾肿消，使病情快愈而免伤脾胃，若病延日久，必影响脾胃运化功能。

（二）久病、虚证注重健脾

小儿时期发病容易，传变迅速，易虚易实。这与小儿时期免疫功能的不足有关，脾的功能除了主运化、为生化之源外，与免疫有密切关系。脾统血，脾藏营，四季脾旺不受邪。据实验观察，脾阳虚型支气管炎患者的细胞免疫功能低下，T淋巴细胞比值比对照组低（$P<0.01$），淋巴细胞转化率亦较低。小儿各型支气管炎的血清补体活力与健康同龄儿对比，结果发现脾虚型患者血清补体活力最低。部分脾虚患者的白细胞比正常偏低；慢性痢疾及小儿营养不良的脾虚型患者均有抵抗力减弱的现象，而经用补脾方法治疗后，白细胞吞噬能力提高，提示脾的功能与免疫细胞有关。慢性病、虚性病，如肾病综合征、风湿、疳积等患儿，均有脾虚的表现。由于虚性病及慢性疾病对机体的消耗，脾虚而摄纳营养的不足，致使这部分小儿身高、体重及其他功能的生长发育受到严重影响，因而健脾补脾尤为重要。黎老根据不同的病证，用补益脾气而达到驱邪治病的目的。常用党参、五指毛桃根、太子参、淮山药、白术、藿香、苏梗、砂仁、神曲等药物配合使用而奏效。

二、肾与小儿免疫功能及有关病证的关系

元气是维持脏腑功能的主要物质。正气、卫气是抗御外邪侵袭的主要屏障。现代医学认为，淋巴细胞、粒细胞、巨噬细胞、浆细胞和单核细胞共同构成人体的免疫细胞，而担负机体特异性免疫作用的T淋巴细胞和B淋巴细胞均来源于骨髓。T淋巴细胞参与了细胞免疫反应，B淋巴细胞参与了体液免疫反应，而参与非特异性免疫中起吞噬作用的粒细胞、巨噬细胞、浆细胞和单核细胞亦由骨髓中转化而来。肾主骨，藏精，生髓，可以认为，

免疫活性细胞的生成与肾的功能有关。小儿时期，由于机体处在稚阴稚阳的状态，各种功能未臻成熟，肾常虚是小儿时期的生理、病理特点，因而小儿时期容易发病，抵抗能力较成人差，常表现出正气不足、免疫低下、容易感受外邪的特点，影响了小儿的生长发育。临床实验证明，肾虚的患儿机体抵抗力下降，其 IgA 的测定往往比正常儿童偏低。肾病小儿机体抵抗力下降而容易合并感染，这类病证往往可结合补肾疗法而获效。

（一）补肾纳气治小儿哮喘

广西中医学院微生物教研室临床实验证实，肾虚型哮喘患儿血清补体活力较健康人低，其机体免疫较正常儿童低，因而容易导致哮喘的反复发作。对此病人，黎老重在补肾与纳气。常用六味地黄汤加肉桂、补骨脂、蛤蚧、麻黄、葶苈子、鹅管石、沉香等药而获效。如治一男孩赵某，7 岁，患哮喘 4 年，每发作则用抗生素及止喘西药，均能获效，但药停后复作，反复难愈。本次发喘 4 天，止喘西药疗效欠佳，而来要求中药治疗。视患者面色稍苍白，身体消瘦，喘促难息，唇稍发绀，舌淡红，脉细弱。素有遗尿。此为肾虚失纳证。治拟补肾纳气，宣肺降逆平喘，拟六味地黄汤加肉桂 6g、麻黄 7g、沉香 8g、蛤蚧 6g、北杏 10g、紫菀 8g，3 剂，复煎。二诊见喘咳已减半，余症如前，继守上方 3 剂，药后再诊，咳喘已息，但夜遗未愈，继以桑螵蛸散加减，方用桑螵蛸 8g、生牡蛎 30g（先煎）、益智仁 15g、覆盆子 10g、女贞子 15g、泽泻 12g、山萸肉 10g、金樱子 15g、夜交藤 15g，继服 6 剂而奏效。

（二）补肾利水治疗小儿肾病

肾病患儿多出现脾肾两虚或肾虚水泛等证型。肾主命门火，肾阳的功能近似于现代医学的肾上腺皮质系统。脑下垂体是免疫反应的主要环节。它通过分泌促皮质素 ACTH 的作用，促使肾上腺皮质分泌皮质激素，起到了抑制免疫反应的作用。同时，脑下垂体通过分泌生长激素，使免疫反应增强，以维持体内免疫功能的相对稳定性。实验证明，肾阳虚的病人 24 小时尿 17 羟皮质甾族化合物含量降低(正常人平均值7.89mg,肾阳虚病人仅有2.46mg)。通过补肾疗法后,尿17羟甾族化合物含量恢复正常。肾虚型肾病患儿临床上多见面白神疲,四肢不温,浮肿尿少,纳呆肢乏,病情反复难愈等表现。针对此类病人,黎老多拟补肾利水法而获效。

一孩,女性,4岁,患肾病综合征2年。期间反复发作,经多次住院及门诊中西药治疗,病情稍稳定。10天前因感冒复见浮肿、尿少而来诊。证见四肢浮肿,以双下肢明显,呈凹陷性浮肿,面色苍白,形寒怕冷,时有低热,轻咳,舌淡红,脉浮细,尿分析示尿蛋白阳性。此为外感风热时邪引致肾综复发。治拟疏散风热,补肾利水。方用:桑叶8g、苍耳子8g、青黛3g、海蛤粉15g、泽泻15g、茯苓15g、鱼腥草15g、北杏仁8g、肉苁蓉10g、旱莲草8g、肉桂4g、杜仲8g,3剂,药后体温正常,畏寒消失,小便增加,浮肿减轻,仍有咳嗽。二诊拟方:鱼腥草15g、北杏仁10g、葶苈子8g、泽泻15g、桂枝6g、青天葵10g、肉苁蓉10g、金樱子15g、杜仲6g、茯苓皮15g、大腹皮15g、丹参15g,3剂,水煎服。三诊,药后咳减,尿增多,浮肿消减,胃纳好转,拟真武汤加减,方用:茯苓皮15g、白术15g、桂枝6g、杜仲8g、白芍12g、泽泻15g、山萸肉10g、熟附子4g、鱼腥草15g、桑白皮12g、北杏仁10g、丹参15g,3剂。药后症减,精神好转,再守上方加减9剂,肢肿全消,面色好转,舌质淡红,复查尿分析正常。

(三)益肾健脾治五迟五软

五迟五软是小儿严重的生长发育障碍疾病之一,多由先天所致,亦有由后天他病继发,而与脾肾的功能不足关系密切。肾为先天之本,主骨生髓,五脏六腑之气机功能活动有赖肾气的滋生和维持。若肾虚不能生髓,脑髓空虚,骨弱筋萎,则五迟五软病致,生长发育障碍。脾为后天之本,皆因脾主运化,统血,气血的生化与脾的运化功能有密切关系。若脾的功能失职,运化失权,导致纳呆厌食,消化不良,气血无以化生,气血虚弱,营养不足，生长发育必然障碍。

因而，黎老治疗五迟五软症及生长发育迟缓的小儿，皆从脾肾而治。因脾肾健旺则生化得源，精血有赖以生，骨髓有赖以充，补肾必兼健脾，是其道也。如治一孩，男性，2岁6个月，曾多次患肺炎喘嗽反复用西药治疗，而今只会站立扶壁，未会行走，语言迟缓，只会发单音及简单复音，身体消瘦，体重只有10kg，纳呆，夜眠烦，诊为五迟。法拟健脾益肾。方药：太子参15g、淮山15g，神曲15g，郁金8g、白芍8g、甘草3g、女贞子12g、山萸肉10g、肉苁蓉10g、灯心花3扎、苏梗8g、生牡蛎20g（先煎），10剂，每日1剂。复煎。药后纳佳，夜眠好，精神好转。继按此方加减进服20剂后，体重增加至11.5kg，面部呈现饱满，精神爽利，下肢较前有力。后嘱病人家属经常按此方配药调理，半年后随访，能行走，语言好转，能讲简单句子，体重13.5kg，身高90cm。各项生长发育指标接近同龄正常儿童水平。

（黄永强）

异病同治与银翘散在儿科的运用

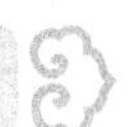

异病同治，是祖国医学一个独特的治疗方法，是指不同疾病在其发展过程中，出现了同一性质的证候，因而采用相同的方法治疗。此法在儿科运用甚广，常用一法、甚至一方治疗多种疾病。但必须注意以下两个问题，以冀避免泥守成方、刻舟求剑之谬。一是适时而变。某种疾病使用某种治法，往往只是在疾病的某一阶段，小儿易寒易热、易虚易实、病变迅速，若其病机已发生变化，则应及时调整治法，不可固守一法一方不变。二是同中有异。不同疾病在其某一阶段可适用同一治法、方剂，但毕竟其病因、病位、演变规律有所不同，因而在治疗中，应据其不同特点对此方剂灵活运用、适当加减，方可切中其肯綮。银翘散常在儿科中用于多种疾病的治疗，兹以其为例说明之。

银翘散为温病名家吴瑭所创制之名方（见《温病条辨·上焦篇》），吴氏称之为“辛凉平剂”，用治“风温、温热、温疫、冬温，初起……但热不恶寒而渴者”。因认为其有辛凉，疏风清热之功，后人以之治疗多种疾病初起而有外感风热见证者。全国高等中医药院校教材《中医儿科学》第5、第6版即以本方剂用治风热感冒、肺炎喘咳之风热闭肺型、急惊风之感受风邪型、风痧之邪郁在表型，水痘之风热轻证、痄腮之温毒在表型等多种证候。在临床中，应以适时而变、同中有异的原则运用之。

1. 风热感冒　病因风热外袭，病在肺卫，治法重在疏风清热，小儿常见恶寒发热，可加青蒿、柴胡以发表退热；小儿常兼咳嗽夹痰，可加北杏、前胡以止咳化痰；而其脾常不足，常兼乳食停积，宜加神曲、枳壳以消食导滞。夹惊者，加钩藤、蝉蜕以祛风定惊。若邪已入里，则非银翘散所宜。

2. 肺炎喘嗽之风热闭肺型　本证之病理特点，为风热闭郁肺络，易生痰浊，气闭可致血瘀，病位在肺脏，以咳嗽气喘为主症，治法重在宣肺定喘，清热化痰，佐用祛痰通络。单用银翘散恐难收全功，必须加三拗汤或麻杏石甘汤以加强宣肺定喘之效。但须注意，本证传变迅速，若转为痰热闭肺或毒热闭肺甚至变证，则应及时改变治法、治方。

3. 急惊风之感受风邪型　病因为风热之邪，病机重在热扰心神，引动肝风，病位在心、肝，以神昏抽搐为主症，治法重在疏风清热、熄风定惊，应以银翘散加钩藤、石决明、蝉蜕治之。若壮热持续、抽搐频频，多为时邪疫疠致病，银翘散已力有不逮，治方应急用安宫牛黄丸、紫雪丹为主。

4. 风痧之邪郁在表型　病因为风热时邪，主要病机为邪毒与气血相搏，外泄肌肤，病位在肺卫，兼涉少阳经络，故主症为皮肤出现红疹、耳后及枕部淋巴结肿大，治法在以银翘散疏风清热基础上，加用升麻、蝉蜕以解毒透疹，加夏枯草、毛冬青以清热散结。若时邪入里、邪毒内盛，治疗重点转以清热解毒为主，银翘散已非所宜。

5. 水痘之风热轻证　病因为外感时行邪毒，蕴郁肺脾，病机特点为邪毒与内湿相搏，外发肌表，故以水痘布露肌表为主症。治法在疏风清热的同时，应注意选用车前子、滑石等利水渗湿及升麻、蝉蜕等透疹解毒之品。若邪毒炽盛、疹点稠密红赤，此为水痘证中之“赤痘”，治以清热凉营解毒为主，银翘散已不能担当此重任，应及时改用清胃解毒汤（升麻、黄连、丹皮、生地、黄芩、石膏）加减治疗。

6. 痄腮之温毒在表型　本证病因为风温邪毒，病机特点为邪毒壅阻少阳经脉，郁结于腮部，故以耳下腮部漫肿疼痛为其临床特征。治法重点为疏散风热、散结消肿，治方以银翘散为基础，以柴胡易荆芥，取其辛凉解表兼能引领诸药入肝胆经之特长。清热之药，最好选兼能清肝胆之热、又能散结消肿之品，此以夏枯草为首选，可重用之。次为毛冬青，其亦有清热散结之效。若病邪入里，热毒蕴结，则又不可固守银翘散，宜改用清热解毒力强之普济消毒饮为宜。

（黎炳南　黎世明）

急惊风与感冒夹惊

从古代医籍及现代文献看，小儿感冒夹惊（伤风发搐）多归于急惊风范畴。但二者在病因病理、证候特点、预后转归方面，多有不同，有必要加以鉴别。

一、急惊风源流

急惊风古称儿科四大证之一，为儿科之“恶候”。《幼科释迷·惊风》称“小儿之病，最重为惊”。北宋以前，无此独立病证名称，一般与痉症、痫症混淆。如“痫者，身热而数惊，颈脊强而腹大”(《五十二病方·婴儿病痫方》)，“痉为病，胸满口噤，卧不着席，脚挛急，必齘齿，可与大承气汤”(《金匮要略·痉湿暍病脉证》)，均为早期对惊风证候的描述。北宋《太平圣惠方》首次提出小儿急惊风、慢惊风之病证名，但其论欠详。至北宋儿科医圣钱乙《小儿药证直诀》才对此证有较详细的论述，对惊风与痫症作了明确的区别，并使之从成人“痉症”中独立出来作为小儿专有病证进行专门论述。《小儿药证直诀·脉证治法》曰“心主惊，实则叫哭发热，饮水而搐……肝主风，实则目直大叫，呵欠项急顿闷”(顿闷：指猝然闷绝，神志不清——笔者注)。又曰：“凡病或新或旧，皆引肝风，风动而上于头目，目属肝，风入于目……故目连札也。若热入于目……故目直也。若得心热则搐，以其子母俱有实热，风火相搏故也。治肝泻青丸，治心导赤散主之。”钱氏指出“心主惊，肝主风”为急惊风的发病基础，其病理主要为热生于心、热盛动风。该文并同时指出“急惊合凉泻”为其治疗原则。钱氏此论，为后世治疗急惊风的指南。此后诸医家对此证论述繁多，甚至对病证的分类有过度繁杂之嫌。《古今医鉴·八候》曰：“夫小儿有热，热甚生痰，痰甚生惊，惊盛发搐，搐盛则牙关紧急而八候生焉，搐、搦、掣、颤、反、引、窜、视是也。搐者两手伸缩，搦者十指开合，掣者势如相扑，颤者头偏不正，反者身仰向后，引者臂若开弓，窜者目直似怒，视者睛露不活，是谓八候也。其四证，即惊风痰热是也。”此论对急惊病因病机、证候特点的概括颇为中肯，有提纲挈领之妙，可作临床之指导。其所指“四证”，当为急惊风四证，不可误为慢惊风亦同有此四证。四证者，由热而生痰、痰甚生惊，惊而发搐，既是病理演变过程,亦是临床四种重要证候,四证可先后出现,亦有同时并见。是临床拟法处方用药的基本出发点。至于八候,多见于急惊风,亦可见于慢惊风,临床上常并见其二、三候,而非八候悉见。

二、感冒夹惊

感冒夹惊亦称伤风发搐,为小儿、特别是婴幼儿特有的病证,是指小儿在感冒过程中,高热炽盛,热灼筋脉,扰动肝经,以致出现惊叫惊惕及一过性抽搐昏迷的夹惊证候。《儿科醒·辨惊风之误论》指出:伤风发搐,"凡小儿身热脉浮,口中气热,呵欠顿闷,手足搐搦者,此因伤风而得之。"据临床所见,其证候特点是:其首次发作多见于6个月至3岁的婴幼儿,3岁后渐减少,6岁后罕见;其神昏抽搐多发生于病初体温骤升至39℃以上时,少数可见于体温38℃多之时;抽搐呈全身性,一般只抽搐1次(少数可抽搐2次),时间短(多在数分钟内自行缓解,即使热仍不退,亦罕有再抽,而非热退才惊搐自止),抽搐后神志恢复快;病理性神经征阴性,热退后1周作脑电图正常;预后好,若非频繁发作,对智力和肢体运动无明显影响。

由此观之,感冒夹惊与急惊风有某些相似的证候特点,但是否将其归于被称为"恶候"的急惊风,似有可商榷之处。

三、急惊风与感冒夹惊的关系

感冒夹惊是否属于急惊风的范畴,从《中医儿科学》5、6版教材的定义来看,答案是肯定的。6版教材称急惊风的临床特征是"来势急骤,高热伴神昏",5版则称其"以抽搐伴神昏为特征"。据此,感冒夹惊从其上述临床特点来看,完全可归属于急惊风之列。《中医儿科学》六版教材所列感冒夹惊与急惊风之感受风邪型,其病理、症状甚至治方均无二致,可资佐证。但在历史上,亦有不同的观点。《景岳全书·小儿则·发搐》曰:"搐,抽搐也，是即惊风之属。但暴而甚者谓之惊风，微而缓者谓之发搐。发搐不治则渐成惊风矣！”张氏把惊风和发搐加以比较，认为前者病势急且病情重，后者病势缓而病情轻，后者处治不当、则可演变成惊风。但二者毕竟应有所区别。《中医儿科学》二版教材对惊风的定义是：“凡临床上具有频繁的抽风和意识不清的，就叫做惊风。”据此，昏迷抽搐多为一过性的感冒夹惊，应排除于急惊风之外。

综上所述，急惊风与感冒夹惊在病因病理、病情演变规律、证候特点、预后以至治法方药方面均有明显的不同，把二者加以鉴别，是合理的、必要的。

急惊风的临床特征是“来势急骤，高热伴抽风、昏迷”，且其抽风多为频繁发生。此类病证，从现代医学分析，一般属颅内感染（各种脑炎、脑膜炎、脑脓肿）或急性感染中的中毒性脑病。祖国医学则认为，其病因多为外感时邪疫疠。其病理要点是邪犯小儿，易化热化火，以致“心经热积，肝部风生，肝风心火，二脏交争，血乱气壅，痰涎与并，百脉凝滞，关窍不灵”（《幼科释迷·惊风》），其病位在心、肝两脏，其证候特点是壮热持续，抽搐频繁，神智昏迷不易复苏，救治不及往往导致死亡或病后智力痴呆、肢体瘫痪、甚至不能苏醒（“植物人”状态）等严重的后遗症。本病可见于婴幼儿或年长儿童。

感冒夹惊以外感高热时出现一过性短暂之抽搐昏迷为临床特征，属现代医学中任何颅外感染都可引起的“高热惊厥”（可能与婴幼儿大脑发育不完善有关）。祖国医学认为，其病因病理为外感风热，热盛灼筋脉、扰动肝经，其病位在表、在经而非入脏，故其疾轻浅易治，仅见一过性昏迷抽搐，抽止后易苏醒，一般无不良之后遗症。本病初发者多见于3岁以下之婴幼儿。

根据急惊风和感冒夹惊病因病理、证候特点之异而将二者加以鉴别，对临床治疗很有指导意义，而决非多余之举。如某日在门诊中，突见一妇人抱一小婴儿冲入诊室，大呼救命，即放下工作诊治之。原来该患儿因发热1天来诊，在门外候诊时突发抽搐，但见患儿面色青紫、双目上视、牙关紧闭、双拳紧握、四肢频频抽动不已，即用力指掐其人中、合谷，并呼实习生按压其涌泉穴(双)，约1分钟许，患儿双拳松开、四肢抽止，再掌掴其面，患儿哇然啼哭，面部青紫渐退，双目转动寻觅亲人。知险情已暂除，嘱量体温，10余分钟后，测知体温39.6℃，察其面色红润，精神复如常人，目光有神，检查瞳孔对等、对光反射灵敏，颈软，病理性神经征阴性，且询知1月前患儿有类似病史，遂诊断其为感冒夹惊，予服退热药，拟方用银翘散加钩藤、蝉蜕、白芍以疏风清热、平肝定惊。2天后复诊，患儿热退、精神活泼，乃嘱其日后加强调护，发热38.5℃时即予服退热药及瓜霜退热灵，以防复发抽搐。又某日，接诊一2岁小儿，其发热38.5℃，流涕轻咳，二便尚可，似属寻常小恙，但察其精神萎靡，嘴角偶有抽动，恐为动风先兆，要求其住院观察治疗，但家人坚拒。越1日，患儿终因突发抽搐、昏迷而住院。且壮热不已、抽搐频繁、持续昏迷不醒、颈项强直，查病理性神经征阳性，结合脑脊液检查，诊断为急惊风(病毒性脑炎)。虽经中西医结合全力抢救，患儿抽搐减轻而未能苏醒，终告不治。由此观之，感冒夹惊(高热惊厥)与急惊风(颅内感染、中毒性脑病)之病因病理、证候特点与预后转归迥然有别。前者虽可一度出现重症表现，但处治得法，往往有惊而无险，一、二剂药可愈。因其抽搐停止后少有复发，其治法重在疏风清热以治其本，佐用熄风定惊之钩藤、蝉蜕、白芍、象牙丝等。不必使用安宫牛黄丸等清热凉营之剂。热邪入里，出现表里同病而见恶寒或恶风、壮热不已、口渴咽痛、舌红苔黄者，可以银翘散加石膏、黄芩以表里同解；若见咳嗽、痰鸣、苔厚等夹痰之象，可加竺黄、胆星、葶苈子等祛风清热化痰之品；夹滞见腹胀嗳气、呕恶便溏者，加莱菔子、枳壳、神曲以利气除痰，独脚金甘淡微寒，消食而兼清肝热，亦佳。目前，我国(特别是经济发达地区)的医疗卫生条件大为改善，颅内感染及中毒性脑病引起的急惊风已大大减少，小儿惊厥多为感冒夹惊所致，临床上将感冒夹惊与急惊风区别开来，就可避免误诊及发生“小题大作”之谬。而一旦发现证属“恶候”之急惊风，则须知其病重而危笃，命在旦夕，务必及早诊断，及早治疗抢救，治法以清热豁痰、镇惊熄风为原则，重于治里证而非表证，多选用清热凉营、豁痰开窍、平肝熄风之羚角钩藤汤、紫雪丹、安宫牛黄丸等救治，昏迷者应通过鼻饲给药，或静脉滴注醒脑静注射液。但须注意，部分病人病程较长，经治疗后热退，而仍反复抽痉、或肢体强直、瘫痪，神智时昏时醒甚至昏迷不醒，且面色萎黄、舌淡脉弱，此为转成慢惊风之征兆，病在肝、脾、肾，证属虚候，或虚中夹实，治以补虚治本为主。若仍固守安宫牛黄丸之类，反虚其虚，非但无益，徒见其害。治急惊风，有条件者以中西医结合抢救为宜，以挽其性命于垂危，避免严重后遗症的发生。

（黎炳南　黎世明）

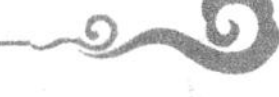

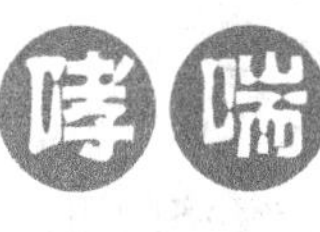

论治

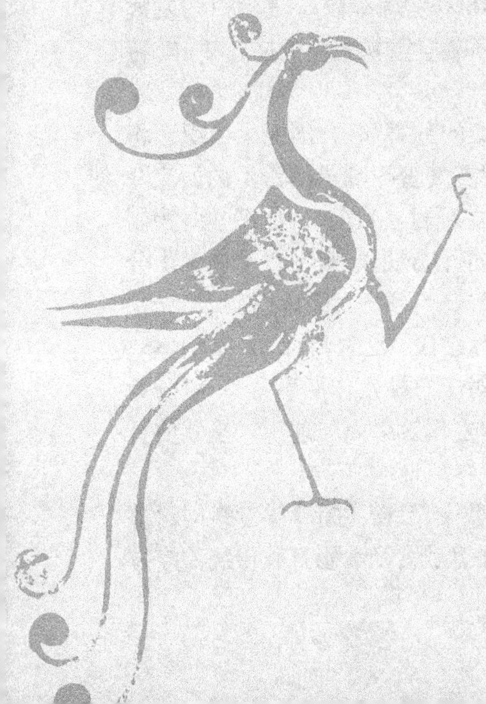

黎炳南教授论治小儿哮喘

哮喘一证，以发作性之喘促哮鸣、呼气延长为主要特征。本证主要指支气管哮喘，亦包括部分反复发作的喘息性支气管炎等。支气管哮喘，是儿科常见的呼吸道变态反应性疾病，目前由于经济的迅速发展，人类所面临的变应原的种类和数量也不断增加，变态反应性疾病的发病率不断增长。在变态反应性疾病中，支气管哮喘占的比重较大，其发病率和病死率呈世界性上升趋势。目前在我国的发病率为 1% 左右，南方明显高于北方，接近 2%。从世界范围来看，经济越发达，其发病率越高（如香港，已达 5%）。可以预见，随着我国经济建设的高速发展，其发病率尚会进一步增高。从 1993 年底揭晓的"全国 95 万儿童哮喘患病情况调查"的结果来看，以 1~6 岁发病率较高，3 岁以内发病的占 84.8%。因而控制支气管哮喘应重视儿童的防治工作，特别要从婴幼儿开始。

鉴于支气管哮喘对人类健康的危害，联合国卫生组织已将其列为重点防治的疾病之一。"支气管哮喘早期诊治的研究"，被列为"九五"国家医学科技攻关项目。目前，现代医学对控制本病发作颇有捷效，但其副作用亦十分明显，且对根治尚无十分肯定的方法。

祖国医学对哮喘证之治疗，多以"发时治标，平时治本"、"发时治肺，平时治肾"为大法，对于急性发作期患者，一般分为"冷哮"、"热哮"而治。临床控制发作效果尚欠理想。是故前贤有"此为宿疾，不可除也"之叹。

黎炳南教授研究、治疗本证数十年，曾主持哮喘专科门诊多年，对其复杂的病因病理有独到的见解，乃大胆打破传统治疗方法，采用三脏（肺、脾、肾）同治、气血同调、攻补兼施、寒热并用、收散并行等诸法并施，综合调治，不但能较快控制哮喘发作，且经缓解期的调治，能令其减少发作，症状减轻，乃致断根获愈。此项研究列入黎老带教研究生的课题及广东省中医药管理局资助的科研课题，经多项科学实验，使其有效性及作用机制逐步得到阐明。1992年，黎老根据多年的经验，与科研单位合作研制成功“哮喘电子计算机专家诊疗系统”，使其丰富的临床经验得到进一步推广应用，此项成果已由广州市科委鉴定通过。

下面着重介绍黎老对本证发病机制的独特见解，以及治疗方法特点和专用方剂的特色与应用。

一、病机复杂，寒热虚实互见

对于哮喘的发病机制，黎老认为；本证发病之根，在于素有胶固之痰内伏，一旦为外邪所触发，则痰随气升，壅阻气道，痰气相搏，肺气郁闭，于是喘促痰鸣，发为哮喘之证。内伏之痰，非生于肺，而当责之于脾。脾主运化，失于健运则聚湿生痰，内伏于膈，酿成病根。肾虚不能主水，亦可积湿成痰；若失于摄纳，则气不归根而加重病情。肺卫不固，易为外邪所犯，此即本证时时触发之因。久病不愈，则其虚益甚。无论因虚而病，或因病而虚，总不离正气虚弱。因此，哮喘发病的关键是，正气不足为病之本，宿痰内伏为病之根，外邪为诱发之因，气闭喘鸣为病之标。

对于正虚、痰伏为病机之关键，古今看法大致相近。而对将病证性质分为寒、热两类，临证分热哮、冷哮而治的传统观点，黎老则有自己独特的见解。其认为，从整体上、本质上来看，哮喘的性质是寒，而少有单纯的热证。其根据如下：

由发病季节观之，大多数病人发作最频是在春秋季节，特别是寒风乍起、气温骤降之际。

从昼夜发作时间看，患者多在阴寒最盛的深夜病情最重，至日出阳盛，则病情可自然减轻甚至消失。

从患者对寒、热的反应看,多数患者喘作时恶风寒而喜衣被,每因进食寒凉生冷之物而加重病情,甚至因饮冷水或萝卜汤之类而诱发哮喘。医者用药不当、苦寒过甚,而致病情加剧的病例,屡见不鲜。相反,患者对“热”的反应大多良好。保暖、饮热水、或用姜片擦背等,病人多感较为舒适。临床甚至可以观察到,某些患者兼患风热感冒或乳蛾而致发热时,哮喘不但没有加重,反而有所减轻。而一旦汗出热退,哮喘反而加重。

以上所述,揭示了与哮喘发作直接相关的实质性因素。不可否认,患者亦可有“热”的表现,但要作具体分析,万勿被假象所迷惑。比如,有些患者看上去似有“热”的表现,如唇舌偏红、咽红、脉数等。这里有两种情况。一是假热:因喘逆气闭、脉络瘀阻而致唇舌暗红色深,最易被误为热证之“红”;咳频时咽喉为逆气冲击,可见色略偏红,但不能就此断定为纯热证;喘作时,不论寒热虚实,其脉必数,故数脉不能作为“热”的依据。此类假热,宜当详辨。第二种情况,可能患者确实有“热”,但往往只是“兼热”,即寒热兼夹中的“热”。审其症,辨其因,仍然可以发现其寒的本质。比如,患者常因感寒饮冷而发病;夜寒阴盛时症状益甚;过用苦寒,病反增剧,等等。因此,一般来说,哮喘的本质仍以寒为主。小儿易寒易热,寒热常同时兼夹出现,不宜把某些局部的热象作为哮喘发作的主因。实质上,“寒”才是导致哮喘发作的主因。临床上,哮喘发作以寒性哮喘及寒热兼夹者最为多见,而少有纯热无寒、能纯用清热剂治愈的病例。故此,把哮喘分为热哮、冷哮而治,并不能体现该病本身的发病规律及治疗规律。

二、法重温、补,擅用诸法并行

本证病机复杂,变化多端。施治之要,黎老主张从本证的复杂性出发,既要突出重点,又要全面兼顾。其重点,在于抓住正虚、寒凝的本质。而对错综复杂的变化,则要全面兼顾,以“间者并行”(《素问·标本病传论》)为指导,灵活运用三脏同治、攻补兼顾、寒热并用、气血同调、收散并行诸法。

概言之，在散邪、化痰、平喘的基础上，特别注重补虚、散寒，擅用三脏同治、攻补兼施、寒热并用、气血同调、收散并行等诸法，是黎老治疗哮喘的重要特色。

（一）三脏同治

本证与肺、脾、肾三脏关系最为密切，不管发作期或缓解期，均应着眼调治此三脏。治法可以六字为要诀，即“理肺、补肾、扶脾”。前人有“发时治肺，平时治肾”之说，以此言其治疗之重点则可，若囿于此论，则难免有失偏颇。

1. 理肺　证发之时，病位在肺，邪气外犯，肺卫首当其冲，故治以宣肺散邪为先，此其一；伏痰触发，痰阻气闭，此时以化痰定喘为急为要，此其二；久病肺气虚耗，卫外不固，故益肺补气，宜当注重，此其三。

2. 补肾　肾主纳气，为元气之根。本证多发于肾气未充之稚童，亦可自愈于肾气充盛之“青春期”，故肾与本证实有重要关系。肾为先天之本，为五脏六腑之根，补肾可改善各脏腑之功能，减少罹患疾病。不发之时投以补肾之品，不但可以巩固疗效，尚可减少发作，直至获得痊愈。即使在发作时，只要有肾虚而气不归根之象，亦应投补肾纳气之品，有些屡治不愈者，每可因此而获良效。

但小儿肾虚之象，临证每易被忽视。此乃因幼儿多无腰酸耳鸣之诉，更无精室胞宫之变，虚象每被标证所掩盖。辨证当据小儿之特点，审其先天禀赋之强弱，发病之久暂，观其神色形态，参合指纹脉象，方能不至于漏诊。凡早产羸弱，久病不愈，神萎面皖，发稀齿迟，目眶黯黑，鸡胸龟背，立迟行迟，肢冷遗尿，自汗盗汗，指纹淡而不显，脉沉无力等，均为肾虚之征，宜当补之壮之。此为审察小儿肾虚之要。

3. 扶脾　本证“急时治肺，平时治肾”，言固有理。然“脾为生痰之源”，故补脾亦有重要意义。程钟龄曰：“外感之喘，多出于肺,内伤之喘,未有不由于肾者……参、术补脾土以生肺金,金旺则能生水,乃隔二、隔三之治也。"(《医学心悟·第三卷》)本证久延,可本"执中州以运四旁"之法,健脾以充养后天生化之源,对于肺、肾之虚亦大有裨益。

(二)攻补兼施

本证既发之时,虽应治肺攻邪为主,然亦应辅以扶正之法。本证常因脾虚而痰浊内生,外邪每因肺卫不固而外袭,外邪触发伏痰而哮喘乃作。明于此理,可知专于治标则痰随去随生;若攻伐无度,更致正气内馁,无力驱邪外出。即使病暂愈亦易遇邪而时时复发。故专于攻邪者,往往难于奏效。更有兼见肾虚不纳者,亦必于降肺气中伍以补肾纳气之品,方能使肺得肃降,肾得纳气,二脏各司其职,哮喘乃平。此为攻邪不忘补虚之意。

至于不发之时,宗"缓则治其本"之义,当以扶正固本为主,且须坚持服药,争取体质的根本改善,必致元气渐充,庶可望其渐愈。然哮喘一时平息,而伏痰实未尽去,故亦当酌情加入宣肺化痰之品。哮喘初平,尚可继续投以麻黄、桂枝之类;喘已大定,则配用陈皮、法夏之属,以求除邪务尽,此即补虚勿忘攻邪之意,对巩固疗效,争取彻底治愈不无重要意义。近代医学研究,发现哮喘病人缓解期虽无喘症,但其支气管仍有炎症和痉挛,闭合气量增大,故认为须继续抗炎和增强免疫力,以求彻底缓解,否定了过去认为哮喘缓解后生理功能即恢复正常的不正确看法。黎老在缓解期的治法得到现代科学实验的支持。

(三)寒热并用

如上所述,本证多以寒为主,但亦时有夹热之象,在儿童患者中尤为多见。比如在外感风寒的同时,可兼见咽喉红肿(肺胃有热),或大便臭秽(大肠积热),或痰稠色黄(痰郁化热)。此外,上热(肺热)下寒(脾肾阳虚)之证亦不少见。此时不可纯温以助热,亦不可纯清而增寒,当斟酌病机,在疏散风寒的同时兼以清热利咽、清肠降热、清化痰热,或上清肺热、下温脾肾,用药宜分经别脏，令其各归本经，寒热并行，冀于复杂证情中，使寒、热之邪分途而去。

尤须注意者："寒则收引"，寒胜则肺系收引，气化凝滞，最易诱发哮喘或加重病情。尝见久喘患者，每因饮萝卜、白菜汤之类而哮喘立作，服氨茶碱亦不能缓解，而予姜片或当归嚼服，则喘即减轻。故久喘者，最忌寒凝之品。证属寒热夹杂者，不宜纯用寒凉，必须寒热并用，方为善法。

（四）气血同调

本证病发在肺，而肺朝百脉，主一身之气，气郁则必致脉络壅遏不通，甚而演成心血瘀阻之变证。因而部分患者病重时会出现面唇、爪甲青紫，右胁痞块增大，舌质紫暗等瘀血之见证。

施治时，应预见病理之发展，先行截断其演变过程，在宣肺降气的同时，加用活血通络之品，如桃仁、毛冬青、丹参、当归等。血和则气顺，脉络畅通，有利于气机之恢复，加速疾病向愈。

若待瘀证外现才予处治，则气滞血瘀互为因果，形成恶性循环，治疗十分棘手。故黎老主张气血同调，哮喘发作初期，必早用活血之品；瘀证已现，则必重用祛瘀通络。

（五）收散并行

本证每因感触外邪而起，故疏散外邪为常用之法。而喘发则肺气为之耗散，亦不可不虑，应配用酸收之品，以防肺气之耗散，使散邪而不损肺气，敛肺又不碍散邪，使用得宜，每获良效。仲景之小青龙汤，即寓此意。

此外，喘发者常以麻黄、桂枝等散邪定喘，而于久病多汗者，则有助汗伤正之虞，此时亦宜投敛汗之品，收散并行，而标本可得兼顾。

（六）刚柔相济

小儿阴阳稚弱，脏腑娇嫩，过用辛燥可耗气伤阴，过用滋腻则碍于运化而滋生痰浊，于本证均非所宜。故寒而当温者，须温而不燥，如附子、肉桂，可配熟地、山萸肉之类。此则既无辛燥之弊，又有“阳得阴助而生化无穷，阴得阳升而泉源不竭”（《景岳全书·卷五十》）之妙。若阴虚宜滋养者，则当滋而不腻，如熟地配陈皮、法夏之类，张景岳之金水六君煎，即为其例。

三、治用专方，临证变通

根据哮喘的发病特点，黎老以上述治法熔于一炉，精选效药，制订一、二号基本方，分别用于发作期及缓解期，其制订哮喘基本方的目的，不是认为证情单一、可以一方统治一病，恰恰相反，而是在哮喘发作期的复杂病机和临床表现中，抓住主要癥结——病因以正虚、痰伏为主而兼夹外邪，病机以气闭为主而兼夹血瘀，病变性质以寒为主而又寒热互见，因而制订了能调治肺、脾、肾三脏，而又能外散风寒而内清痰热、气血同调、攻补兼施的发作期基本方。又抓住缓解期的主要癥结——肺、脾、肾虚弱，气血不足，伏痰未尽，因而制订了能理肺、补肾、扶脾，且兼除痰浊的缓解期基本方。但临证尚需根据患者的个体特点，病情的复杂变化而灵活变通施治。

（一）发作期治疗

主方：

基本方一号：麻黄、细辛、苏子、葶苈子、鹅管石、五味子、五指毛桃根、毛冬青、当归、甘草。

功效主治：化痰定喘，散寒清肺，扶正祛邪。主治哮喘发作期。

组方特点：

历代治喘名方，各有所长，多有采用相反相成之法并行者。如汉代张仲景之小青龙汤，用麻黄、桂枝及五味子，一散一收，发散寒邪而收敛肺气。定喘汤（《摄生众妙方》）用麻黄及桑白皮、黄芩，温清并施，外散风寒而内清肺热。苏子降气汤（《太平惠民和剂局方》）用降气除痰之品合当归、炙甘草，祛邪与扶正并行，为治体虚哮喘之良方。

黎老经多年临床观察，发现喘作者以外感寒邪、痰郁化热而正气不足者最为多见，乃于基本方中用麻黄、细辛宣肺定喘、温散寒邪；毛冬青清热且祛瘀通络；苏子、葶苈子、鹅管石降气除痰；五味子、鹅管石敛肺纳肾；当归补血活血兼助平喘；五指毛桃根、甘草扶中益气，全方兼顾三脏，气血同调，外散风寒而内清痰热，攻中有补，散中有收，与上述古方相比，另有新意。

基本方之变通运用：

本基本方适用于大多数哮喘发作期患者，但绝非一成不变，以一方统治一病。临证必须审慎辨证，灵活化裁。小儿易寒易热、易虚易实、病情复杂多变，尤须注意。

依据寒、热、虚、实的主次及其兼夹情况，病情大致有4种变化，可根据基本方变通运用之。

1. 外寒内热

症状：气喘哮鸣，呼气延长，咳嗽，痰白或黄，恶寒怯风，可有发热或咽喉红肿，舌淡红，苔黄或白，脉浮而数。

辨证：外感风寒，肺经郁热；邪实为主，正虚不甚。

治法：散寒平喘为主，佐以清肺利咽。

方药：麻黄、细辛、苏子、葶苈子、五味子、毛冬青、蚤休、射干、五指毛桃根、炙甘草。（即基本方一号去当归、鹅管石，加射干、蚤休。）

加减法：

壮热者：加青蒿、大青叶。

喘甚者：加地龙。

痰多者：加桔梗、竺黄。

多汗而发热不甚者：加山萸肉、龙骨。

便结臭秽者：加胖大海。

病例一：

卢某某，男，4岁，1991年5月17日初诊。诉气喘咳嗽5天。

患儿有哮喘病史2年，因受凉而复发。经当地医院治疗后未效。现气喘夜甚,咳嗽痰少,流涕,无发热,胃纳二便尚可。察其面色略红,咽红,舌质稍红,苔白,脉浮略数。双肺听诊闻喘鸣音。

诊断:哮喘发作(外感风寒化热)。

治法:宣肺散寒,清热化痰平喘。

拟方:麻黄、五味子各6g,射干、桔梗各8g,毛冬青12g,鹅管石15g,细辛3g,五指毛桃根18g,蚤休、炙甘草各10g。4剂。以2碗水煎取大半碗,分2次服,复煎1次服完。嘱避风寒,戒食生冷及燥热之物。

5月21日复诊,服上药后喘咳已止,双肺喘鸣音消失。除出汗稍多,间有流涕外,余无不适。此乃邪渐去而正亦伤之故。乃拟益气养阴,兼疏风、清咽、除痰之剂。拟方:五指毛桃根20g,麦冬、毛冬青、鹅管石、茯苓各12g,法夏、蚤休、紫菀各8g,麻黄4g,五味子、炙甘草各6g。4剂。

三诊,诸症悉恙,乃按缓解期治法调治之。

2. 寒邪犯肺

症状:发病多由感寒饮冷而起,气喘哮鸣,甚则唇周发绀,不得平卧,咳嗽痰白,面色苍白带青,形寒肢冷,咽不红或暗红,舌淡红或略淡,苔白滑,脉尚有力。

辨证:寒邪犯肺,痰凝肺络。邪实为主,正虚为次。

治法:散寒平喘为主,兼以护正。

方药:麻黄、桂枝、细辛、苏子、葶苈子、五味子、鹅管石、当归、五指毛桃根、炙甘草。(即基本方一号去毛冬青,加桂枝。)

加减法:

痰多者:加陈皮、法夏。

喘甚唇绀者:加丹参、桃仁。

多汗者:加龙骨。

大便干结者:加川朴、胖大海。

病例二:

刘某,女,7岁。1991年4月20日初诊。患儿反复发作哮喘3年，复发1周，经西药治疗未见明显好转，时轻时重。现气喘夜甚，胸闷憋气，时须起坐，伴咳嗽，痰稀白，多汗，胃纳欠佳，二便尚可。察其面色苍白带青，唇舌略暗，苔白厚，脉浮滑。双肺听诊满布喘鸣音。诊断为哮喘发作（寒凝肺络），治以温肺化痰平喘为主。

方药：麻黄、葶苈子、当归各6g，桂枝12g，苏子、五味子、法夏、炙甘草各8g，五指毛桃根15g，龙骨、鹅管石各20g，丹参10g。3剂。复煎，温分三服。

4月23日复诊，服上药后喘作逐日减轻，昨晚仅下半夜闻少许喘声，无须起坐，精神胃纳明显好转，出汗稍多。苔白略厚，脉滑。双肺闻少许喘鸣音。药中病机，仍按前方加减调治。拟方：麻黄、葶苈子、当归各6g，苏子、五味子、法夏、山萸肉、炙甘草各8g，细辛3g，五指毛桃根、龙骨各20g，鹅管石15g。4剂。

4月27日三诊，喘咳止，出汗稍多，手足欠温，舌淡苔白，双肺呼吸音清，未闻啰音，此为邪去正虚之象，按缓解期治法调治之。

3. 阳虚感寒

症状：气喘哮鸣，不得平卧，唇周发绀，咳嗽，痰稀色白，不发热，面色苍白青灰，肢冷，多汗，咽色淡白，舌淡暗，苔白或白滑，脉无力。

辨证：感受寒邪，肾虚不纳。阳虚为主，邪实为次。

治法：散寒平喘、温肾纳气。

此类患者症情多较重，若仅宣肺散寒，收效甚微，往往屡治不愈。若大胆加用温肾纳气之品，每见病有转机。

方药：肉桂（焗服）、补骨脂、当归、麻黄、细辛、苏子、葶苈子、鹅管石、五味子、炙甘草。（即基本方一号去五指毛桃根、毛冬青，加肉桂、补骨脂。）

加减法：

喘甚而唇绀者：加丹参、桃仁。

痰多者：加陈皮、白芥子。

多汗者：加龙骨、牡蛎。

病例三：

缪某某，男，10岁。1993年3月25日初诊。因反复发作哮喘7年，复发2个月来诊。

患儿3岁起反复喘咳，屡经中、西药治疗，仍时作时止。2个月前喘咳复作，近日加重，经静滴抗生素、地塞米松及先后服用氨茶碱、强力氨喘通、博利康尼（特布他林）等，症状时轻时重。昨夜气喘哮鸣加重，不得平卧，起坐不能成眠。喘甚时多汗、唇绀、四肢惕跳，咳不多，痰白量少。察其形体略胖，面色潮红，肋缘外翻，肢冷，舌红、苔白略厚、脉略数而无力。听诊双肺满布哮鸣音，呼气延长。

患儿面红、体胖与久服激素有关，是假象。而病程长、遇寒而喘甚、痰白、肢冷、骨骼畸形、脉无力，乃肾阳不足之征。乃诊断为阳虚感寒所致之哮喘发作，治以温肾纳气，宣肺平喘为法。

方药：麻黄、五味子、当归、法夏、苏子、炙甘草各10g，葶苈子、陈皮各8g，鹅管石30g，肉桂（焗服）5g、细辛5g、熟地30g。3剂，再煎，温分三服。

3月28日复诊：服上药1剂后，当晚哮喘明显减轻，可平卧。3剂服毕，喘咳止，精神胃纳好转，唇绀消失，手足转暖，双肺喘鸣音消失。近2日已停用西药。药中病机，阳气复则阴霾自散，肾纳气而肺气亦降，故喘咳得止。但喘初平，未可骤停宣肺平喘之品，故仍守前方，麻黄减量至8g，续进3剂，以巩固疗效。

3月31日三诊，喘咳无复发，惟觉喉间有痰，夜间盗汗，呼吸平顺，早晨喷嚏涕清，舌淡红苔白，脉无力。此为正气不足，余邪未尽之征，治以扶正为主，兼以祛风除痰。

拟方：五指毛桃根20g，法夏、苏子各10g，白术、陈皮各6g，茯苓、鹅管石15g，当归、补骨脂、山萸肉、炙甘草各8g，五味子5g。4剂。

嘱服药后若无复发，仍需按缓解期治法，坚持长期调理，方可冀望断根痊愈。

4. 气阴两虚

症状:气喘哮鸣,呼气延长,咳嗽痰白或略黄,自汗盗汗,面色苍白或颧红,咽色淡或略红,舌淡或嫩红,苔白或略黄而干,可见剥苔,脉细无力。

辨证:气阴两虚,感邪而发。虚多实少,或虚实并重。

治法:益气养阴、宣肺平喘。

方药:麻黄、细辛、苏子、五味子、毛冬青、青黛(或大青叶)、海蛤粉、五指毛桃根、麦冬、炙甘草。(即基本方一号去葶苈子、鹅管石、当归,加青黛、海蛤粉、麦冬。)

加减法:

喘甚者:加地龙干。

痰多者:加桔梗、浙贝。

痰稠难咯者:加花粉、沙参。

多汗者:加龙骨、山萸肉。

便结者:加胖大海。

病例四:

单某,女,6岁,1992年1月12目初诊。

患儿反复哮喘发作2年多。1周前受凉后复作哮喘,以夜间为甚,喘甚时汗多湿衣,伴咳嗽,痰少难咯,无发热、咽痛。胃纳欠佳,大便干结。形体消瘦,面色苍白,唇舌略红,苔白、中有剥苔,咽稍红,脉细弱略数。双肺听诊闻喘鸣音。

患儿喘作时间较长,气虚及阴虚之象兼见。若独治标证,恐更伤正气,乃以标本兼顾、气阴两补为治。

治法:宣肺平喘合补益气阴为主。

方药:麻黄6g,细辛3g,苏子、五味子、炙甘草各8g,花粉、麦冬各10g,胖大海7g,青黛4g,沙参12g,毛冬青15g,海蛤粉20g。3剂。再煎。

1月15日复诊:服前药后,症状逐日减轻。现已无喘,咳少,大便转软，舌尖红，剥苔，脉细，双肺听诊未闻喘鸣音。成效初见，仍守前方，麻黄减至4g。续服3剂。嘱愈后仍坚持调治，以防复发。

（二）缓解期治疗

主方：

基本方二号：当归、熟地、党参、白术、茯苓、陈皮、法夏、五味子、鹅管石、炙甘草。

功效主治：滋养肺肾，健脾除痰。主治哮喘缓解期。

组方特点：

治哮喘甚难，不仅在于平息哮喘不易，更由于其病根深痼，难以卒除。欲使断根获愈，有待于患者体质的全面改善与恢复，此亦本方组方之出发点。其特点，一是肺脾肾三脏同治，益气养血同施，若能持之以恒，多有效验。二是补虚勿忘祛邪。缓解期喘虽止而伏痰未尽，补中佐用行气消痰之品，每能减少哮喘发作，以利其渐趋康复。

本方以党参、白术、炙甘草培土生金、益气固表，以熟地、当归滋肾养血活血，法半夏、陈皮、茯苓除痰去湿，鹅管石化顽痰、纳肾气，五味子敛肺肾、止虚汗，合奏补虚除痰之功。

基本方之变通运用：

黎老认为，从阴阳而言，缓解期之患者可有偏阳虚或偏阴虚之别。其中偏阳虚者颇常见；但单纯阴虚则较少，而以气阴两虚者居多。二者可按基本方二号分别化裁调治之。

1. 阳气虚弱

症状：面色苍白，怯寒肢冷，多汗，纳呆便溏，或时时喉间痰鸣，尿频遗尿，舌淡苔白，脉无力。

辨证：肾阳不足、火不暖土。

治法：温肾健脾为主，注意温润勿燥。

方药：巴戟天、补骨脂、熟地、当归、党参、白术、茯苓、法夏、陈皮、五味子、鹅管石、炙甘草。（即基本方二号加补骨脂、巴戟天。)

加减法:

肾阳虚甚者:加淫羊藿、紫河车。

肺脾气虚明显者:加人参、黄芪。

多汗者:加龙骨、牡蛎。

时时晨起喷嚏、流清涕者:选加苍耳子、辛夷花。

病例五:

潘某某,男,8岁。1992年8月19日来诊。

患儿有哮喘病史6年,经中、西医治疗效果甚微。曾连续作脱敏治疗半年,治疗期间好转,停止治疗后复发如故。近期每月均发作1次以上。严重影响患儿的身体健康,以致无法正常上学读书。

1992年7月29日因喘作2天初次来本院求治,以哮喘基本方一号加减予服,药进3剂即止喘。乃逐渐减少麻黄、细辛用量,加用补骨脂、淫羊藿、当归、党参等温补脾肾之品,继续调治。

现症:患儿喘止半月余,无咳,精神好转,胃纳欠佳,出汗稍多,二便尚可。察其形体消瘦,面色苍黄晦滞,目眶明显黯黑,四肢不温,咽微红,舌淡红,苔白略厚,脉细弱。

辨证:证属哮喘缓解期,呈脾肾阳虚之象。

治法:以温肾健脾为主。但其咽微红,余热未清,应佐用清咽之品。

拟方:巴戟天、白术各8g,紫河车12g,熟地黄15g,当归、人参叶、甘草各6g,毛冬青20g,法夏、藿香、茯苓、神曲各10g。5剂。复煎,温分三服。嘱戒食寒凉生冷及滋腻之物。

服药后病情稳定,乃继续按前法调治。咽不红时,去毛冬青、人参叶,选加党参、黄芪、淫羊藿;喉间有痰时,加陈皮、僵蚕;早晨频作喷嚏、流涕时,选加苍耳子、辛夷花;多汗时,加五味子、龙骨。初期每周服药4~5剂,5个月后每周服2~3剂,共治疗1年,病情稳定,形体渐丰。除1993年4月因饮食不慎轻度发作1次外,随访至1996年1月均未见再次复发。

2. 气阴两虚

症状:面色苍白或萎黄,自汗盗汗,四末不温,或五心烦热,纳呆,便结或稀溏,咽色淡或略红,舌淡或边尖红,可有剥苔,脉细无力。

辨证:气阴两虚,多呈脾肾气虚及肺肾阴虚之症兼夹出现。

治法:以益气养阴为主。注意用药勿温燥伤阴,亦不可滋腻碍脾。

方药:熟地、党参、麦冬、茯苓、法夏、陈皮、五味子、青黛、海蛤粉、炙甘草。(即基本方二号去白术、当归、鹅管石,加麦冬、青黛、海蛤粉。)

加减法:

咽红明显者去党参,加人参叶、射干。

多汗者加生牡蛎、山萸肉。

便结者加胖大海、玄参。

容易感冒者加黄芪、防风。

病例六:

李某某,男,6岁。1993年2月6日来诊。

患儿反复哮喘发作4年,近年每月发作1~2次,常须急诊救治方可暂愈。

1993年2月3日因哮喘发作来诊,经以基本方一号加减调治,服药3剂后,喘止。

现症:患儿无喘咳,无不适,胃纳二便尚可,出汗略多,平时易患感冒。察其面色苍黄,形体消瘦,唇红,咽稍红,双侧扁桃体Ⅱ度肿大,舌淡红,苔白略厚,脉细。

辨证:气阴两虚,余热未清。

治法:益气养阴为主,佐用清热利咽。

拟方:人参叶、五味子各6g,麦冬、大青叶各10g,毛冬青15g,海蛤粉、熟地各20g,陈皮5g,法夏、山萸肉各8g,炙甘草

6g。4 剂。复煎。嘱戒食燥热及寒凉生冷之物。

2 月 10 日复诊:病情稳定,无何不适,出汗减少,查其咽充血减轻,舌苔不厚,略有剥脱。此其余热已清,痰湿消减,治以益气养阴为主。

拟方:熟地、海蛤粉、党参各 15g,女贞子、麦冬、茯苓各 12g,法夏 8g,陈皮、五味子、炙甘草各 5g,青黛 3g。4 剂。

尔后患儿病情稳定,仍嘱其每周服药 4 剂,方药按上方随证加减。扁桃体红肿较明显时,去熟地,加射干、岗梅根;便结时,加玄参、胖大海;多汗时,加生牡蛎、山萸肉。

经治疗 4 个月后,仅曾轻度喘作 1 次。乃嘱服药减为每周 2 剂,继服 3 个月,未见病情复发。乃停药观察,随访至 1994 年 12 月底,已正常上学读书,未见宿恙复发。

四、用药特点

黎老治哮喘的用药特点有三。

一是精选效药。黎老遣药组方,决不从相类药中随手拈来,必精选对哮喘有相当功效之药物,若能同时对兼症有治疗作用者,优先选用之。其中有从勤求古训、钩深索隐中获取者,亦有从搜集民间经验中获取者,且都必经自己多年临床所验证。

二是"及病则已"。其善于体念患者正虚邪实的特点,强调攻邪毋过当,以免玉石俱焚;慎用大寒大热,以防矫枉过正;对于婴幼小儿,极少投大苦之黄连、黄芩,辛辣之干姜、吴萸亦不多用,以免随饮随吐,反致无从调治。用药一定要随证情的变化而调整,病重则药重;病情缓解时,则少用药性峻烈之品,药量方面亦要相应减轻。攻止进退有度,皆以保护患者正气为原则。

三是"重兵治乱"。在病机的关键之处,所选药物的药性药量,必以克病取效为首务,不惟"轻清"而自囿。故邪深病重者,峻药在所不禁,大量适足取效。倘药力不济,反迁延时日,虚耗精气,故药轻亦可伤正。黎老认为,药重病轻,正气受之,应以为戒。但药重病重，其病当之，“有故无殒”，无须犹疑。当然，药峻量重，乃不得已而为之，切不可滥用、久用。

黎老的用药经验，从下述药物的运用中可略见一斑。

1. 麻黄

本药辛温入肺，善于宣肺平喘，为定喘要药。而临床上常被畏忌而不敢多用。其一是怕发汗，因哮喘发作时患者往往喘而多汗，惟恐用之而汗出不已。其实喘而多汗者，是肺气闭塞，表卫空虚，津液不摄而外泄为汗。此时大胆使用麻黄，令肺气宣通，卫阳恢复，则汗出自止。对平素表虚多汗者，可配用白术、五味子以固表止汗，收散并用，则喘可平而其汗亦止。

其二是夏月畏用麻黄。前人有“夏月之用香薷，犹冬月之用麻黄之说”。因而在使用解表药时，夏令多取香薷而舍麻黄。对于一般外感表证，这是可取的。但对于哮喘则不然，麻黄宣肺力宏，无药可以取代。因此，据“有是病而用是药”之理，可照用无妨，用药虽应考虑季节，但又不可拘于季节，总当以病证为主。

其三是气喘者多有心悸，于是怕用麻黄会“加快心率”。据药理研究，麻黄有兴奋心脏的作用，单独用之或可使心率加快。但中医用药是从整体观念出发，配方多从全面考虑。“心率加快”者，是喘作时肺气不宣、心血瘀阻所致，以麻黄配合化痰通络之品，令其气顺血和，则其喘自平，心悸自息。

2. 细辛

本品性味辛温，入肺、心、肾，功能发表散寒，温肺化饮。对外感风寒所致之哮喘发作，配合麻黄常有卓效。但要注意用量适当。古有“细辛不过钱”之说，实指用于散剂时之用量。若用于汤剂，可用6~8g，小儿2~4g（1岁以下用1g）。中病即止。

3. 桂枝

性味辛、甘、温，入肺。本品用于寒喘者，用量宜偏重。哮喘者肺气郁闭，最忌寒凝，而桂枝温通经脉，效用卓著。寒象明显者，桂枝非重用而不能奏效。且今之桂枝，质量常非上乘之品，故量轻则不能为功。幼儿可用6~10g,年长儿可用至15g,成人常需15~30g。多汗者可配等量白芍同用,以制约其辛散之性。

4. 毛冬青

味略苦,微寒,其功效一可清金泻肺,二可祛瘀通脉,三可化痰止咳,一物而多用,对内蕴痰热、气血瘀阻者甚为适合。其清肺之功不亚黄芩,而无苦寒之弊,小儿易于服用,为黎老最常用之药物,因其能祛瘀通络,即使热象不明显者,用亦无妨,此乃“去性取用”之意。寒象明显者,则易以当归。

5. 鹅管石

性味甘而微温,功能温肺化痰,温肾纳气,对寒喘顽痰者尤宜。久病肾虚,发作时用之尚能助纳气定喘,配合五味子可加强其功效。用量为12~20g。

6. 当归

本品味甘、辛、性温,对虚寒发喘者用之尤宜。《神农本草经·卷二·草(中品)》谓当归“主咳逆上气”,此功效常为今人所忽视,近年中药书对此已多略而不载。实际上,久病者多兼气血虚弱,脉络瘀阻,黎老常喜用本品以补血扶正,活血去瘀,令“血和则气顺”,而达止喘咳之目的,用之得宜,每获捷效。偏热者,自不宜用。

7. 熟地

性味甘而微温,本品滋养肺肾而为缓解期所常用。对于发作期,则常因其性滋腻而为医者所嫌忌。若从配伍上着眼,则发作期不但可用,且有其独特之功效:一是痰湿内盛而肺肾阴虚者,用香燥化痰除湿之药配用本品,则香燥化痰而不耗阴,滋养肺肾而又不滋腻助痰,此即“润燥互用”之谓。二是肾阳虚而需用附子、肉桂者,可以熟地制其辛燥、助其化源,令其温而不燥。

8. 黄芪

性味甘而微温,善补脾肺之气。但其药性升提,对于气逆而喘者,一般不宜滥用。但一药之性不能代表一方之性,若配用降气定喘之品，升降并用，对某些肺脾虚甚而见面色苍白、气短声怯、动辄多汗、纳呆便溏、舌淡苔白、脉弱无力者，酌情试用之，往往能加速患者向愈。

此外，人参、党参等亦有类似情况，气虚者可酌情用之。

9. 五指毛桃根

又名土北芪、南芪，广东习以“五爪龙”为处方名，为桑科植物粗叶榕的根。而五爪金龙（葡萄科植物狭叶崖爬藤）及五龙根（桑科植物掌叶榕）、五叶藤（旋花科植物五爪金龙的根）亦名“五爪龙”，其性味功效各异，不可混用。此药性微温，味甘而气香，功能补脾益气化湿，兼能平喘化痰止咳。其补气功同黄芪，产于南方，故又名南芪。虽补气功效不及黄芪，但无黄芪升提之性，对虚人哮喘须降气平喘而不宜用黄芪者，尤为适合。且其兼能平喘化痰除湿，故黄芪、党参、白术皆有不及之处。其性味平和、气香，易为小儿接受，此为其又一优点。故黎老不但以之入药，还推荐作饮食疗法之用，以适量五指毛桃根加鸡或猪肉、排骨等煮汤饮服，味道鲜美，益气化痰，补而不温不燥，诚为药、食兼宜之佳品。小儿用量为15~20g，年长儿可用至30g。

（黎世明　黎炳南）

黎炳南教授治疗顽固性哮喘经验

顽固性哮喘，指哮喘发作频繁，或发作持续，选用中西药难以缓解者。传统治疗方法，是以“发时治肺”，治标攻邪为主，临床分寒性、热性哮喘为治。黎炳南教授研究、治疗哮喘多年，认为顽固性哮喘病机复杂，沿用常法往往难以奏效。故其常据患者之病理特点，灵活变通施用多种治法，取得良效。兹以跟师所见，简介其治法数则。

一、温下清上

据黎老观察，患者出现上热下寒者不少，而单纯之实热证则不多。若见痰黄、咽红、或唇舌偏红、苔黄等症，未可遽下“实热”之定论。四诊详审，常可发现部分患者有脾肾虚的表现，如面色苍白、自汗、肢冷、尿频、便溏、脉细无力，甚至张口抬肩、气短不续等肾虚不纳、气不归根之症。本病多起于感寒饮冷，夜寒阴盛时症状益甚，过用清凉则病反增剧。上热，多为局部之兼症，而非哮喘发作的主要病因。下寒，才是病发之主因。辨证时须注意，唇舌暗红色深，为气郁血瘀之证，但易误作热证；喘作时，不论寒热虚实，其脉必数，不能单凭此作热证之据。黎老的经验，哮喘切忌过用苦寒，若忽视下寒而把上热作为主因，甚至把假热误作真热治疗，必然加重病情。下寒上热者，治以温下清上法。可选补骨脂、巴戟天、紫河车、肉桂、当归、白术以温补脾肾；选用蚤休、毛冬青、黄芩、射干等以清上热。一寒一热，各有归经，自能温下清上，各行其功。曾治苏某，男，10岁，因受凉后哮喘复发1周，难以平卧，痰稠而黄白相间，怯寒，多汗。察其面色苍白，四肢不温，咽红、喉核中度肿大，舌淡、苔白厚，脉细数。本证以阳虚感寒为主；咽喉红肿等上热症状为兼症。治用麻黄9g、细辛4g、苏子8g、鹅管石15g宣肺化痰定喘；补骨脂10g、白术8g、当归8g、五味子6g、炙甘草8g温补脾肾；佐毛冬青15g、射干8g、蚤休10g清热利咽。3剂后哮喘大减，咽喉红肿减轻。乃守上方，麻黄减为7g，继进3剂而喘止。

二、祛瘀通络

肺朝百脉，主一身之气。顽固性哮喘患者肺病既深，气郁则血脉不畅，甚者可致心血瘀阻。施治时，应预见病理之发展，先行截断其演变过程，在宣肺降气的同时，早用重用祛瘀通络之品。如毛冬青有去瘀通络而兼清肺之功，宜于夹热者；当归具活血补血且“主咳逆上气”（《神农本草经》）之特性，用于阴血不足者；桃仁、丹参活血祛瘀力宏，适于瘀证明显者。此外，黎老亦常选用地龙、全蝎、僵蚕等虫类，以搜络行瘀、祛风解痉。气血相从，血和则气顺，脉络畅通，有利于气机之恢复，加速疾病向愈。若待瘀证外现才予处治，则气滞血瘀互为因果，治疗十分棘手。黎老曾指导研究生检测17例哮喘发作患者，发现其均有微循环障碍。在方药中加用活血通络药物治疗1周后，患者哮喘症状明显缓解，复查甲皱微循环，均见毛细血管管径扩大，血流瘀滞现象消失（检查数字经u检验有显著意义）。患者丁某，女，12岁。患哮喘反复发作6年，屡经中西药治疗未能痊愈。本次发作已持续1周，夜间为甚，经急诊静滴地塞米松及使用喘乐宁喷剂后可暂缓解，停用激素则复发如故，以致无法正常上学。乃弃用西药转求中医治疗。现症气息喘促，隔座可闻哮鸣，痰稠白难咯，声音低怯而断续，自诉胸闷心悸，不欲平卧，察其面色晦暗，唇周略紫，手足冰凉，舌暗红，苔白腻，脉细数，此乃肺气郁闭，肾虚不纳，痰瘀互结之证。治以宣肺定喘，温肾纳气，化痰祛瘀为法。拟方：炙麻黄、苏子各10g，法夏、丹参、北杏各12g，当归7g，细辛4g，补骨脂10g，五指毛桃根20g，鹅管石15g，五味子6g，炙甘草8g。2剂，复煎，温分三服。2天后复诊，哮喘略减，手足微温，而唇舌紫暗依然。思其病情深痼，瘀凝经脉，肺气难以宣通，乃守原方，重用当归至10g，丹参20g，加全蝎5g以通络逐瘀。再进3剂后，患儿哮喘基本平息，面有血色，已能正常上学。

三、攻补兼施

久喘多有正气不足。脾虚者痰浊易生，肺虚者卫外不固，故屡为外邪所袭，触动伏痰而引发哮喘。若专于治标攻邪，则痰浊随去随生，如正气内馁，更无力逐邪外出，病多缠绵或虽暂愈而时时复发。此为哮喘顽固难愈之癥结所在。对肺脾气虚者，黎老常加党参、白术、五指毛桃根等健脾以绝生痰之源，补肺以固表御外。阴虚者，加人参叶、麦冬、沙参等以养阴生津。肾虚不纳气者，选加补骨脂、肉桂、鹅管石等补肾纳气。运用得宜，正旺而邪却，可无留邪之虞。如患儿李某，女，5岁。哮喘发作8天未愈。初起发热气喘，经服中、西药物，热退而喘作益甚。现症喘咳鼻煽，痰鸣辘辘，流涕，多汗，纳呆便溏，面色苍白，唇舌俱淡，苔白滑，脉细无力。证属肺脾气虚、痰浊内壅。乃投六君子汤合三拗汤以健脾化痰、宣肺平喘，佐用五味子、龙骨敛肺止汗，配用当归养血活血，全方攻补兼施，散中有收，气血同调。药进3剂，喘咳减半，痰鸣不甚。原方略作加减，继服4剂而愈。

四、疏肝通腑

哮喘病发在肺，而其因则非独在肺。肺主一身之气，与人体各部息息相关，其他脏腑气机失调，均可影响肺气之宣降。除前述注重调理脾肾外，黎老尚注意疏理肝气与降气通腑。

顽喘患者往往精神苦闷，导致肝气郁结，反侮于肺，又可加重病情。如治陈某，女，35岁，其反复哮喘4年，病情危笃，住院期间屡感悲观绝望，月事已3月不行。黎老认为，肝郁、闭经，均不利于肺气肃降之恢复。乃在查房时对患者亲切安慰开解，处方以宣肺定喘为基础，配用柴胡、白芍、香附、桃仁疏肝解郁、行气通经。药进3剂，即见月事来潮，哮喘亦渐减轻。患者信心大增，始能积极配合治疗。

肺与大肠相表里，气机相通。气逆而喘者，每致腹胀便秘。腑气不通，又令肺气不降。对此，黎老常用枳实、厚朴、胖大海降气通腑；夹热者，酌加大黄，用量以大便畅通为度。对缓解顽固性哮喘不无裨益。

五、益气升阳

哮喘者肺气逆上，一般慎用升提之品。用之不当，每见哮喘加剧。黎老认为,若患者气喘不甚、但绵绵不已,且伴脾虚气陷见症,如气怯声低,动辄出汗,腹泻便溏,或尿频遗尿,面色苍白,舌淡苔白,脉弱无力者,可用益气升阳与降气定喘并进之法。人参、黄芪益气升阳,能健旺脾胃之气而上充于肺,肺气旺则有助于其肃降功能之恢复,故与宣肺气之品合用,有相辅相成之效。曾治一男孩8岁,其喘作2周,屡治不愈。现症喘咳痰多,尚可平卧,气怯声低,渴而不欲多饮,尿频清长,饭后动辄如厕,舌苔花剥,脉细无力。此为肺气不宣,脾气欲陷之证。阅前医之方虽用三拗汤合六君子汤之类,但病情好转不明显,可能仅用少量党参、白术、不能速扶中气以上充于肺。乃治以宣肺定喘,补气升阳为法,以麻黄 8g,苏子、法夏、北杏各 10g,陈皮 5g 以降气平喘,配黄芪 15g、人参须 5g(另炖)、升麻 6g 以补气升阳。药进 4 剂,复诊时哮喘已止,痰亦不多,尿频减少,已无饭后欲便之感,舌苔薄白,未见花剥。药中病机,乃守上方,麻黄减至 5g,加麦冬 10g,再进 4 剂以巩固疗效。

六、顽症药量

一般情况下,哮喘患者多为本虚标实,用药宜及病则已。但顽喘者病情深痼,邪正相持不下,黎老主张在病机关键处重兵击之,且兼以扶正,可获捷效。若以"轻清"自囿,则药力不济,迁延时日,正气更伤。如用细辛,古有"细辛不过钱"之说,黎老指出,此为用于散剂之限量,若作汤剂,可投 6~8g(小儿 1~4g),对顽喘者有较好之散寒化饮效果,而未见有明显的不良反应。麻黄,小儿一般常用量为 1.5~4.5g。按黎老经验,此量治 3 岁小儿尚嫌不足,遑论年长儿童。治顽喘幼儿,其量宜用 4~6g,学龄前儿童用 6~8g,学龄期儿童 8~10g,疗效较为可靠。但见效则应减量。桂枝温通经脉,效用卓著,黎老常重用于寒性顽喘者。小儿用 8~12g,年长儿可投 15g 以上,成人常需 15~30g。如治某 14 岁男孩,其喘而痰白,恶寒喜暖,面白肢冷,脉浮而紧,证属感寒作喘。初拟小青龙汤加减,用桂枝15g。进药3剂,症稍减而未见显效。虑其寒凝经脉,桂枝量轻难以为功,乃加量至30g,余药不变,续进2剂,患儿自觉全身温暖,喘咳大减。寒邪渐去,乃守上方为治,桂枝改用15g,再服3剂而喘止。

(本文原刊于《新中医》1994年第12期)(黎世明)

当代儿科名家治疗小儿哮喘经验与义释

支气管哮喘,以发作性之气息喘促,喉间痰鸣为特征。本证多见于体虚之小儿、它既是常见病,又迁延时日,缠绵难愈,若不精心求究,医者束手无策,家长焦虑心急。古方古法虽多,但卓效者少,真有"千方容易得,一效最难求"之感。笔者本着"勤求古训,博采众方,去粗取精,寻求实效"的宗旨,拜师访友,虚心求教,希望明于理而详于法,循求其证治规律,力图总结当代名家之诊疗水平,治疗经验,供同道临证参考或验证取舍。

一、王伯岳(中华全国中医儿科专业委员会主任委员、中医研究院西苑医院儿科研究室主任、教授)

王师认为:"急性发作,虽证有寒热虚实之分,但多为实证,病位责之于肺脾,而且常以外邪、痰湿、积食为诱因,治疗首先考虑平喘。"实热证选用麻杏石甘汤,寒实哮喘习用温肺散寒、化痰逐饮的小青龙汤,皆是行之有效的。食滞主张加用枳壳、莱菔子、稻芽等理气消食;食滞则容易生痰,故除消食之外,还应着重祛痰。热痰用全瓜蒌、竹沥、天竺黄;燥痰用川贝母、知母;湿痰用半夏、陈皮;痰多兼咳嗽的还应加泻肺行水的葶苈子和下气消痰，利膈宽胸的苏子；痰液胶固的则选用软坚散结的海浮石、海蛤粉。以上作为主方的辅助药，是必不可少的。

哮喘缓解之后，以扶正为主，对小儿来说应着重调理脾胃；有些虚证哮喘，肺、脾、肾都要兼顾；治疗过程中要注意三分医药，七分调理，他调理脾胃的方药，习用自拟的养脾汤：北沙参、炒白术、茯苓、淮山药、莲子肉、橘红、天冬、麦冬、桔梗、甘草；治脾之中又非常注意有无“消化、吸收不好”，消食最习用生稻芽；兼顾肺、肾尤好习用五味子、补骨脂、菟丝子、肉桂、制附片。

［**义释**］王师经验可贵之处：其一，发作期，认定是实证，治以攻法，分别使用麻杏石甘汤和小青龙汤为主方，谓其“行之有效”，此为数十年临床经验之谈；其二，妙在加味；其三，寒热之选方，均以麻黄为主药，此是古今中西医公认的治哮喘有效药物，正如陈复正《幼幼集成·哮喘证治》中说：“哮喘为顽痰闭塞，非麻黄不足以开肺窍，放胆用之，百发百中。”今人早已确认麻黄能缓解支气管平滑肌的痉挛。故麻黄是治疗哮喘特定疗效的药物，是无可争辩的。

二、王玉润（国务院学位评审小组成员，中华全国中医儿科专业委员会常委、上海中医学院院长、教授）

王师指出：哮喘发作期分证不应太多，但以寒、热、外寒内热三型为宜。寒证法当宣肺平喘，温寒化痰，习用小青龙汤合三子养亲汤；但寒证每见面带青灰，肢冷多汗，是为肾阳虚损之证，故主张加用“二味黑锡丹”（《医门法律》：黑锡、硫磺），取其黑锡甘寒镇水，硫磺大热扶阳之功效。外寒内热选用定喘汤（《摄生众妙方》：麻黄、白果、苏子、甘草、款冬花、北杏仁、桑白皮、黄芩、法半夏）加葶苈子，寒温并用，各得其所。热证习用麻杏石甘汤与自制黛蛤散（青黛、海蛤壳）合用。

缓解期主张脾肾同治，阴阳双补。主方选用六君子汤加五味子，合参蛤散（《济生方》：人参9克，蛤蚧1对，研末分吞），或紫河车粉，或脐带粉，均为每次3克，1日3次。

［**义释**］王师经验可贵之处：其一，主方虽与王伯岳相同，但增外寒内热一型，确是临床常见之证型；其二：寒证合用三子养亲汤和黑锡丹，对哮喘急症、重症增添一法；热证合用黛蛤散，亦可增效，取其清肺化痰，软坚散结，适用于痰热化火郁结，痰稠胶固之急重症；其三：认为寒多兼虚，责之肾阳虚损，面带青灰，肢冷多汗是也。卓见其辨证入微，切合要领；其四：不仅用草本之味，而且广用矿石禽血之品，颇得钱乙之心典。

缓解期用六君子汤加五味子补脾而不滞；蛤蚧能互通阴阳之气，补肺肾且能直接定喘；人参补五脏而益气固表，为抗过敏之首药；紫河车，脐带粉补肾益精，又擅长于抗过敏。王师历来主张古今医药原理汇通，精选方药，注意量少易服而效宏，其用意之深奥，令人钦佩。

三、董廷瑶（上海著名老中医、文史馆研究员，世业中医儿科，著有《幼科刍言》一书）

董老认为：发作期证分寒热，寒证首投小青龙汤加厚朴，继服苓桂术甘合二陈汤加北杏仁、厚朴等健脾蠲饮，顺气化痰以善其后；热证痰热者选用定喘汤，肺热郁闭者选用麻杏石甘汤合小青龙、五虎汤之属，认定因于寒而终化热，故表里双解，寒温并用；对于哮喘持续状态，辨证认为是风痰阻塞，痰浊蒙蔽清窍，引动肝风抽搐神糊，主因在痰，故亟用大剂攻逐豁痰之法，自拟方药：用橘红、橘络、丝瓜络、竹沥、桔梗、鲜菖蒲、钩藤、象贝母、北杏仁、胆南星，天麻、全瓜蒌、郁金，并化服控涎丹。

缓解期宜通阳扶脾，杜绝生痰之源。常用苓桂术甘汤，次用星附六君子汤（六君子汤加胆南星，竹节白附子），或张锡纯氏的理饮汤（苓桂术甘汤加干姜、白芍、橘红、川厚朴），气虚则加生黄芪，但久病累肾也应加服参蛤散。

［**义释**］董老祖居浙鄞，世业中医儿科，哮喘一证经验可贵

之处：其一，主方所选略同上述南北二位王老，但董老喜用降气宽胸之厚朴，北杏仁；其二、主张虽是热证，亦宗寒温并用，考虑到因果标本的关系；其三，哮喘持续状态，一般每感中药汤方，缓不济急，董老认证为风痰阻塞，引动肝风，主因在痰，即用大剂攻逐豁痰之法，自拟处方，每多效验，供同道诊证时参考，虽不可能百发百中，但确增加诊案活儿之法。

四、黎炳南（广东省名老中医、广州中医学院儿科教研室教授、治疗小儿哮喘专家）

黎老认为本病正气不足为病之本，宿痰内伏为病之根，外邪为诱发之因，气闭喘鸣为病之标。治法以六字为要诀，即“理肺、补肾、扶脾。”

（一）理肺

证发之时，病位在肺，邪气外犯。肺卫首当其冲，故治以宣肺散邪为先，此其一；伏痰触发，痰阻气闭，此时痰气郁阻则脉络为之壅遏不通，甚而演成心血瘀阻之变证，故佐用毛冬青、地龙或当归等祛瘀通络之品，此其三；久病肺气虚耗，卫外不固，故益肺补气，宜当注重，此其四。

（二）补肾

肾主纳气，为元气之根。补肾可改善各脏腑之功能，增强体质。不发之时投以补肾之品，不但可以巩固疗效，而且减少发作，直至获得痊愈。

（三）扶脾

本证“急时治肺，平时治肾”言固有理。然“脾为生痰之源”，故补脾亦有重要意义。本病久延，五脏俱损，故可本“执中州以运四旁”之法，健脾以充养后天生化之源，对于肺、肾之虚亦大有裨益。常用自拟治哮喘基本方一号：麻黄、桂枝、毛冬青、苏子、葶苈子、鹅管石、五味子、党参、白术、炙甘草。加减法：偏热者，可去桂枝而选加蚤休、大青叶、黄芩、鱼腥草、射干等。寒甚者，以当归易毛冬青，酌加熟附子、细辛、白芥子等。多汗者，重用五味子、白术或加龙骨、牡蛎。气虚甚者，选用人参、黄芪。肾虚者，选加熟地、女贞子、补骨脂、巴戟天等。自拟基本方二号：熟地、当归、党参、白术、茯苓、陈皮、法半夏、鹅管石、五味子、炙甘草。加减法：肺脾虚甚者，加人参（或参须）、黄芪。肾阳虚者，加补骨脂、巴戟天，淫羊藿。

［**义释**］黎炳南教授，积数十年治哮喘之经验，熔各家学说于一炉，师古而不泥古，灵活化裁，所制治哮喘基本方二条和加减法，确有独到之处，用于临床，效验显著。其用药特点有：攻补兼施，常谓药物为驱邪之手段，然而必须依赖元气之主导作用方能奏效。此其一；寒热并用，本证有素体虚寒而骤感风热者，亦有外感风寒而内郁痰热者，故常呈寒热错杂之势。此时不可纯温以助热，亦不可纯清而增寒，当斟酌病机，或温下而清上，或外散风寒而内清痰热，用药宜分经别脏，令其各归本经，寒热并行，冀于复杂证情中，不使寒热之邪，互为犄角之势，此其二；刚柔相济，小儿阴阳稚弱，脏腑娇嫩，过用辛燥可耗气伤阴，过用滋腻则碍于运化而滋生痰浊，故寒而当温者，须温而不燥，如附子、肉桂、可配熟地、山萸肉之类。此则既无辛燥之弊，又有“阳得阴助而生化无穷，阴得阳升而泉源不竭”之妙。若阴虚宜滋养者，则当滋而不腻，如熟地配陈、夏之类，黎老常尊张景岳之金水六君煎之意，此其三也。

五、张奇文（中华全国中医儿科专业委员会副主任委员、主任医师，现任山东中医学院党委书记）

本病主因责之于肺、脾、肾三脏不足，引起表卫不固，痰湿内盛这是内因；寒温失护、接触异物或某些饮食、生冷、过咸过甜，触动伏痰，为诱发因素。发作期证多为邪实，治当攻邪，主方用小青龙汤合三子养亲汤或射干麻黄汤；热证选用定喘汤、麻杏石甘汤等，尤加重用金银花，鱼腥草；无分寒热常喜加用葶苈子。

［义释］张师言哮喘，持论有据符实，选用宗各位名师。但热证加金银花、鱼腥草；喘甚加地龙等，说明他学古而不泥古，渗透了新医学思想。

六、肖正安（成都中医学院儿科教研室主任、教授）

发作期认定是实证。热证选用麻杏石甘汤与千金苇茎汤合方应用；寒证习用华盖散，苏陈九宝汤（《幼幼集成》麻黄、茯苓皮、薄荷、肉桂心、苏叶、桑白皮、大腹皮、北杏仁、甘草）以及麻杏二陈汤、曲麦二陈汤等，无外寒者则常用六安煎（《景岳全书》陈皮、法半夏、茯苓、甘草、北杏仁、白芥子）。

［义释］肖老证治选用宗陈复正和张景岳之处方，其他与一般诸老略同。但二陈汤加味用法最妙，如食痰者用曲麦二陈汤；脾湿者用杏白二陈汤（即六安煎）；胸胁喉间湿鸣，痰声漉漉用二陈汤加南星、枳实（即导痰汤）；热痰选千金苇茎汤与主方合用。总之，食、痰二字，此为肖老临证不离之经验。

结　语

1. 通过南北东西部分现今儿科名老与同道对哮喘的证治分析，比较一致地认为，暴急发作期治疗重在肺脾，证分寒、热、痰湿三型，以祛邪为主，宣肺理气治痰为先；兼见有肾虚症状的，亦应兼顾其肾；缓解期根治之法，皆从脾肾着眼。补脾而不宜滞，以理脾、运脾为是，目的是杜绝生痰之源和消除已成之窠臼痰湿；补肾之方，虽有阴阳之别，但临床尤以肾阳虚者为多，故常用温补肾阳之法尤为其重。此乃古今治疗小儿哮喘规律之认识，使后学者执简驭繁，有法可循，有理可依，免于莫衷一是。

2. 在辨证论治的前提下，在选用古方的基础上，所加之药味，比较精当，经笔者分析其药理，多属治疗哮喘具有特定疗效之药物，符合辨病与辨证相结合之需求，发煌了古义，增添了新知。

3. 本病缓解期治疗，需要有耐心，而且要患家治之以恒，目前尚难急图速效；并且应注意："三分医药，七分调理"，这是十分重要的。

4. 虽说古今儿科医家治疗大法相似，造方用药相类，但相似相类不等于相同，各有经验特点，本文选录了具体治法方药微细的差别，精心求之所得，故整理成文，愿同道指正。

5. 在继承整理古代医家名著的基础上，学习整理现代有经验医家之理法方药，是当务之需，一病一证总结经验，循求规律，亦是继承发扬和临证之要。

（本文原刊于《新中医》1986 年第 5 期）

（郁文骏　李开注）

黎氏哮喘方治疗小儿哮喘的临床观察和实验研究

小儿支气管哮喘（简称小儿哮喘）是小儿时期常见的一种呼吸道变态反应性疾病。它是由嗜酸性粒细胞、肥大细胞和 T 淋巴细胞等多种炎症细胞参与的慢性气道炎症。这种气道炎症与易感者对各种激发因子具有气道高反应性有关，并可引起气管缩窄，表现为反复发作性的喘息、呼吸困难、胸闷或咳嗽等症状，常在夜间和（或）清晨发作、加剧。常出现广泛的可逆性气流受限，多数患儿可经治疗缓解或自行缓解。但其病程迁延，反复发作，缠绵难愈，对患儿的生长发育危害甚大，是世界范围内严重威胁儿童健康的一种慢性疾病。近年来，小儿哮喘的发病率和病死率均有上升趋势，已引起世界性的广泛关注。

小儿哮喘病因复杂，现代医学对其发病机制尚不甚明了，认为哮喘的形成和反复发作，除特殊过敏体质外，还是多种因素综合作用的结果，治疗也趋向于多途径、多环节的综合疗法。中医学认为，本病的病因病机是先天不足，肺脾肾三脏亏虚，内有宿根，复感外邪而诱发。痰阻气闭是病机关键。《证治汇补·哮病》更将其精辟地归纳为"因内有壅塞之气，外有非时之感，膈有胶固之痰，三者相合，闭拒气道，搏击有声，发为哮病。"朱丹溪将治哮之法概括为"未发以扶正气为主，既发以攻邪气为急"。近年来，许多学者在继承前贤思想的基础上，对哮喘进行深入研究，提出了许多创新的观点，将对哮喘的认识提高到一个新的水平。或重视风邪为患，或强调"血瘀"在哮喘病理中的作用，或强调肺脾亏虚，或以肾亏为本，或提出脾胃重点论，或强调寒、痰合患等等。治疗上多主张分期分型辨证施治，发作期以祛邪为主，缓解期以扶正固本为主。近年来，有学者提出辨病与辨证治疗相结合，采用攻补兼施之法，疗效颇佳。同时采用综合措施进行治疗，常可有效地防止本病的复发。

黎炳南教授从事中医临床工作达半个多世纪，尤其擅长小儿哮喘的防治，在运用传统理论的基础上，结合多年的临证探索，形成了自己独特的经验。黎老认为小儿哮喘病有夙根，为本虚标实之候，以正气不足为病之本，宿痰内伏为病之根，外邪为诱发之因，气闭喘鸣为病之标。其病程长，病因病机复杂，往往表里合邪、虚实互见、寒热错杂、变化多端。临证当以病为本，知常达变，灵活施治，用药须分经别脏、攻补兼施、寒热并用、气血同调、敛散并行、刚柔相济。在此基础上，自拟"黎氏哮喘Ⅰ号方"、"黎氏哮喘Ⅱ号方"，分别用于小儿哮喘发作期与缓解期，随证加减，临床疗效显著。并指导研究生开展多项科学实验，多层次多角度地阐明了黎氏哮喘方的作用机制。

一、黎氏哮喘Ⅰ号方

哮喘Ⅰ号方由麻黄、桂枝、细辛、苏子、鹅管石、五指毛桃根、毛冬青、蚤休、当归、五味子等药组成基本方。方中用麻黄、桂枝，宣肺散邪以平喘止咳；细辛、鹅管石、苏子温肺化痰。然纯用辛温发散，既恐耗伤肺气，又须防温燥伤津，所以配用五味子敛肺气、当归养阴血；又伍毛冬青、蚤休清肺热，且二药兼能化痰、活血化瘀。哮喘发作期，治肺攻邪实为当务之急。然攻邪虽为大法，却非惟一治法，攻邪之中辅以扶正，亦常为必不可少之法。又因小儿肺脏娇嫩，脾常不足，易为外邪所侵，加之哮喘顽症，反复发作时往往虚实互见，因此配伍五指毛桃根补肺以固表、健脾以除痰。诸药相合，共奏解表清里、补气养血、化痰平喘之功。用于小儿哮喘发作期寒哮型、寒热夹杂型及虚实夹杂型。黎老认为本病内因多责之于伏痰，外因或诱因以接触异气、饮食不当及感受外邪为主，外邪中以寒邪尤为重要。故临床以寒哮、寒热夹杂型、虚实夹杂型哮喘多见，而纯属热哮者则较少见。

麻黄辛温入肺，乃定喘要药，为黎老所常用。其现代药理研究表明，麻黄含有麻黄碱、伪麻黄碱等多种生物碱及挥发油、鞣质等，对支气管平滑肌有明显的松弛作用，具有作用持久的特点。其平喘机制主要通过以下环节：①促进肾上腺素能神经和肾上腺髓质铬细胞释放去甲肾上腺素和肾上腺素而间接发挥拟肾上腺素作用；②因其化学结构与肾上腺素相似，亦可直接与支气管平滑肌上的β-肾上腺素受体结合，激活细胞膜上腺苷环化酶，催化三磷酸腺苷（ATP）形成环磷酸腺苷（cAMP），使支气管平滑肌松弛；③促进肺部前列腺素E（PGE）的释放，直接活化腺苷环化酶或抑制该酶的分解，使细胞内cAMP含量增加而达到松弛支气管平滑肌的作用。黎老临证常重用桂枝以温通经脉，因“形寒饮冷则伤肺”，津聚为痰，痼结于肺，非大温不化。现代药理研究证明，桂枝可抑制 IgE 所致的肥大细胞脱颗粒释放介质，具有抗过敏作用。细辛辛温，入肺经而温化肺中寒饮。《长沙药解·卷三》曰：“细辛，敛降冲逆而止咳，驱寒湿而荡浊，最清气道，兼通水源，温燥升通，对肺胃之壅塞……专止咳嗽”。《日华子本草》曰：其“治咳……胸中结聚”。方用当归，除因其具有养阴血之功，尚因其有止咳逆之效，如《神农本草经》有当归“主治咳逆上气”之述，《和剂局方》中苏子降气汤亦伍用当归以治咳喘。现代药理证实，当归具有平喘作用的有效成分为正丁烯酞内脂和藁本内脂。体外试验证明正丁烯酞内脂浓度为 4.4×10^{-4}g/ml 时，对豚鼠气管平滑肌有松弛作用；甘肃岷县当归挥发油中分离出淡黄色油性植物，鉴定为藁本内脂，试验研究证明其不仅对离体的豚鼠气管条有松弛作用，而且对乙酰胆碱、组胺以及氯化钡引起的气管平滑肌痉挛也有明显的解痉作用。并且，当归对变态反应性炎症也有一定影响。其抗炎作用机制可能包括降低毛细血管的通透性，抑制 PGE_2 合成以及抑制某些致炎物质如 5-HT 释放等作用环节。毛冬青味苦性寒而入心肺，具清金泻肺、化痰止咳、祛瘀通络之功，一物多用，对本证尤为适合。

为了进一步探讨“哮喘Ⅰ号方”的作用机制，黎老指导研究生先后进行了多层次的临床观察及实验研究。

（一）临床疗效

根据小儿哮喘的诊断标准、近期疗效判断标准，历届研究生在黎老及其他导师的指导下，临床系统观察了上百名哮喘发作期患儿，发现中药治疗组与氨茶碱组近期疗效比较无显著性差异（$P>0.05$）。说明哮喘Ⅰ号方与氨茶碱对小儿哮喘发作近期疗效相当（表1、表2）。

表 1 中药组与氨茶碱组近期疗效比较

组别	n	临控（%）	显效（%）	好转（%）	总有效（%）	无效（%）
中药组	94	20（21.3）	44（46.8）	20（21.3）	84（89.4）	10（10.6）
氨茶碱组	46	6（13.0）	20（43.5）	14（30.5）	40（87.0）	6（13.0）

X^2=0.18（P>0.05）由表 1 可以看出，中药组与氨茶碱组近期疗效比较无显著性差异。

表 2 治疗组与氨茶碱组单项疗效比较

组别	n	喘			咳			痰			哮鸣音		
		显效	好转	无效	显效	好转	无效	显效	好转	无效	显效	好转	无效
中药组	94	75	11	8	54	35	5	35	43	16	54	24	16
氨茶碱组	46	37	7	2	24	18	4	11	18	17	31	9	6
X^2		0.002			0.001			6.8			0.37		
P		>0.05			>0.05			<0.05			>0.05		

由表 2 可以看出，中药组与氨茶碱组对喘、咳、哮鸣音的疗效，无显著性差异（P>0.05），但对痰的疗效中药组优于氨茶碱组，二者比较有显著性差异（P<0.05）。

在临床症状及体征的疗效比较中，发现中药治疗组与氨茶碱治疗组对喘、咳、哮鸣音的比较，无显著性差异（P>0.05），但对痰的疗效优于氨茶碱组，二者比较有显著性差异（P<0.05）。由此可以推测哮喘Ⅰ号方具有较好的平喘祛痰作用。从中西医结合的角度分析，痰是小儿哮喘的主要病理因素，痰壅气闭是小儿哮喘的基本病理机制。表现为支气管、细支气管黏液腺的肥大、增生，腺体分泌亢进。然痰伏于肺，平时可不发病，如有非时之感，即过敏原诱因触发，则痰随气升，气因痰阻，互相搏

击，闭据气道，发生变态反应，此时中小型支气管平滑肌痉挛，管壁黏膜水肿，管腔内黏稠分泌物大量增多，气道壅塞，肺管因而狭窄，肺气升降不利，以致哮喘发作。临床发现，小儿哮喘发作时，肺部除能听到哮鸣音外，许多还能听到痰鸣音。服用哮喘Ⅰ号方后，患儿痰鸣音消失或明显减少，喘息乃平。临床研究表明，哮喘Ⅰ号方对哮喘患儿痰的总有效率为82.98%。

（二）实验研究

1. 平喘作用　近年来，现代医学虽然对哮喘发病机制的认识由支气管痉挛转向气道的变应性炎症所致的气道高反应性（BHR），但支气管痉挛仍是哮喘发病的重要病理特征。所以，传统的解痉法在我国仍然普遍应用。20世纪80年代初，黎老指导研究生杨庆林在哮喘Ⅰ号方的药理实验中发现，该方能直接舒张离体豚鼠气管（表3、表4、表5）。

表3　药物对离体豚鼠气管螺旋条的松弛作用

组别	例数	直接舒张作用（$\bar{X}\pm SD$）（单位：mm）	对气管收缩的拮抗作用（$\bar{X}\pm SD\%$）	
			氯化乙酰胆碱	磷酸组胺
50%中药组	10	0.26±0.1☆	42±24	48±0.19
100%中药组	10	0.55±0.27★◆	68±15◆※	75±21▲◆
2.5%氨茶碱组	10	0.485±0.28	92±13	82.5±16
生理盐水组	19	0.01±0.0	9±13	0±7

注：☆50%中药组与100%中药组比较，$P<0.01$；★100%中药组与2.5%氨茶碱组比较，$P<0.05$；◆100%中药组与生理盐水组比较，$P<0.01$；※100%中药组与2.5%氨茶碱组比较，$P<0.01$；▲100%中药组与2.5%氨茶碱组比较，$P>0.05$。

由表3可以看出，对离体豚鼠气管螺旋条的直接舒张作用，100%中药组优于氨茶碱组，两组比较存在显著性差异（$P<0.05$）；100%中药组优于50%中药组，两组比较存在显著性差异（$P<0.01$）；哮喘Ⅰ号方能够拮抗气管收缩，100%中药组与

生理盐水组比较存在显著性差异（$P<0.01$）；对磷酸组胺所致气管收缩的舒张作用，100%中药组与氨茶碱组比较无显著性差异（$P>0.05$）；对乙酰胆碱所致气管收缩的舒张作用，氨茶碱组优于100%中药组，两组比较存在显著性差异（$P<0.01$）。

表4 药物对离体豚鼠完整气管的作用（毛细管法）

组别	例数	药物对气管作用前后液面差之平方根（$\bar{X}\pm SD$）	
		氯化乙酰胆碱	磷酸组胺
生理盐水组	10	0.18 ± 0.63	0.5 ± 0.5
100% 中药组	9	2.3 ± 0.45※★	2.35 ± 0.34※★
2.5% 氨茶碱组	9	2.54 ± 0.5	2.6 ± 0.5

注：※100% 中药组与 2.5% 氨茶碱组比较，$P>0.05$；★100% 中药组与生理盐水组比较，$P<0.01$。

由表4可以看出：哮喘Ⅰ号方对磷酸组胺和乙酰胆碱所致的气管收缩具有舒张作用，与生理盐水组比较，存在显著性差异（$P<0.01$），与氨茶碱组比较无显著性差异（$P<0.05$），说明在舒张由磷酸组胺和乙酰胆碱所致的气管收缩方面，与氨茶碱作用相当。

表5 整体豚鼠药物引喘实验（单位：s）

组别	例数	引喘潜伏期（（$\bar{X}\pm SD$）	
		喷雾吸入法	腹腔注射法
生理盐水组	10	72.8 ± 18.9☆	75.5 ± 15.21※
100% 中药组	9	191.6 ± 94.13	179.1 ± 98.8
1% 麻黄素溶液组	9	107.1 ± 27.39	104.3 ± 13.74

注：※100% 中药组与1% 盐酸麻黄素溶液组比较，$P<0.01$；☆100% 中药组与1% 盐酸麻黄素溶液组比较，$P<0.05$。

由表 5 可以看出：100%哮喘Ⅰ号方、1%盐酸麻黄素溶液均具有延长豚鼠引喘潜伏期的作用，两组比较存在显著性差异（$P<0.01$ 或 $P<0.05$），说明哮喘Ⅰ号方的作用优于麻黄素，喷雾吸入给药法、腹腔注射法均显示了相同结果。

该项实验观察了哮喘Ⅰ号方对离体豚鼠气管螺旋条的松弛作用及对离体完整气管的作用，证实哮喘Ⅰ号方对离体豚鼠气管螺旋条和离体完整气管具有直接舒张作用。研究证实哮喘Ⅰ号方的平喘作用可能与该方具有对抗组胺和乙酰胆碱作用有关，而且对离体气管的直接舒张作用较 2.5% 氨茶碱溶液更强，由此可以推测本方对离体气管的舒张作用，并非只是拮抗了乙酰胆碱和磷酸组胺对气管的致痉作用，其舒张气管的作用，还很可能由其他效应综合而成。同时，观察了整体豚鼠药物引喘实验，结果证实相同体积的 100% 哮喘Ⅰ号方煎剂较 1% 盐酸麻黄素溶液显示了更强的平喘作用，而本方所用的麻黄内含麻黄素的比例只及麻黄素溶液的一半，提示可能是许多中药之间的配合作用或兼具了其他对机体的调节作用而达到较好的平喘效果。

2. 抗炎作用　随着医学科学的进展，尤其是分子免疫学研究的开展，各国学者逐渐认识到气道炎症是支气管哮喘的本质，从对气道平滑肌痉挛的研究转向有关气道炎症的研究，提出了气道炎症学说及气道重塑学说并不断加以完善。哮喘是气道慢性炎症性病变引起的气道高反应性，在外源性和（或）内源性刺激因素触发下，而导致广泛的、可逆的气道狭窄所产生的临床综合征。认为气道炎症既是引起气道平滑肌敏感和痉挛的主要原因，也可以直接导致气道通气障碍。气道炎症的原因主要是变态反应原、非特异性刺激物、病毒感染和职业性过敏因素引起的。已证实嗜酸粒细胞、肥大细胞、单核 / 巨噬细胞、中性粒细胞、气道上皮细胞、血管内皮细胞和血小板等通过合成和释放组胺、血小板激活因子、白细胞三烯类、内皮素、前列腺素类和缓激肽等炎症介质参与了支气管哮喘的调节。该学说为制定抗炎治疗应是支气管哮喘治疗的第一线治疗的原则提供了重要依据。众多学者提出嗜酸性粒细胞是哮喘炎症的关键效应细胞,气道上皮细胞是哮喘炎症的靶细胞。并发现即使是轻症哮喘,也存在气道上皮细胞的特征性变化,为固有细胞受损,炎症细胞出现在上皮层内,这些变化与哮喘的某些病理生理变化有关。哮喘患者的上皮损伤常见于中央气道。气道上皮炎症损伤时能刺激炎症细胞浸润、分泌炎性介质和生长因子,这些刺激因子不断刺激气道,导致哮喘炎症的特定性靶细胞—上皮细胞损伤。哮喘时上皮细胞一旦受损,即可刺激一些调节启动炎症反应的细胞因子产生,进而使哮喘趋向慢性化,演变成不可逆的气道结构性改变,即气道重塑。James 曾提出哮喘是一种上皮细胞病,认为病毒感染、抗原刺激等均可致气道上皮细胞损伤,引起气道高反应性;气道黏膜保护性机制遭到破坏,上皮细胞所产生的松弛因子减少;感觉神经末梢 c- 纤维暴露,并通过轴突反射释放 P 物质(SP)和神经激肽 A(NK-A)等神经肽类,从而引起气道平滑肌痉挛、黏膜水肿、血浆渗出、黏液过度分泌,使气道进一步狭窄。近年来,国内外学者通过支气管肺泡灌洗液或诱导痰液细胞成分的检测及支气管活检标本的研究,已证实哮喘患者的上皮细胞脱落数量是正常受试者的 4 倍。病理研究显示:哮喘的病理改变存在上皮细胞的破坏,以气道内大量嗜酸性粒细胞浸润为主,肥大细胞、淋巴细胞和巨噬细胞浸润为辅的气道炎症细胞为基本特征。在所有哮喘病人的气道黏膜中均存在着不同程度的炎症反应和气道壁不同程度的增厚,这种增厚涉及到气道壁的所有层次,包括气道平滑肌的肥大细胞引起的肌层增生、基底膜的透明蛋白变性及增厚、黏膜下层和黏膜层的充血水肿等,尤其是基底膜的增厚在哮喘的发病机制中具有非常重要的意义,镜下显示基底膜的增厚与血管的增生和炎性细胞的增多有关。基于以上理论，众多学者逐步认识到在哮喘的防治上尽早应用抗炎治疗是根本，尤其是吸入表面皮质激素被许多学者推崇为中、重度哮喘的第一线治疗。

为了探讨哮喘Ⅰ号方与哮喘病理学的关系，了解其抗炎作用，导师指导研究生通过透射式电子显微镜，观察哮喘Ⅰ号方对过敏性哮喘豚鼠治疗前后肺超微结构的变化，从病理学角度验证哮喘Ⅰ号方对哮喘的影响。本实验对采用卵蛋白溶液喷雾吸入后哮喘发作豚鼠的第1、8天不同时间的各个模型组及连续治疗7天后的中药组进行了肺组织的超微结构观察，实验结果显示:连续喷雾吸入后第1天肺毛细血管壁充血并挤压毛细血管壁，这是卵蛋白诱发哮喘急性发作所致。停止卵蛋白喷雾吸入后的第8天，生理盐水对照组肺毛细血管壁增厚，基膜不清晰并有胶原纤维增多，这多与较长时间肺部炎症刺激有关。出现这种病理变化直接影响气体交换的进行。而用哮喘Ⅰ号方连续治疗7天者肺毛细血管壁增厚程度减轻，无胶原纤维增生，这表明哮喘豚鼠肺组织炎症程度的减轻。本动物实验从病理学角度说明哮喘Ⅰ号方对哮喘豚鼠肺组织具有治疗和保护作用。现代药理研究发现，麻黄、桂枝、细辛具有抑制炎性细胞脱颗粒作用；五味子、当归具有增强细胞免疫功能的作用。由此可以推测哮喘Ⅰ号方具有抗变态反应性炎症，降低气道高反应性的作用。

动物实验已初步证实了哮喘Ⅰ号方的抗炎作用，那么如何在临床工作中得到验证呢？目前研究主要以支气管肺泡灌洗液或支气管黏膜活检为参照，但由于二者的创伤性和低重复性的特点，难以在儿童气道疾病的研究中推广。而痰液诱导、细胞分析作为一种实用可行的非创伤性方法，已日益受到关注。Twaddill SH等的研究表明，超声雾化吸入生理盐水诱发哮喘急性发作期患儿咳出痰液可以评价气道炎症。急性发作期哮喘患儿气道有明显的非特异性炎症存在，炎症细胞包括嗜酸性粒细胞、中性粒细胞和肥大细胞。盛军等运用高渗盐水雾化吸入诱导痰液的方法，对37例哮喘发作期患儿、48例正常儿童的痰液进行分析，结果表明哮喘儿童组和健康儿童组在嗜酸性粒细胞和肥大细胞计数方面有显著性差异，与国外的报道相一致。认为诱导痰液分析、评判哮喘患儿气道炎症是一种安全、可靠的研究方法。Diamant等用诱导痰研究白三烯拮抗剂与半胱胺酸白三烯拮抗剂对气道的抗炎作用，进一步证明诱导痰是一种可以评价药物治疗效果的无创性方法。基于此，导师指导研究生黄钢花进行了相关研究（表6、表7）。

表6　哮喘小儿哮喘发作治疗前后诱导痰液中细胞总数及分类的比较（$\bar{X} \pm S$）

组别	n	时间	细胞总计数（$\times 10^9$）	分类计数（%）				
				EC	N	M	L	E
正常组	10	/	2.4 ± 0.8	12.2 ± 2.8	33.9 ± 1.9	43.7 ± 3.3	9.7 ± 1.6	1.0 ± 0.6
中药组	15	治疗前	14.8 ± 5.0※	8.2 ± 1.3※	28.5 ± 2.0※	26.8 ± 1.9※	15.9 ± 2.0※	20.4 ± 1.5※
		治疗后	5.8 ± 5.9△	11.1 ± 2.1△	30.2 ± 2.0	39.8 ± 2.7△	11.5 ± 2.8△	7.6 ± 5.5△

注：※ 与正常组比较，$P<0.01$，△同组治疗前后比较，$P<0.05$。
EC：上皮细胞；N：中性粒细胞；M：单核细胞；L：淋巴细胞；E：嗜酸性粒细胞

由表6可以看出：中药治疗组治疗前较正常组细胞总计数、嗜酸粒细胞计数、淋巴细胞分类数值升高，存在显著性差异（$P<0.01$），上皮细胞、单核细胞、中性粒细胞分类比值降低，存在显著性差异（$P<0.01$）。中药组患儿治疗后的细胞总计数、嗜酸粒细胞计数、淋巴细胞分类数值较治疗前比较降低，存在显著性差异（$P<0.05$）。

表 7 豚鼠支气管肺泡灌洗液中细胞成分的比较（$\bar{X} \pm S$）

组别	动物数	细胞总计数（$\times 10^9$）	分类计数（%）				
			EC	N	M	L	E
正常组	8	0.62±0.16	46.79±5.76	27.56±3.58	16.35±2.1	7.3±2.81	0.95±0.40
模型组	8	15.46±4.0★	42.74±3.27※	19.56±3.78★	15.79±3.18	12.83±2.47★	8.64±1.68★#
中药组	8	1.69±0.53#	45.74±3.30	26.78±3.01#	14.58±1.43	9.39±2.32▲	2.61±0.72※#
氨茶碱组	8	3.73±1.46★#◆	44.09±1.95	24.91±3.61#	14.73±1.41	11.05±3.04	4.45±2.58★#◆

注：与正常组比较，※$P<0.05$，★$P<0.01$；与模型组比较，▲$P<0.05$，#$P<0.01$；氨茶碱组与中药组比较，◆$P<0.05$，其余 $P>0.05$。

EC：上皮细胞；N：中性粒细胞；M：单核细胞；L：淋巴细胞；E：嗜酸性粒细胞

由表 7 可以看出：①模型组豚鼠的支气管肺泡灌洗液的细胞总计数、嗜酸性粒细胞分类和淋巴细胞分类较正常组有明显升高。上皮细胞分类、中性粒细胞分类较正常组相对降低。②中药组和氨茶碱组治疗后细胞总计数、嗜酸性粒细胞分类明显降低，中性粒细胞分类相对升高。③中药组的细胞总计数与正常组比较无显著性差异（$P>0.05$）；嗜酸性粒细胞分类与正常组、氨茶碱组比较存在显著性差异（$P<0.05$）。④中药组与氨茶碱组比较，细胞总计数、嗜酸性粒细胞分类存在显著性差异（$P<0.05$），中药组低于氨茶碱组。

以上实验研究提示：哮喘Ⅰ号方能够降低痰液细胞总计数、嗜酸性粒细胞分类、淋巴细胞分类，且降低痰液细胞总计数、嗜酸性粒细胞分类的作用优于氨茶碱，推测哮喘Ⅰ号方可能通过抑制炎性细胞，特别是嗜酸性粒细胞对气道的浸润，降低炎性细胞的活性，从而减少嗜酸性粒细胞释放毒性蛋白和其他炎性细胞释放炎性介质，减少气道损伤，降低或预防气道高反应性的形成，具有治疗气道炎症的作用。

3. 调节自主神经功能　气道自主神经功能紊乱，β-肾上腺素受体功能低下，是传统公认的哮喘的重要发病机制。在气管内，除经典的肾上腺素能神经和胆碱能神经外，呼吸道中还存在非肾上腺素能非胆碱能神经及其神经递质，它们的功能失调也与哮喘的发病有密切的关系。大量研究证实，β-受体功能与细胞内环磷酸腺苷（cAMP）、环磷酸鸟苷（cGMP）水平密切相关。cAMP与cGMP广泛存在于人体多种细胞内，是维持细胞平衡代谢的重要生命活性物质，激活细胞内生物合成，又称为第二信使物质。cAMP的增高可稳定膜电位，从而阻止介质的释放及形成，使支气管舒张；迷走神经兴奋刺激肥大细胞膜上M-胆碱受体即鸟苷环化酶（GC），促使细胞内三磷酸鸟苷（GTP）形成环磷酸鸟苷（cGMP），可释放介质，使支气管收缩。cAMP、cGMP在细胞内的浓度存在交互抑制现象，因此支气管平滑肌张力和肥大细胞生物活性介质释放是由细胞膜上受体功能状态以及cAMP与cGMP平衡关系所控制的，任何能提高cAMP/cGMP比值的介质或药物可使支气管舒张，反之则使其收缩。cAMP/cGMP比值失衡后多种过敏介质呈分泌颗粒排出，而被人们认为过敏抗体的IgE，又被认为在"桥联"作用中发生变更而产生信号，并刺激受体引起cAMP下降，cGMP上升，进而促成多种过敏介质分泌。有人报道，细胞内环核苷酸可排到细胞外，因此细胞外液中的环核苷酸可作为细胞内浓度的可靠指标。故cAMP、cGMP比值可反映支气管平滑肌细胞内的浓度水平。cAMP使支气管平滑肌舒张，cGMP使支气管平滑肌痉挛。当支气管平滑肌细胞及肥大细胞内cAMP降低，cGMP升高，二者比值降低时，可导致支气管平滑肌痉挛，引起哮喘发作。

查阅相关文献之后，研究生刘松、刘华在导师的指导下，对哮喘Ⅰ号方治疗哮喘发作前后血浆环核苷酸比值的影响，进行了临床与实验研究（表8、表9）。

表 8 哮喘小儿哮喘发作治疗前后血环核苷酸比较(pmol/ml, $\bar{X} \pm S$)

组别	n	cAMP		cGMP		cAMP/cGMP	
		治疗前	治疗后	治疗前	治疗后	治疗前	治疗后
正常组	10	17.1 ± 5.20	/	4.06 ± 1.24	/	4.39 ± 1.56	/
中药组	47	12.05 ± 7.77※	18.56 ± 5.46△	6.72 ± 3.69	5.41 ± 2.09	1.63 ± 0.54※	3.83 ± 1.53△
氨茶碱组	23	11.47 ± 5.17※	14.32 ± 5.72△	9.08 ± 6.42	4.30 ± 1.97	1.53 ± 0.57※	3.53 ± 1.03△

注:△同组治疗前后比较,$P<0.01$;※ 与正常组比较,$P<0.01$。

由表 8 看出,哮喘发作时,中药组与氨茶碱组 cAMP 含量、cAMP/cGMP 比值较正常组降低($P<0.01$),提示 cAMP 含量、cAMP/cGMP 比值下降是哮喘发作的重要原因。治疗后,两组 cAMP 含量、cAMP/cGMP 比值较发作时显著升高($P<0.01$),但以中药组升高明显,表明哮喘Ⅰ号方能升高哮喘儿童血浆的 cAMP 含量、cAMP/cGMP 比值。

表 9 哮喘豚鼠治疗前后血浆环核苷酸含量比较(pmol/ml, $\bar{X} \pm S$)

组别	动物数	cAMP		cGMP		cAMP/cGMP	
		治疗前	治疗后	治疗前	治疗后	治疗前	治疗后
正常组	10	45.80 ± 3.22	/	8.08 ± 0.64	/	5.69 ± 0.47	/
模型组	10	25.10 ± 3.67※	26.50 ± 3.60	12.97 ± 1.00※	11.96 ± 1.04	1.95 ± 0. 37※	2.24 ± 0.41
氨茶碱组	10	26.80 ± 3.52	34.60 ± 4.62△	12.99 ± 1. 44	10.35 ± 0.69△	2.08 ± 0.30	3.36 ± 0.54△
高剂量组	10	26.40 ± 3.57	38.50 ± 6.29	11.93 ± 1.93	8.84 ± 0.46△	2.28 ± 0.56	4.37 ± 0.82▲★

续表

组别	动物数	cAMP		cGMP		cAMP/cGMP	
		治疗前	治疗后	治疗前	治疗后	治疗前	治疗后
中剂量组	10	25.80 ± 2.94	29.70 ± 3.83	12.77 ± 1.48	10.13 ± 0.89△	2.06 ± 0.41	2.94 ± 0.37▲
低剂量组	10	26.70 ± 5.36	27.80 ± 4.67	13.16 ± 1.72	11.53 ± 0.63△	2.07 ± 0.50	2.41 ± 0.38

注：治疗前后自身比较，△$P<0.05$，▲$P<0.01$；与正常组比较，※$P<0.001$；与氨茶碱组比较，★$P<0.01$。

由表9可以看出：①模型cAMP降低，cGMP升高，cAMP/cGMP比值降低，与正常组比较有显著差异($P<0.001$)，提示cAMP/cGMP比值降低与致敏豚鼠的哮喘发作有关。②中药高、中剂量组和氨茶碱组均能提高cAMP，降低cGMP，从而提高cAMP/cGMP比值，治疗前后自身比较，差异显著($P<0.05$或$P<0.01$)。提高cAMP/cGMP比值的作用以中药高剂量组为最，其治疗后与氨茶碱组比较差异显著($P<0.01$)，表明其有比氨茶碱更好的提高哮喘豚鼠cAMP/cGMP比值的作用，并存在明显的量效关系。

实验结果显示，哮喘儿童与哮喘豚鼠血浆cAMP水平下降，cAMP水平升高，cAMP/cGMP比值下降，提示cAMP/cGMP比例失衡是哮喘发病的重要原因。哮喘Ⅰ号方治疗后哮喘儿童与哮喘豚鼠cAMP水平升高，cGMP水平下降，cAMP/cGMP比值升高，由此可推测调节自主神经功能是该方平喘作用的机制之一。

4. 改善微循环　中医学认为久病入络，久病必有瘀。唐容川已提出“瘀血乘肺，咳逆喘促”(《血证论·瘀血篇》)，认识到瘀血与哮喘的发病密切相关。近年来对瘀血致哮予以高度重视，姚惠陵认为血瘀是小儿哮喘的主要病因是“肺朝百脉”，当各种原因作用于肺，使肺生理障碍，而从产生血瘀，诱发哮喘。张永涛结合哮喘病人的血流变，微循环，免疫球蛋白，及气道组织病理学的病理改变开展了哮喘的微观辨证，认为哮喘病人的气道变应性炎症的本质是气道瘀血，提出了活血化瘀能改善气道血流，减轻气道瘀血，降低气道反应性，从而从基础研究角度开阔了中医辨治的思路。临证过程中，黎老发现哮喘患者存在不同程度的微循环障碍，而微循环障碍的持续存在又会加重哮喘病情，二者紧密相连，互相影响。哮喘乃痰气相搏、肺气郁闭之证，气为血帅，气行则血行，气闭则血瘀；哮喘为本虚标实之候，气虚无力推动血行，必停留而生瘀；从其病程来看，反复发作，经年不愈，则“久病血瘀”；从发作症状来看，严重发作时可见呼吸气短，口唇发绀，四肢冰冷等心血闭阻、心阳欲脱之征，亦提示了血瘀的存在。因此黎老认为瘀血内停也是哮喘的发病机制之一。因此，活血化瘀是治疗哮喘不可忽视的环节。通过观察微循环可以了解患者血运状态，不但有助于判定疾病的进退，而且可以推测药物的疗效及其部分作用机制，于是，指导研究生郑星宇进行了有关方面的研究。观察了 17 例哮喘患儿的甲皱微循环，并进行了相关动物实验研究（表 10）。

表 10　17 例哮喘治疗前后微循环观察（$\bar{X} \pm S$）

	管径 u			流速	呼吸
	输入枝	输出枝	袢顶	（秒 /mm）	（次 / 分钟）
治疗前	3.6 ± 0.21	4.0 ± 0.25	4.7 ± 0.29	3.0	25 ± 1.2
治疗后	4.2 ± 0.23※	4.8 ± 0.21※	5.6 ± 0.31※	1.8△	20.5 ± 1.05△

注：治疗前后自身对照，※$P<0.05$，△$P<0.01$。

由表 10 可以看出黎氏哮喘Ⅰ号方治疗前患儿的毛细血管袢形态多为粗细不等、交叉迂曲，血流多呈粒状或缓粒流状，少数患儿见有轻度的红细胞聚集和血流瘀滞等现象；使用哮喘Ⅰ号方治疗 1 周后，发现管径扩大，血流加快，瘀积现象消失。治疗前后自身对照，存在显著性差异（$P<0.05$）。

动物实验选用 20 只豚鼠，随机分为中药组和生理盐水对照组，每组10只。中药组予哮喘Ⅰ号方煎液灌胃，每天3ml（含生药3g），连续2天；对照组予生理盐水灌胃，每天3ml，连续2天。第3天观察豚鼠球结膜微循环，然后注射磷酸组胺（45mg/1000g），并观察出现喘促的时间、程度；5分钟后再观察上述指标1次（表11、表12）。

表11 20例中药治疗哮喘豚鼠前后微循环观察（$\bar{X}\pm S$）

组别	管径u		流速（秒/mm）	
	注射前	注射后	注射前	注射后
中药组	23.24±0.47	21.10±0.37△▲	5.75±0.37	4.35±0.34△▲
生理盐水组	21.94±0.4	18.31±0.45▲	4.65±0.34	2.91±0.36▲

注：注射组胺后，中药组与生理盐水组比较，△$P<0.01$；注射组胺前后自身对照▲$P<0.01$。

表12 20例中药治疗哮喘豚鼠前后模型观察（$\bar{X}\pm S$）

组别	例数	呼吸加快（分钟）	抽搐样呼吸（分钟）	死亡（只）
中药组	10	3.1±0.37※	14.3±0.51△	3
生理盐水组	10	2.1±0.32	9.8±0.47	7

注：注射组胺后，中药组与生理盐水组比较，△$P<0.01$，※$P<0.05$。

由表11、表12可以看出：两组动物在注射组胺后都出现明显的微循环障碍，生理盐水组微循环障碍更为严重，两组比较有显著性差异（$P<0.01$）；均出现呼吸加快、抽搐样呼吸等喘促现象，生理盐水组出现较中药组更早、更严重，两组比较有显著性差异（$P<0.05$或$P<0.01$）。表明哮喘Ⅰ号方具有对抗组胺致喘和改善微循环的作用。与临床观察结果相吻合。

临床和实验研究已证实，哮喘发作时存在血液流变性降低，血液凝固性增强，微循环功能障碍等病理改变，为进一步验证哮喘Ⅰ号方在活血化瘀方面的作用机制，经查阅文献资料，发现TXA_2/

PGI_2 比例失调在哮喘发病中具有重要作用。血栓素 A_2(TXA_2)和前列环素(PGI_2)是花生四烯酸环氧酶代谢途径的重要产物,TXA_2 主要源于肺实质内花生四烯酸代谢,而 PGI_2 则主要由气管和肺血管组织的花生四烯酸转化而成,两者半衰期极短,在体内迅速水解为活性很小而稳定的代谢产物血栓素 B_2(TXB_2)和 6-酮-前列腺素($6\text{-K-PGF}_{1\alpha}$),所以常以 TXB_2 和 $6\text{-K-PGF}_{1\alpha}$ 作为观察 TXA_2 和 PGI_2 的标志物。TXA_2 是导致哮喘发作的最重要的炎症介质之一,对支气管具有强烈的收缩作用,并可以增加气道的高反应性。炎症介质 TXA_2 能与血小板膜上的特异性受体结合,使血小板聚集并释放出生物活性物质。与 TXA_2 相反,PGI_2 是目前已知的最有效的抑制血小板聚集物质和支气管扩张物质。TXA_2 和 PGI_2 在体内形成调节机制,二者的平衡在哮喘发病中发挥重要的作用。研究生刘松观察了 45 例哮喘患儿,用放射免疫法检测血浆 TXB_2、$6\text{-K-PGF}_{1\alpha}$ 的含量,哮喘Ⅰ号方治疗组治疗 1 周后,TXB_2 含量明显降低、$6\text{-K-PGF}_{1\alpha}$ 明显升高,T/6 比值降低,与治疗前对比,$P<0.01$,较氨茶碱对照组比较,改善显著,表明哮喘Ⅰ号方能降低哮喘患儿血浆的 T/6 比值,具有较好的活血化瘀作用(表 13、表 14)。

表 13 哮喘小儿哮喘发作治疗前后血浆 TXB_2、$6\text{-K-PGF}_{1\alpha}$ 含量比较 (pmol/ml,($\bar{X}\pm S$)

组别	n	TXB_2、		$6\text{-K-PGF}_{1\alpha}$		$TXB_2/6\text{-K-PGF}_{1\alpha}$	
		治疗前	治疗后	治疗前	治疗后	治疗前	治疗后
正常组	10	220.88 ± 55.33	/	54.58 ± 13.52	/	4.07 ± 0.39	/
中药组	10	306.11 ± 77.62※	252.35 ± 78.14△	39.96 ± 7.47	45.88 ± 9.59	7.58 ± 0.85※	5.41 ± 0.86△
氨茶碱组	10	311.48 ± 58.23※	241.97 ± 55.51△	39.11 ± 7.55	44.21 ± 10.44	8.02 ± 1.08※	5.55 ± 1.04△

注:△同组治疗前后比较,$P<0.01$;※ 与正常组比较,$P<0.01$。

由表13可以看出，哮喘发作时，治疗组与对照组TXB_2含量升高，6-K-$PGF_{1\alpha}$含量降低、TXB_2/6-K-$PGF_{1\alpha}$比值升高，与正常组比较，$P<0.01$，提示TXB_2含量升高、6-K-$PGF_{1\alpha}$含量降低、TXB_2/6-K-$PGF_{1\alpha}$比值升高，是哮喘发作的重要原因，经治疗后，两组TXB_2/6-K-$PGF_{1\alpha}$比值升高降低，与治疗前比较，$P<0.01$，以治疗组改善显著，较接近于正常，表明哮喘Ⅰ号方能降低哮喘儿童血浆的TXB_2/6-K-$PGF_{1\alpha}$比值。

表14　哮喘豚鼠治疗前后血浆TXB_2、6-K-$PGF_{1\alpha}$含量比较（pmol/ml，$\bar{X}\pm S$）

组别	动物数	TXB_2、		6-K-$PGF_{1\alpha}$		TXB_2/6-K-$PGF_{1\alpha}$	
		治疗前	治疗后	治疗前	治疗后	治疗前	治疗后
正常组	10	76.17±10.63	/	55.40±5.12	/	1.39±0.29	/
模型组	10	281.92±148.27※	210.11±45.59	24.21±6.65※	27.08±6.67	13.62±10.88※	8.22±2.65
氨茶碱组	10	273.68±137.68	105.22±27.91△	22.41±5.98	36.73±11.94△	12.54±5.891	3.02±0.84△
中药高剂量组	10	269.97±104.31	103.50±27.94△	20.63±7.64	47.11±4.81△	15.18±9.08	2.22±0.63▲★
中药中剂量组	10	262.84±113.75	139.08±36.15△	23.22±6.78	31.54±7.45△	14.05±13.68	4.60±1.44△
中药低剂量组	10	262.66±119.03	195.34±42.65	22.44±6.52	22.26±7.09	11.92±4.83	9.88±4.36

注：同组治疗前后比较，△表示$P<0.05$，▲表示$P<0.01$；与正常组比较，※表示$P<0.001$；与阳性组比较，★表示$P<0.05$。

由表14可以看出：①模型组TXB_2含量升高，6-K-$PGF_{1\alpha}$含量降低、TXB_2/6-K-$PGF_{1\alpha}$比值升高，与正常组比较均有显著性差异（$P<0.001$），提示模型组TXB_2含量升高，6-K-$PGF_{1\alpha}$含量降低、TXB_2/6-K-$PGF_{1\alpha}$比值升高与哮喘发作有关。②经治疗后，中

药高、中剂量组和阳性组 TXB_2 含量降低，6-K-$PGF_{1\alpha}$ 含量升高、TXB_2/6-K-$PGF_{1\alpha}$ 比值降低，与治疗前比较，差异均有显著性差异（$P<0.05$，或 $P<0.01$），这种作用以中药高剂量组为最佳，治疗后 TXB_2/6-K-$PGF_{1\alpha}$ 比值与阳性组比较有显著性差异（$P<0.05$），表明哮喘Ⅰ号方能降低哮喘豚鼠的血浆 TXB_2 含量、升高 6-K-$PGF_{1\alpha}$ 含量、降低 TXB_2/6-K-$PGF_{1\alpha}$ 比值，并存在着明显的量效关系。

二、哮喘Ⅱ号方

哮喘Ⅱ号方为金水六君煎合四君子汤化裁而成，用于哮喘缓解期。由熟地黄、当归、党参、白术、茯苓、陈皮、法夏、鹅管石、五味子、炙甘草等药组成基本方。方中以四君理脾，培土生金，以杜生痰之源。归地理肾，当归补血活血，熟地滋肾养阴，二者合用，养血滋肾，使精血充沛，填补下焦不足。当归尚可平上逆之肺气。鹅管石性甘温，温肾阳，除顽痰；五味子微酸，温肾敛肺，尤其适用于久咳哮喘肺气耗散者。二者相合，助归地温肾纳气，促进金水相生。方中陈皮、法夏、鹅管石温化痰浊，以求祛邪务尽，乃补虚不忘攻邪之义。诸药相合，共奏补肺健脾、温肾化痰之功。三脏同治，使下焦精血充沛，中焦脾胃健运，上焦肺气宣通，气血调和，气机通畅，其喘自不易复发。现代药理研究表明，四君子汤能够增强机体的体液免疫和细胞免疫，提高活性花环形成率。有研究表明，连续 6 天给小鼠灌服 100% 四君子汤煎剂 15ml/kg，对免疫抑制小鼠的淋巴细胞转化率、外周血酸性非特异性酯酶活性（ANAE+）淋巴细胞比率以及血清特异性抗体水平均有明显恢复。党参、白术水煎剂灌胃均能明显增强小鼠腹腔巨噬细胞的吞噬功能，提高淋巴细胞转化率和 E- 玫瑰花环形成率，具有促进机体免疫功能的作用，其中党参可以根据机体不同的免疫状态对细胞免疫和体液免疫起调节作用。甘草，据《本经》记载，能“主五脏六腑寒热邪气，坚筋骨，长肌肉，倍气力……解毒”。《别录》谓其主"温中下气,烦满短气,伤脏咳嗽,止渴通经脉,利血气,解百药毒"。现代药理学对甘草的研究甚广,它不仅有肾上腺皮质激素样作用,还有解痉、祛痰、镇咳、抗炎等作用。黎老治疗小儿咳嗽、哮喘等呼吸道疾病,每方必用甘草,甚者均用炙甘草,且用药量较大。当归对非特异性、特异性免疫功能都有增强作用,研究表明,小鼠皮下注射当归多糖250mg/kg,连续7日,可以提高E花环形成率及ANAE染色阳性率,并提高小鼠腹腔巨噬细胞的吞噬能力。用熟地醇提取物灌服小鼠,可以使小鼠T细胞数增加,提高小鼠脾淋巴细胞转化率。黎老对肾虚小儿,常加用补骨脂、女贞子、淫羊藿等药。补骨脂为温肾壮阳之品,有实验证明,补骨脂注射液是一种治疗支气管哮喘的有效药物。其即时平喘作用,总有效率达84.44%,近期、远期疗效亦满意,按照中医分型以肾阳虚型为好。通过离体豚鼠气管实验,补骨脂注射液对由组胺引起的支气管收缩有明显的舒张作用。女贞子,《本经》谓:"主补中,安五脏,养精神,除百疾"的作用。现代药理研究表明,女贞子中含齐墩果酸,有强心利尿保肝作用,而且可以升高白细胞。使用女贞子酒蒸品的水煎剂给小鼠灌服,可增加免疫器官胸腺、脾脏的重量,明显提高小鼠血清溶血素抗体活性和IgG含量,从而增强体液免疫功能。淫羊藿多糖对小鼠巨噬细胞和淋巴细胞免疫功能具有增强作用,动物实验证明,淫羊藿尚有一定祛痰作用和镇咳作用。

现代医学对哮喘的病因病机研究已经取得了长足的进展,但迄今为止,大多数研究尚局限在气道炎症的局部,全身发病机制的研究很少。并且从目前整个哮喘病治疗的研究来看,主要侧重点放在局部治疗上,对全身的调节手段很少。近年来,现代医学逐渐认识到研究呼吸系统疾病不能局限于呼吸器官的研究,无论致病因子有多复杂,疾病都是发生在人体抵抗力削弱之时,与呼吸道局部和全身抵抗力密切相关,尤其涉及全身调节功能对呼吸系统的影响,精神因素、内分泌因素、食物、运动、疲劳等多种因素对哮喘的形成和反复发作起了一定的作用。对哮喘的治疗趋向于多途径、多环节的综合治疗，产生了序贯疗法、环境疗法、心身疗法、哮喘之家等治疗形式，个体化治疗正在受到重视。整体观念、辨证施治是中医学基础理论的二大支柱。中医学非常重视人体本身的统一性、完整性及其与自然界的相互关系。早在2000多年前，《黄帝内经》中已有了详细的记载，认为人体是一个有机整体，构成人体的各个组成部分之间，在结构上是不可分割的，在功能上是相互协调、相互为用的，在病理上则是相互影响的。同时也认识到人体与自然环境有密切关系。这种整体观贯穿到中医生理、病理、诊断、辨证和治疗等各个方面。

黎老认为疾病的过程是邪正相争的过程，正气的强弱，直接关系到疾病的发生、发展和转归，因此，临证施治，须明察病位之表浅，在脏在腑之别，外感内伤之异，正气强弱之殊。治疗时，重视扶正固本，增加机体的免疫力，达到防治疾病的目的。小儿哮喘主要因素为宿痰内伏，正气亏虚，复为外邪诱发而成本虚标实之证。小儿脏腑娇嫩，本病迁延日久，咳喘不止，肺气易为耗散，甚则子病及母而致脾气更虚，或金水不能相生而累及肾脏。气阴不足，元气亏损，是本病缠绵难愈的重要因素之一。在哮喘缓解期，肺脾肾三脏功能亏虚尤为明显。脾为后天之本，脾虚则运化失调，积液成痰，内伏于肺。肾为先天之本，虚则不能纳气，气不归元，摄纳失职，则咳喘不止。祖国医学及现代医学研究均肯定了中医肺脾肾三脏功能与人体的“正气”、“卫气”、“元气”及免疫功能有关。免疫系统功能正常是机体防御和战胜疾病的重要保证，现代医学对肺脾肾虚的实验研究，证实了肺脾肾虚与免疫功能低下程度相一致，中医理论之肾虚最甚者，则免疫功能损害最严重。然哮喘Ⅱ号方对哮喘患儿的免疫功能调节如何？为此，黎老指导研究生杨庆林进行了研究。

(一)对IgE的影响

杨庆林观察了哮喘Ⅱ号方预防哮喘患儿季节性发作及对哮喘患儿的血清IgE季节性升高的影响。通过对中药防治组17例患儿和空白对照组(不予特异性预防措施)9例患儿的观察,并测定了两组部分患儿治疗前后血清IgE水平的变化(表15)。

表15 中药治疗哮喘儿童前后血清IgE变化(单位:IU/ml)

组别	例数	7月初($\bar{X}$ ±SD)	11月初($\bar{X}$ ±SD)
中药组	10	1235±2424	1378±2382※
对照组	7	752±632	4752±3270★

注:※表示中药组治疗前后自身对照,$P>0.05$;★表示中药组与对照组治疗后比较,$P<0.01$。

结果表明:中药组患儿的缓解率、发作次数、间隔时间均明显优于空白对照组,说明该方具有一定的预防哮喘季节性发作的作用(有效率比较$P<0.05$),且这种作用可能与其抑制血清IgE季节性升高有关。提示补肺、健脾、固肾的扶正疗法可能是通过抑制血清IgE季节性升高而达到预防哮喘发作的目的。

哮喘Ⅱ号方防治哮喘季节性发作的疗效,与其提高机体抵抗力,增强免疫功能,直接缓解呼吸道在哮喘缓解期所保持的一定的紧张性,甚至可能具有稳定肥大细胞膜,抑制肥大细胞裂解和脱颗粒,阻止速发型过敏反应介质的释放等作用有关。

(二)免疫药理学研究

研究生彭昭英对哮喘Ⅱ号方进行了免疫药理学研究。研读了大量的国内外文献资料后,发现国内外学者相继报道应用ANAE活性实验来研究人类T淋巴细胞。自Muller首次提出应用α-醋酸萘酶酯酶(ANAE)活性法来研究小鼠淋巴结的T淋巴细胞以来,许多作者从不同方面对此法的可靠性进行了考证。Ranki等用电泳法证明了小鼠脾脏和淋巴结的T细胞95%以上带有 ANAE 标记，提出了 ANAE 是区别 T、B 淋巴细胞的一种可靠方法。Giorno 在 40 例正常人外周血中观察到 ANAE 阳性淋巴细胞为 70±7%，而 E 花结的阳性率为 75%，相关系数 T 检验，$P<0.0005$，说明有高度相关性。证明可以用 ANAE 标记来代替 E 花结试验对 T 淋巴细胞进行计数。国内学者也认为此方法不仅简便易行，而且稳定容易重复。因此，采取 ANAE 反应的标记法，对哮喘缓解期患儿外周血 ANAE 阳性淋巴细胞百分率进行研究。

通过临床缓解期哮喘患儿治疗 4 个月前后的外周血 ANAE 阳性淋巴细胞百分率的检测，并同正常儿童进行比较（表 16、表 17），评价哮喘Ⅱ号方的临床疗效及作用机制。

表 16　中药对治疗哮喘儿童缓解期前后外周血 ANAE 阳性淋巴细胞百分率的影响

组别	例数	ANAE 阳性淋巴细胞百分率（$\bar{X}\pm SD$）	
		治疗前	治疗后
正常组	30	76.3±1.82	/
中药组	18	48.6±1.69※	59.7±3.25★△

注：正常组与中药组治疗前比较，※ 表示 $P<0.01$，与中药组治疗后比较，★表示 $P<0.01$；中药治疗自身前后对照，△表示 $P<0.01$。

由表 16 可以看出，哮喘缓解期儿童外周血 ANAE 阳性淋巴细胞数目低于正常儿童，有显著性差异（$P<0.01$）；经哮喘Ⅱ号方治疗后，患儿 ANAE 阳性淋巴细胞数目较治疗前增高，有显著性差异（$P<0.01$）；但与正常组比较，也有显著性差异（$P<0.01$）。说明哮喘缓解期儿童治疗后外周血 ANAE 阳性淋巴细胞数目未能达到正常儿童水平，用药后 ANAE 活性增加，提示哮喘Ⅱ号方能够促进哮喘患儿体内 T 细胞成熟，即说明可以改善机体的细胞免疫状况。

表 17　中药组和对照组治疗哮喘缓解期儿童同一好发季节四项指标的疗效比较

组别	n	发作次数			持续时间			严重程度			活动能力		
		显效	好转	无效	显效	好转	无效	显效	好转	无效	显效	好转	无效
中药组	18	7	11	0	5	11	2	7	9	2	2	12	4
对照组	10	2	4	4	2	5	3	0	9	1	2	2	6
X^2		0.48			0.12			4.07			0.30		
P		<0.01			<0.01			<0.01			<0.01		

由表 17 可以看出，哮喘Ⅱ号方治疗的 18 例患儿，同一哮喘好发季节四项指标的疗效判定，与未服用哮喘Ⅱ号方而采用埋线、酮替酚等其他方法治疗的 10 例哮喘缓解期患儿比较，存在显著性差异（P<0.01）。说明哮喘Ⅱ号方的疗效优于其他预防疗法，本方可以改善机体的细胞免疫状况，从而提高机体免疫功能，促使疾病向愈。同期进行的动物实验研究也证明了此点（表 18、表 19）。

表 18　哮喘Ⅱ号方对小鼠外周血 ANAE 阳性淋巴细胞百分率的影响

组别	例数	ANAE 阳性淋巴细胞百分率（$\bar{X}\pm SD$）
空白对照组	20	53.0 ± 1097
中药治疗组	20	57.25 ± 1.83※
环磷酰胺组	24	45.6 ± 1.5★
中药 + 环磷酰胺组	24	53.8 ± 2.05▲△

注：空白对照组与中药治疗组比较，※ 表示 P>0.05；与环磷酰胺组比较，★表示 P<0.01；与中药 + 环磷酰胺组比较，▲表示 P>0.05；环磷酰胺组与中药 + 环磷酰胺组比较，△表示 P<0.01。

由表 18 可以看出，中药煎剂灌胃 8 天，中药组小鼠外周血ANAE阳性淋巴细胞数与空白对照组比较，无显著性差异（$P>0.05$），提示本药对正常小鼠外周血ANAE阳性淋巴细胞无影响；用环磷酰胺给小鼠腹腔注射，造成免疫抑制模型［与空白对照组比较存在显著性差异（$P<0.01$），说明造模成功］。灌服中药的环磷酰胺组小鼠外周血ANAE阳性淋巴细胞数较环磷酰胺组增加，有显著性差异（$P<0.01$），提示哮喘Ⅱ号方有防止环磷酰胺造成的细胞免疫受抑制的作用。

表19　中药对小鼠腹腔巨噬细胞吞噬功能的影响

组别	例数	吞噬活性（$\bar{X}\pm SD$）	
		吞噬率（%）	吞噬指数
空白对照组	15	40.5 ± 1.8	1.62 ± 0.09
中药治疗组	12	46.6 ± 2.37※	1.50 ± 0.11☆
环磷酰胺组	10	35.0 ± 1.78★	1.38 ± 0.04★
中药＋环磷酰胺组	8	40.0 ± 2.3▲△	1.45 ± 0.05▲◆

注：空白对照组与中药治疗组比较，☆表示$P>0.05$，※表示$P<0.01$；与环磷酰胺组比较，★表示$P<0.01$；与中药＋环磷酰胺组比较，▲表示$P>0.05$；中药组与中药＋环磷酰胺组比较，△表示$P<0.01$，◆表示$P>0.05$。

由表19可以看出，以200%中药煎剂灌服小鼠8天，小鼠腹腔巨噬细胞吞噬活性中的吞噬百分率与空白对照组比较，存在显著性差异（$P<0.01$）；用环磷酰胺给小鼠腹腔注射，造成免疫抑制模型［与对照组比较，存在显著性差异（$P<0.01$），说明造模成功］。灌服中药的环磷酰胺组小鼠的吞噬百分率较环磷酰胺组高，存在显著性差异（$P<0.01$）。提示哮喘Ⅱ号方可以使免疫抑制的小鼠腹腔巨噬细胞吞噬功能的作用增强。

另外，实验中还观察到：中药组以及中药＋环磷酰胺组的细胞形态方面也有变化，即巨噬细胞胞质内常有空泡，被吞噬的鸡红细胞多数呈各级消化状态；而对照组、环磷酰胺组巨噬细胞常无此变化,被吞噬的鸡红细胞多数形态完整,未被消化。

该项实验观察了哮喘Ⅱ号方对哮喘缓解期患儿的作用机制。通过临床及实验研究,结果表明哮喘Ⅱ号方能够提高哮喘儿童及免疫抑制小鼠外周血 ANAE 阳性淋巴细胞百分率,并提高免疫抑制小鼠腹腔吞噬细胞的吞噬功能,推测哮喘Ⅱ号方可以改善机体的细胞免疫状况,提高机体免疫功能,促使疾病向愈。

(三)哮喘Ⅱ号方对自主神经功能的影响

哮喘Ⅱ号方为什么能够延长哮喘缓解期、减轻哮喘发作程度?研究生刘建汉通过观察哮喘Ⅱ号方对血浆 cAMP、cGMP 的影响来探讨这一问题。cAMP 和 cGMP 是存在于同一机体内的两种不同的生理活性物质,二者的关系犹如中医学中的阴与阳的关系,二者在生物体内许多生理功能的调节过程中表现为对立统一,互相拮抗,又互相协调。人体是一个有机的整体,处于阴阳的对立统一之中。阴阳平衡,则邪不可干;阴阳失衡,机体则表现出疾病状态。在实验研究中,采用氢化可的松制成小鼠的阳虚模型进行相关研究(表 20)。

表 20 阳虚模型小鼠血浆环核苷酸含量比较(pmol/ml,$\bar{X}\pm S$)

组别	n	cAMP	cGMP	cAMP/cGMP
正常组	9	67.17±23.60	23.46±7.72△	3.24±1.52☆
空白对照组	9	59.82±22.18※	40.83±16.27	1.41±0.53
桂附合剂组	9	63.24±18.01※	21.90±9.46△	3.60±1.18☆★
哮喘方组	9	63.93±28.78※	22.52±10.83◆	3.01±0.94▲★

注:※表示正常组、空白对照组、桂附合剂组、哮喘方组组间比较,$P>0.05$;空白对照组与正常组、桂附合剂组比较,△表示 $P<0.01$;空白对照组与哮喘方组比较,◆表示 $P<0.05$;空白对照组与正常组、桂附合剂组比较,☆表示 $P<0.01$,与哮喘方组比较,▲表示 $P<0.05$;正常组与桂附合剂组、哮喘方组比较,★表示 $P>0.05$。

由表 20 小白鼠阳虚模型中血浆 cAMP 与未经注射氢化可的松的正常小白鼠血浆 cAMP 含量比较无明显改变($P>0.05$),无显著性差异。而cAMP/cGMP的比值明显下降,模型组与正常组比较存在显著性差异($P<0.01$)。桂附合剂对照组与哮喘方治疗组对小白鼠阳虚模型cAMP/cGMP含量有明显升高作用,与模型组比较存在显著性差异($P<0.01$)。说明补阳药(桂附合剂组)与滋肺、健脾、补肾药(哮喘方组)均能提高血浆cAMP/cGMP比值。

表21 哮喘小儿哮喘缓解期治疗前后血环核苷酸比较(pmol/ml, $\bar{X}\pm S$)

组别	n	cAMP		cGMP		cAMP/cGMP	
		治疗后	治疗前	治疗前	治疗后	治疗前	治疗后
正常组	10	19.83±2.76	/	5.84±1.73	/	3.13±0.78	/
中药组	47	8.84±2.36△	16.19±2.35☆★	6.54±2.37※	6.56±2.25◆▲	1.50±0.50△	2.91±1.37◆★

注:正常组与中药组治疗前比较,※表示$P>0.05$,△表示$P<0.01$;与中药组治疗后比较,表示◆$P>0.05$,☆表示$P<0.05$;治疗前后自身对照,▲表示$P>0.05$,★表示$P<0.01$。

由表21可以看出,采用哮喘Ⅱ号方巩固治疗3个月的哮喘儿童缓解期前后血浆环核苷酸的含量测试情况表明:血浆cAMP的含量,在巩固治疗后明显升高,与治疗前比较存在显著性差异($P<0.01$)。

从临床及动物实验中,我们推测哮喘Ⅱ号方能够通过调节人体阴阳变化而达到目的。临床中,随着患儿阳虚症状(目眶黯黑、面色白、神疲纳呆、肢冷、脉沉而无力等)以及阴虚症状(咽干痰少、心烦不眠、舌光红苔少或无苔、脉细数等)的改善,病情逐渐向愈。阴阳调节作用可能通过激活肥大细胞和嗜碱细胞等致敏细胞膜上的腺苷酸环化酶,使细胞内的cAMP含量增加,游离钙离子减少,进而稳定肥大细胞膜,从而起抑制过敏介质的释放,既有利于解除支气管痉挛,又能减轻和消除支气管黏膜的充血、水肿。哮喘Ⅱ号方具有滋肺健脾补肾的功效，使肺脾肾三脏全面调整而达到提高 cAMP/cGMP 比值的含量，从而达到根治或减少哮喘发作的目的。

（刘华 黄钢花）

古代医家治哮喘经验述评

哮喘是小儿时期常见的呼吸道疾患，是以反复发作性呼吸困难、呼气延长、喉中哮鸣气促为特征的疾病，严重威胁小儿的身体健康和生长发育。对于本病的发病特点及危害性，古代医家早有认识，并对其治疗方法进行了多方面的探索。

"哮喘"这一病名，多认为首见于金元时期的《丹溪心法·喘论》。实则早在宋代王执中的《针灸资生经》（刊于 1220 年）就提出此病名。如在《针灸资生经·卷四·喘》中有曰"凡有喘与哮者，为按肺俞无不痠疼，皆为谬刺肺俞令灸而愈，亦有只谬刺而不灸而愈，此病有深浅也……因此，与人治哮喘点谬肺俞不谬他穴，惟按肺俞不疼痠者，然后点其它穴。"但在此之前，历代医家对本病已有相当的认识，并提出不同的见解。在《内经》就有"喘"、"喘鸣"、"喘呼""肩息"、"喘息"等记载，与哮喘相似。如《素问·阴阳应象大论》有"视喘息、听声音而知所苦……""阳胜则身热，腠理闭，喘粗，为之俯仰……"等类似哮喘发作症状的记载。东汉张机（仲景）则将本病归于"喘病"、"咳嗽上气"、"痰饮"等疾病中。如《金匮要略·肺痿肺痈咳嗽上气病脉证并治篇》有"咳而上气，喉中水鸡声……""其人喘，目如脱状，脉浮大者……""咳逆上气，时时唾浊，但坐不眠……""肺胀咳而上气烦躁而喘……"及《痰饮咳嗽病脉证并治篇》的"膈上病痰，满喘咳吐"，症状与哮喘相似。此外，隋代巢元方在《诸病源候论》中将本病称为"呷嗽"；唐代《外台秘要》称之为"气嗽"。宋代陈无择在《三因极一病证方论》称之为"伤寒喘"、"肺实"、"肺气喘急"、"上气喘咳"等；许叔微在《普济本事方》称之为"齁喘"。

自宋代"哮喘"的提出，有关哮喘的论述越来越多，也进一步认识到哮喘与喘证的相异。但仍有医家将本病归于喘证，故在阅读古医籍时须加注意。

黎老研究哮喘多年，对历代医家之论，多有评述，现整理如下。

●[原文] 宋·许叔微《普济本事方·卷一》：凡遇阴欲作雨，便发……甚至坐卧不得，饮食不进，此乃肺窍中积有冷痰，乘天阴寒气从背、口鼻而入，则肺胀作声。此病有苦至终身者，亦有母子相传者。

[按] 作者对哮喘的发病特点、病因病机及有家族遗传性、病情难以根治的特点已有相当的认识，但哮喘虽难根治，若经长期正确调治，大多是可治愈的。

●[原文] 金元时期李杲《东垣十书·喘论》：此当以经言邪气盛则实断之。华佗云：盛则为喘，减则为枯，故活人亦云：发喘者，气有余也。凡看文字须会得本意。盛则为喘者，非肺气盛也，喘为肺气有余者，亦非气有余也。气盛当认作气衰，有余当认作不足。肺气果盛，又为有余，则当清肃下行而不喘，以其火入于肺，衰与不足为喘焉。故言盛者，非言肺气盛也，言肺中之火盛也。言有余者，非言肺气有余也，言肺中之火有余也。故泻肺以苦寒之剂，非泻肺也，泻肺中之火，实补肺气也。平居则气和，行动则气喘者，属冲脉之火，滋肾丸主之。

[按] 此文对古人所云"盛则为喘"、"发喘者，气有余也。"两句话作了解释。东垣将"盛"及"有余"均解释为肺中之火盛及有余。此"火"包括实火和虚火。故治疗宜以苦寒之剂泻肺

中实火，以滋肾丸泻虚火。但喘证亦有内寒、寒热夹杂及气虚、阳虚者，非一切喘证皆为“火”盛或有余。临床上常见患者淋雨受寒后即喘，或小儿饮冰水后即喘，难以概用“火盛”解释。故“火盛”、“火有余”者，仅为某一类证候，未可以偏概全。东垣老人为补土派之创始者，提倡治病以胃气为本，此处言“泻肺中之火，实补肺气也”，以泻为补，颇有深意。

●[原文]朱震亨《丹溪心法·哮喘》：哮喘必用薄滋味，专主于痰，宜大吐。药中多用酣，不用凉药。须常带表散，此寒包热也，亦有虚而不可吐者，一法用二陈汤加苍术、黄芩作汤，下小胃丹，看虚实用。

[原文]朱震亨《丹溪心法·喘》：喘病，气虚、阴虚、有痰。凡久喘之证未发，宜扶正气为主，已发用攻邪为主。

[按]丹溪提出治疗哮喘方法，为后世所推崇。哮喘病多为本虚标实或虚实夹杂之证。缓解期宜扶正气为主，发作期以攻邪为主，至今仍为治疗哮喘之大法。他认为治疗哮喘发作主要是治疗“痰”。不但平时饮食、药物要滋味淡薄，用药亦不可过用寒凉，因其指出“未发，宜扶正气为主”，已点明痰之所生，皆因正气不足，脾虚而痰浊内生。故滋腻厚味之品，易妨碍脾胃之运化，而药用薄滋味，旨在养脾，勿使痰生；寒凉药物，更戕害胃气，使痰浊随去而随生，故对虚寒者，尤当慎用。其提倡“药中多用酣”，取其甘润扶脾之意。至于“宜大吐”者，仅适于形体壮实而痰涎壅盛者，以吐其壅塞之痰，亦仅可为权宜之计，故小胃丹(芫花、大戟、甘遂、大黄、黄柏)之类方剂，万不可滥用。丹溪翁亦有“虚而不可吐”之戒，因哮喘之宿痰，乃因先天肺、脾、肾不足，水液运化不利所致。若大吐损伤人身正气，正气不足，何以祛邪？大吐不能解决宿痰产生之源，反而损伤脾气，“脾为生痰之源”，脾虚则痰液产生之源不绝也。

此外，治哮喘发作除重于“痰”外，亦须注意疏散表邪。患者虽素有宿痰内伏，但若无外邪诱发，亦不致气逆而喘。六淫之邪有风、寒、暑、湿、燥、火之别，然据临床观察，以寒邪诱发者多见，故丹溪着重指出“寒包热”，即素有痰热、复感外寒而发，可谓击中肯綮。当然，哮喘证情复杂，亦有内外皆寒，或上热下寒，或虚实夹杂者，须随证而灵活施治。

●［原文］明·戴思恭《证治要诀·哮喘证治》：喘气之病，哮吼如水鸡之声，牵引胸背，气不得息，坐卧不安，此谓嗽而气喘，或宿有此根，如遇寒暄则发。

［按］此句寥寥数语，将哮喘发作重症之哮鸣、气促的表现描写得淋漓尽致，还意识到哮喘有“宿根”，遇外邪而诱发，内外合邪所致。戴思恭对哮喘的认识已较前人更进一步。

●［原文］明·薛己《保婴撮要·作喘》：喘急之症，有因暴惊触心者，有因寒邪壅盛者，有因风邪外客者，有因食咸酸而痰滞者，有因膏粱积热，熏蒸清道者。然喘与气急有轻重之别，喘则欲言不能，隘于胸臆，气急但息短心神迷闷耳。治法：因惊者，用雄朱化痰定喘丸，佐以天麻定喘。饮寒伤肺气者，用小青龙汤。风邪伤肺者，用三拗汤加减之。食咸酸伤肺者，啗以生豆腐。热伤肺者，当凉肺定喘。哮喘喉声如锯者，梅花饮兼用半夏丸。前症多因脾胃气虚，腠理不密，外邪所乘，真气虚而邪气实者为多。若已发则散邪为主，未发则补脾为主。设概攻其邪，则损真气，径补其肺，而益其邪。

［按］“喘急之症，有因暴惊触心者”，乃承继明代鲁伯嗣“小儿有因惊暴触心，肺气虚发喘者”（《婴童百问·第五十六问》）之论而来，指出情志因素亦为小儿哮喘病因之一。此外，年长儿情绪激动（愤怒、争吵、委屈、紧张）、劳累过甚，亦可致痰气胶结、壅阻气道而发喘。对有此病史之小儿，应嘱其避免此类因素，则可减少其复发的机会。

薛氏认为患者“真气虚而邪气实者为多”，治勿“概攻其邪”以免“损真气”，有标本兼顾之意，比之“大吐”、“攻下”、专于清火等治法，更切合临床实际。其所列诸症治方，亦颇适用。唯对体虚明显者，未提及攻补兼施之法，是为不足之处。

●［原文］明·万全《万氏家传幼科指南心法·哮喘》篇：哮喘多成宿病，天阴欲雨绵缠，治时发表及行痰，九宝时常灵验，表邪未除五虎，里实葶苈为先，不宜砒石作汤丸，误了孩儿命短。

［按］历代儿科专著中，把哮喘作为专病论述者，以万全为启端。哮喘是一反复发作性疾病，有许多患者自幼发病至终生亦未除，故言此为“宿疾”，意言哮喘病根难除。哮喘内有伏痰宿饮，若天阴欲雨，与外湿相合，“湿性缠绵”，病情更加反复难治。九宝汤由陈皮、麻黄、薄荷、桂枝、苏叶、杏仁、大腹皮、甘草、乌梅、生姜、桔梗、童便组成，具温肺散寒、祛湿化痰功效，治疗寒哮较适宜，但似乎稍嫌化痰力不足；五虎汤由麻黄、杏仁、甘草、细茶、石膏组成，具有外散风寒内清里热的功效，治疗寒热夹杂型哮喘疗效更佳；葶苈丸由葶苈子、苏子、陈皮组成，用治乳食伤脾而痰甚者，可泻肺祛痰，治肺气壅实、喘咳痰多之哮喘。而体质怯弱者，则非所宜。古代有医家喜用砒石入汤剂以期治哮喘之宿痰，易使人中毒，结果病未治愈，却遗害无穷，甚至“误了孩儿命短”，宜慎之。

［原文］万全《万氏家传幼科发挥·喘嗽》：或有喘疾，遭寒冷而发，发则连绵不已，发过如常，有时复发，此为宿疾，不可除矣。初发之时，且勿治之，待其少衰，宜苏陈九宝汤主之，慎勿用砒霜、轻粉诸药攻之，与其巧而无益，不若拙而行其所无事也。

［按］此文指出了哮喘反复发病、难以根治的特点。但哮喘并非“不可除”，部分患者经过系统治疗、精心调养是可以治愈的。首要避免引起发作的诱因。某小孩居于白云山麓，哮喘频发。后转入市区治疗，愈后返家，当晚即复发。如是反复数次，其家人方深知花粉诱发哮喘危害之大，于是，易地而居，哮喘乃得渐愈。有患者每遇家居附近之烟囱喷冒黑烟即喘作，有患儿每次进食虾蟹即发喘，亦有服用某些西药而喘，或感寒饮冷而

喘，故医者须帮助患者找出诱发之因，避而远之，再根据患者体质特点准确辨证施治，哮喘多能平息。喘平之后，尚需坚持缓解期治疗，使哮喘发作逐渐减少、减轻，直至断根痊愈。若喘止即停药，病根未除，则屡愈屡发而治愈无期矣。

至于万氏“初发之时，且勿治之……不若拙而行其所无事也。”之说，颇可商榷。哮喘初发之时，患者气息喘促，痛苦不堪。尤其是小儿易因肺气闭阻而致心血瘀滞，酿成心失所养、心阳虚衰之喘脱危证。故应及早治疗，阻止其病理之恶性发展为要。

以上万氏治哮喘诸法，不离治肺攻邪。但喘作时脾虚气怯，甚至肾虚不能纳气者，亦不少见，此时若能酌用健脾以绝生痰之源，或温肾以补摄元气之根，则见效更捷。

●［原文］明·楼英《医学纲目·哮喘正治》：凡治喘正发时无痰。将愈时却吐痰，乃痰于正发之时，闭塞不通而喘甚，当于其时，开其痰路，则易安也。宜单桔梗方之类，及枳壳、瓜蒌实、杏仁、苏叶、前胡等，引出其痰，候痰出喘退，却调其虚实。虚者补以参芪归术，实者泻以沉香滚痰丸之类是也。

［**按**］此文所述“治喘正发时无痰”，并非指哮喘发作时无痰，而指痰浊深伏，不易咯出。是由于发作时外邪引动伏痰，伏痰凝聚胶结，阻塞气道，与气相搏，出现哮鸣、气促表现。此时宜以化痰为主，痰去则喘止，方以桔梗开宣肺气，祛痰止咳，枳壳、瓜蒌实行气化痰，苏叶外散风邪，杏仁、前胡降气化痰。使肺气宣通，痰液稀释易咳，则喘可止，此时患者将吐出大量痰液，此为病将向愈之征。楼英提出痰出喘退后，虚者以参芪归术调养，此处须慎重掌握分寸。若喘作减轻而未完全平喘者，不可急用黄芪，因其性温而升提，喘咳者宜慎用。黎老喜以五指毛桃根代之，其药性平和，补益脾肺而不升提。当归补血而兼能平喘，对虚寒哮喘者，不论发作期或缓解期，皆可用之。若喘作初平，未可纯用补益之剂，应继续配合适量宣肺化痰平喘之品，待病情稳定后再转以补益为主，此为防止哮喘频频发作之关键。缓解期

重在扶正，亦不仅用“参芪归术”之属。其证情有阳虚、阴虚之别。阳气虚者，应酌加熟地、女贞子等以阴中求阳；阴血虚者，可加党参、紫河车等温补脾肾之品，令阳气复而阴血易生，此亦阳中求阴之意。

［原文］接上文：哮喘遇冷则发者。有二证，其一属中外皆寒，治法乃东垣参苏温肺汤，调中益气加茱萸汤及紫金丹，祛寒痰是也。其二属寒中包热，治法乃仲景丹溪用越婢加半夏等诸方，及预于八九月未寒之时，先用大承气汤下其热，至冬寒时无热可包，自不发是也。

［按］哮喘遇寒冷而发者，大致有以下两种类型：一为寒哮，系因阳气不足，内有寒痰宿饮，外感风寒，引动伏痰而发，属内外皆寒。楼英以东垣参苏温肺汤，调中益气加茱萸汤治之，颇合法度；二为寒热夹杂型哮喘。过食煎炸炙热之物，内有蕴热，外感寒邪，出现寒包热，为寒热夹杂型哮喘。楼英提出“预于八九月未寒之时，先用大承气汤下其热”，此法体现了中医“未病先防”、“冬病夏治”的思想。但常用大承气汤泻其热之同时，亦损其正气。此非最佳方案，可通过辨证论治、饮食调理达到目的。吐法只适用于体壮邪实之人。体虚者不可用。紫金丹有助吐痰涎之功，由砒末、淡豆豉、精猪血三味组成，砒末虽有平喘化痰之效，但毕竟为大热、剧毒之物，不可随意使用。

●［原文］明·张介宾《景岳全书·卷十九·喘促》：喘有夙根，遇寒即发，或遇劳即发者，亦名哮喘。未发时以扶正气为主，既发时以攻邪气为主。扶正气者，须辨阴阳，阴虚者补其阴，阳虚者补其阳，攻邪气者，须分微甚，或散其风，或温其寒，或清其痰火。然发久者，气无不虚，故于消散中宜酌加温补，或于温补中宜量加消散。此等证候，当惓惓以元气为念，必使元气渐充，庶可望其渐愈。若攻之太过，未有不致日甚而危者。

［按］张景岳对哮喘的论述精辟、严谨、全面，切合临床实际，堪称后世医家治疗哮喘的指南。

哮喘的病因，景岳指出其内因为病有“夙根”；此外，从下文“未发时以扶正气为主”可以看出，“正气不足”亦为重要因素。诱因方面，着重指出“遇寒即发”，甚为中肯。哮喘多发于秋冬之交、冬春之交寒气易于袭人之际，于深夜阴寒最盛之时喘作最重，亦每发于进食寒凉生冷之后。可见，“寒”是哮喘发病的重要因素，亦是治疗中最须着眼之处。

景岳提出的治疗哮喘总原则与朱丹溪相同，即“未发时以扶正气为主，既发时以攻邪气为主”。但又有更深刻的阐发：①提出扶正气，须辨别其阴阳的盛衰，调其阴阳，使其阴平阳秘。攻邪也应根据邪气的性质、盛衰，分别给予外散风邪、温散寒邪、清热化痰等。尤其对于病久者，指出其必兼气虚，提出攻补兼施的方法，在消散药物中佐加温补药物，或在温补药物中佐加消散药物，体现了中医“辨证施治”的精髓。②提出“当惓惓以元气为念”的观点，元气乃人身之本，元气旺则病可愈，若攻伐太过，元气受损，则病情会逐渐加重，故虚当兼补，攻勿太过，此为后人指明了正确的治法。

●［原文］明·李中梓《医宗必读·卷九·喘》：喘者，促促气急，喝喝痰声，张口抬肩，摇身撷肚。短气者，呼吸虽急而不能接续，似喘而无痰声，亦不抬肩，但肺壅而不下。哮者与喘相类，但不似喘开口出气之多，而有呀呷之音。呷者口开，呀者口闭，开口闭口，尽有音声，呷呀二音，合成哮字，以痰结喉间，与气相系，故呷呀作声。三证极当详辨。

［原文］李中梓《医宗必读·卷九·喘》：别有哮证，似喘而非，呼吸有声，呀呷不已，良由痰火郁于内，风寒束其外，或因坐卧寒湿，或因酸咸过食，或因积火熏蒸。病根深久，难以卒除。避风寒，节厚味，禁用凉剂，恐风邪难解，禁用热剂，恐痰火升。理气疏风，勿忘根本，为善治也，宜苏子、枳壳、桔梗、防风、半夏、瓜蒌、茯苓、甘草。如冬月风盛，加麻黄，夏月痰多，加石膏，挟寒者多用生姜。哮证发于冬初者，多先于八九月未寒之时，用

大承气下其热，至冬寒时无热可包，此为妙法。

［按］

1. 此文对喘、短气、哮三证进行了详细鉴别，症状描述准确，点明了哮证呼气性呼吸困难及喉间发出哮鸣之音等临床特征。

2. 指出哮喘的病机是由于“痰火郁于内，风寒束其外”。但若认为痰必兼火，则未免有失偏颇。临床中寒痰内蕴，或痰浊内郁者似乎更为多见。至于“咸酸过食”为病因之一，此为当时较流行的看法，认为食味酸咸太过，可以渗透气营，痰入结聚而成伏痰。其中因过食咸味而致者，称为“盐哮”，过食酸味而病者，称为“醋哮”。而据现代病因调查，还是以吸入异气（花粉、绒毛、油漆、尘螨、烟尘）、进食虾蟹等鱼腥发物、药物过敏及感受外邪（包括感染、受寒等）为多。单纯因“咸酸过食”而起病者，甚为罕见。

3. 本文言哮喘的预后，指出哮喘病有宿根，非一朝一夕所能根除，须经长期调治才可痊愈。故言“病根深伏，难以卒除”。比万氏“不可除矣”之说，更为客观。

4. 本文提出预防、治疗措施。指出平时应避风寒、饮食清淡，治疗用药禁寒凉、温热之药。而应以“理气疏风”为根本。哮喘之治，李氏倡“禁用凉剂”，所言值得深思，因哮喘之病根，在于肺、脾、肾有所不足，以致水液凝聚成痰，深伏肺膈，常因感触寒邪而发。临证可见，不仅寒者为虚中之寒，热者亦常为虚中之热。故“禁用凉剂”，不仅“恐风邪难解”，更重要的是避免伤及脾肾，以致病情缠绵难已。黎老认为，患者可兼见热象，但多为寒热夹杂或虚实夹杂，可分别用清温并施或清补兼施法治之。纯热之证，较为少见。故寒凉之剂，以慎用为宜。

李氏以“理气疏风”作为主要治法，有一定道理，对于解除肺气之壅滞，确有功效。但宣肺化痰定喘之法，更为重要。李氏言“冬月风盛”方用麻黄。实则麻黄为宣肺定喘之要药，冬夏可用，无药可以取代，如陈复正所言：“哮喘为顽痰闭塞，非麻黄不足以开其肺窍，放胆用之，百发百中。”（《幼幼集成·哮喘论治》）夏月有热象者，用麻黄时兼用清肺之品即可，不必禁忌。

●［原文］清·张璐《张氏医通·诸气门下·喘哮》：哮证多属寒包热邪，所以遇寒即发。喉中水鸡声，有积痰在肺络中。必用吐法以提散之，不可纯用寒凉，常须兼带辛散，小青龙汤探吐最妙，年高气弱人忌吐。

凡喘未发时以扶正气为主，既发时以散邪为主。哮喘遇冷则发，其法有二：一属中外皆寒，温肺汤、钟乳丸、冷哮丸选用，并以三建膏护肺俞穴最妙。一属寒包热，越婢加半夏汤、麻黄定喘汤，表散其邪，平时用芦吸散亦妙。

［按］张璐博采众说，对哮喘的病因病机、治法进行总结，虽未提出比前人更新的观点，但其所列举的方药却实用、有效。小青龙汤为《伤寒论》中治疗“伤寒心下有水气”之方剂，由麻黄、细辛、芍药、干姜、甘草、桂枝、半夏、五味子组成。方中麻黄、桂枝宣肺散寒，配合干姜、细辛辛散主开，温肺化饮；芍药、五味子味酸主收，于辛散中收敛肺气，攻邪而不伤正。全方具散寒蠲饮、止咳平喘的功效，为治疗哮喘之良方。

温肺汤由人参、甘草、肉桂、半夏、生姜、干姜、橘红、木香、钟乳组成，方中人参、肉桂补气温阳散寒，木香行气消食，半夏、生姜、干姜、橘红辛温，温肺散邪，行气化痰。钟乳石别名石钟乳、滴乳石、鹅管石，其性甘温，入肺、肾经，功能温肺、壮阳。《本草经疏》有载：“石钟乳，其主咳逆上气者，以其气虚则不得归元，发为斯证。乳性温而镇坠，使气得归元，则病自愈”。诸药合用，具温阳散寒、理气降逆，化痰止咳功效，用“治肺胃虚寒，喘嗽呕逆、大便不实者”。

钟乳丸由钟乳石、麻黄、杏仁、甘草组成。实乃由麻杏石甘汤去石膏易钟乳石而成。本方妙在以甘温之钟乳易甘寒之石膏。麻杏石甘汤原用治热壅于肺之喘咳证，以钟乳易石膏后，全方由辛凉之剂变为辛温之剂，用“治冷哮痰喘”。正如作者所言:“互换一味,寒热天渊”。但作者亦有言:“但有血者勿服”,此指体虚有热者不宜用。

冷哮丸由麻黄、生川乌、细辛、蜀椒、生白矾、牙皂、半夏曲、陈胆星、杏仁、甘草、紫菀茸、款冬花组成。方中生白矾,酸、涩而性寒,《本草纲目》言本药能“吐下痰涎饮澼,燥湿解毒,追涎”,全方具温阳散寒,祛痰平喘之功效。“治背受寒气,遇冷即发喘嗽,顽痰结聚,胸膈痞满,倚息不得卧”。但是,此为“开发肺气之刚剂。但气虚少食及痰中见血、营气受伤者禁用。以其专司疏泄而无温养之功”。

越婢加半夏汤源自《金匮要略方论》,为“治肺胀咳而上气”之名方。

麻黄定喘汤由麻黄、杏仁、厚朴(姜制)、款冬花、桑皮(蜜炙)、苏子(微炒)、甘草、黄芩、姜半夏、银杏组成。具有宣肺化痰、平喘止咳功效,“治寒包热邪,哮喘痰嗽,遇冷即发”者。

以上列举的方剂均以辛散为主。故张氏言“既发时以散邪为主”。

芦吸散由款冬、川贝母、肉桂、甘草、鹅管石组成。鹅管石即钟乳石之最精者。方中以肉桂、鹅管石“散肺中之伏寒”,款冬、川贝母、鹅管石“搜肺络之伏饮”,全方有温肺肾、化痰涎之功,但平喘之力不足,故用治“冷哮寒嗽、喘促痰清”而气喘不甚者。

●[原文]接上文:丹方治冷哮痰喘,用胡椒四十九粒,入活蛤蟆腹中,盐泥煅存性,卧时分三次醇酒服之,羸者凉分五七服,用之辄效。若有伏热者误用,喘逆倍剧,不可不辨。冷哮灸肺俞、膏肓、天突,有应,有不应,夏月三伏中,用白芥末净末一两,甘遂、细辛各半两,共为细末,入麝香半钱,杵匀,姜汁调涂肺俞、膏肓、百劳等穴,涂后麻瞀疼痛,切勿便去,候三炷香足,方可去之,十日后涂一次,如此三次,病根去矣。遇厚味则发者,用莱菔子炒研一两,猪牙皂烧存性三钱,共为细末,姜汁调蒸饼为丸,绿豆大,每服五十丸,沸汤或枳实汤下,名清金丹,消其食积，则肺胃自清，仍当薄滋味以清肺胃之气。

［按］此段介绍运用丹药、灸法、外敷法治疗哮喘。方法实用、有效。

胡椒辛热，主归胃、大肠经，临床多用于治疗腹痛、吐泻等证，但据《新修本草》载，本药"主下气，温中，去痰"；《本草便读》亦言"胡椒能宣能散，开豁胸中寒痰冷气，虽辛热燥散之品，而又极能下气，故食之觉胸膈开爽"。故本药可治疗寒哮。因胡椒辛热，易伤津液，放入血肉有情之活蛤蟆腹中煅后，以蛤蟆之阴柔制胡椒之温燥，使其热而不燥，常用不致伤阴津。可见，张璐用意之深。亦有将胡椒放入猪肚者，其意亦相近。

本文载"夏月三伏中，用白芥末净末一两，甘遂、细辛各半两，共为细末……病根去矣"，此法现称之为"天灸"，是根据中医"冬病夏治"、"天人合一"的原理，通过肺俞等穴位将药力作用于肺脏，达到治疗哮喘的目的。肺俞、膏肓均为膀胱经腧穴，百劳为经外奇穴，均为治疗肺部疾病的常用穴位。

哮喘患者宜饮食清淡，若因饮食不节诱发者，宜消食导滞、化痰平喘。《滇南本草》载莱菔子可"下气宽中，消膨胀、降痰、定吼喘，攻肠胃积滞"。猪牙皂即"皂荚"，《本草纲目》谓其能"通肺及大肠气，治咽喉痹塞、痰气喘咳……"。两者合用可消食积、祛顽痰，"则肺胃自清"。

●［原文］清·陈复正《幼幼集成·卷三·哮喘证治》：或胸膈积热，心火凌肺，热痰壅盛，忽然大喘者，名马脾风。盖心为午火属马，言心脾有风热也。小儿此最多，不急治，必死。牛黄夺命散下之效。

［按］本文言马脾风之急暴、危重。然其病机，尚可商榷。此言"心火凌肺"，乃因"心为午火属马"。然《素问·金匮真言论》曰："南方赤色，入通于心……其畜羊"，"西方白色，入通于肺……其畜马"。可见，马指肺而非指心，"马脾风"者，乃因风热犯于肺脾，热痰壅盛而发暴喘。牛黄夺命散之主药为黑牵

牛、大黄，有祛痰逐水之功，配以枳壳之行气开胸，可暂解燃眉之急。然其根本之治，还是以宣肺定喘、清热豁痰为主。且本方为峻烈之剂，久用反伤正气，小儿尤当慎用。

●［原文］清·庆云阁《医学摘粹·杂证要法·哮证》：哮证者，寒邪伏于肺俞，痰窠结于肺膜，内外相应，一遇风寒暑湿燥火六气，即发。伤酒、伤食、动怒、动气、役劳、房劳亦发。一发则肺俞之寒气，与肺膜之浊痰，狼狈相依，窒塞关隘，不容呼吸。若呼吸，则气触其痰，鼾齁有声，非泛常之药所能治也。以圣济射干丸主之。

［按］此文详细地说明了哮喘的病因病机，认为哮喘内有"痰窠"（亦即宿根、伏痰）、寒邪，在多种外因诱发下，寒邪与伏痰相合，阻塞气道，呼吸之气触动其痰，而发出哮鸣声。作者特别指出本证顽固难愈，"非泛常之药所能治"。其所推荐之圣济射干丸（由射干、半夏、陈皮、百部、款冬、贝母、细辛、干姜、茯苓、五味子、郁李仁、皂荚组成），大部分药物似无非常之处。不寻常者，是加入皂荚。本药出自《神农本草经》，辛温，入肺，有开窍、祛痰、通便之功，用大量时，可引起呕吐及腹泻，或许有助痰涎排出，然毕竟为治标之法，且该药有小毒，体虚者及小儿慎用为宜。

●［原文］清·顾松圆《顾松圆医镜·症方发明·喘》：麻杏甘石汤治哮喘合二陈加瓜蒌、苏子、桑皮、枳壳。此降气消痰清火而兼散邪之剂。此病禁用热剂，亦不可纯用寒凉，恐外邪难解。盖哮症良由痰火郁于内，风寒束于外而致者居多。或因过食酸咸，或因积火熏蒸，病根深久，难以卒除，宜避风寒，节厚味可也。

［按］此文引用了李中梓《医宗必读》中的条文，但作者以麻杏甘石汤合二陈加瓜蒌、苏子、桑皮、枳壳治疗痰火郁于内，风寒束于外之哮喘，比单用麻杏甘石汤，更具行气化痰开胸之功，是实用、有效的方法。

●［原文］接上文：喘病之脉，不宜急疾。喘病汗出小便利者死，若下利不止者亦死，汗出如油，喘而不休者死。久病肉脱作喘，六脉平者必死。

[按] 此段介绍了喘病死证的表现、脉象。喘病脉象急疾为正虚之象，愈虚则脉象愈数。脉象急疾，多为喘脱之危候。喘病汗出小便利、下利不止、汗出如油为元阳不固，或虚阳外脱的表现。喘久肉脱，脉象平和，为阴竭阳脱，回光返照之象，皆为哮喘危象。

（黄钢花　黎世明　整理）

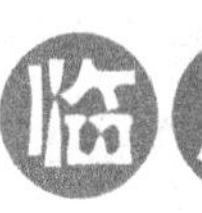

经验

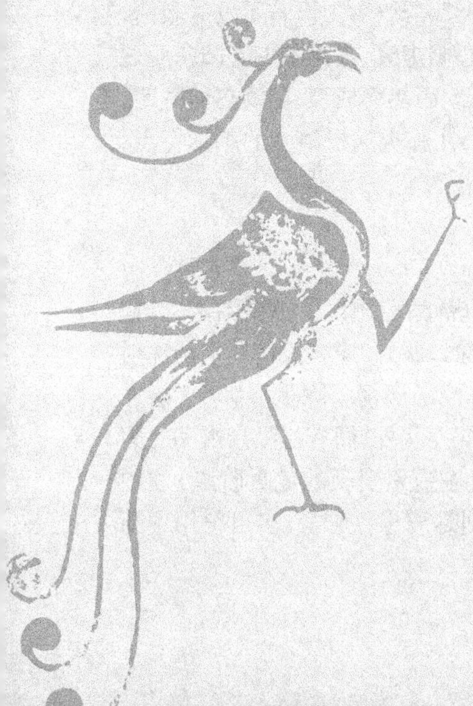

小儿肺炎喘嗽论治

小儿肺炎起病快而传变速，其病机复杂，易猝见变证而危及生命，尤为出现心阳虚衰者，其死亡率居于小儿死亡原因首位。临症首要掌握其病机特点，方能切中肯綮，挽其垂危。

一、病机特点

概言之，小儿肺炎急性期之病机特点为“热→痰→闭→瘀→脱”，发病之初，多因感受风热而起，少数患儿感寒起病，亦每易化热化火。热势持续，常贯穿疾病初、中期。邪热炼液成痰，痰热互结，闭阻气道，故见发热、气喘、痰鸣、呼吸困难诸症。因肺主气而朝百脉，肺气郁闭必致心血瘀阻。轻者其外象不显，重则见环唇发绀、爪甲青紫、舌质黯红、肝脏肿大。若不及时救治，则心血瘀阻而令心失所养，可致心阳虚衰、甚而骤见心阳暴脱之象。此为小儿肺炎最常见的变证。因热而成痰，因痰热而气闭，因气闭而血瘀，甚至阳脱，此为小儿肺炎病机演变的基本特点，亦为辨证施治的基本出发点。

二、治疗重点

临证之要，应把握病机发展规律，运用以下重要治法，以截其病势，预防和控制变证。中药除口服外，应积极使用中药注射剂静脉滴注和喷雾剂等，以及时控制病情。除重症肺炎（指在肺炎病程中，除具有常见呼吸系统症状外，尚有呼吸衰竭和心力衰竭、中毒性脑病等其他系统明显受累表现的危重阶段）须中西医结合抢救外，一般肺炎，特别是病毒性肺炎，多可纯用中药治愈。

（一）清肺

初起病在肺卫，发热多呈中至低度，咳嗽气促，舌质略红，脉浮数，治以辛凉平剂，清热药选毛冬青、大青叶、银花、连翘、板蓝根等，勿过于苦寒，以免遏抑其外透之机。针剂用鱼腥草注射液，每千克体重0.5~1ml，静滴，每日1~2次。或兼用穿琥宁注射液，每日每千克体重8~10mg，静滴。本病可迅速化热入里，或初起即表里同病，病位在肺脏，症见壮热烦渴，咳剧气急，面红，尿黄，舌红苔黄，脉滑而数。治以清肺重剂，可选用石膏、蚤休、毛冬青、黄芩等。针剂用双黄连粉针，每日每千克体重60mg，静滴；清开灵注射液每日每千克体重0.5~0.8ml，静滴。

（二）豁痰

痰浊为肺炎的主要病理产物，亦为引发气闭之因，必重用豁痰之药，方能中止其病理上的恶性循环。壮热烦渴、舌红苔黄干者，治宜清化热痰，选用浙贝、前胡、竺黄、瓜蒌皮等。痰鸣漉漉，兼气急胸高，鼻翼扇动者，为痰浊内壅，可用苏子、葶苈子、紫菀、法夏等，加猴枣散同服。另以鱼腥草注射液5~8ml，加等量生理盐水（或加糜蛋白酶1mg），作超声雾化吸入，可助痰涎排出。

恢复期热退咳减而肺部湿啰音历久不消者，多为气虚不摄、液渗气道所致，可在化痰基础上，加益气敛液之品，如二陈汤合生脉散等。

（三）开肺

患儿气喘鼻扇，为肺气郁闭所致，必急用开肺平喘之品，以麻黄为首选，婴幼儿用量以3~5g为宜，配伍北杏、苏子以宣降肺气。另以止喘灵注射液1ml，肌注或取双侧肺俞穴注射。

肺与大肠相表里，便秘腹胀者，加用通腑或润肠通便之品，每能减轻气闭喘促之症。轻者用胖大海、瓜蒌仁，重者酌用大黄，但须中病即止。

（四）祛瘀

血瘀为气闭所致，其一旦形成，又成为心阳虚衰之诱因。但其发展是渐进的,起初常无明显征象可寻。必须把握病机,在邪气闭肺之初,即早用、重用活血之品。毛冬青清肺而善通脉络,且兼能化痰止咳,可作首选。桃仁、赤芍等亦为常用之品,针剂可用丹参注射液4~8ml静滴。热象不甚者,可改用香丹注射液。临床及实验研究均证实,活血药能明显改善微循环,对促进肺部炎症吸收及减轻心脏负荷颇有捷效。

若血瘀之征明显,症见喘促唇绀、爪甲紫暗、指纹紫滞、脉细而疾时,可在加强祛瘀通络的同时,酌用生脉注射液15~20ml静滴,以益心气,防止心衰的发生。

(五)固脱

若患儿突然面色苍白、发青,虚烦不安,汗出肢冷,呼吸喘促(>60次/分钟)、脉微疾数(>180次/分钟)、肝脏明显增大,此为心阳虚衰、阳气暴脱之征。煎药已难救燃眉之急,应即肌注丽参注射液,每次2ml,有条件时即静滴5~10ml,以扶元强心救脱。若阳虚明显,可用参附注射液10~20ml静滴。不可因发热而畏于扶正,更不可因脉数而误认热盛,此脉愈数而愈虚也。病若至此,命在旦夕,一般以中西医结合抢救为宜,以提高抢救成功率。

三、分证论治

(一)急性期

对于小儿肺炎常证之急性期,鉴于其病机重在"热、痰、闭、瘀",治法重于清肺、豁痰、开肺、祛瘀,自拟小儿肺炎一号方以治之。

组方:麻黄、北杏仁、葶苈子、桔梗、大青叶、毛冬青、蚤休、苡仁、甘草。

本方以三拗汤为基础,有宣开肺气平喘之效。葶苈子辛、苦、大寒,能降气祛痰,泻肺行水,对于实证小儿,痰鸣辘辘、肺部听诊湿啰音较多者,效果甚佳。本品有苦、甜两种,小儿用甜葶苈子为宜。葶苈子、桔梗、甘草皆为清化热痰之效药。大青叶、毛冬青、蚤休清肺效佳而无黄芩、黄连之苦，其中毛冬青尚能祛瘀通络、止咳化痰，早用、重用之，可防肺络瘀阻之变，一物而多用，诚为治肺炎之良药。蚤休兼能止咳平喘、熄风定惊，对预防闭厥之变有一定作用。苡仁利湿而健脾护正。全方合奏清热宣肺、化痰通络之功。所选药物，性味平和，切合小儿体质特点，易于服用。

根据病情的不同，大致上可分为以下四个类型，均可按肺炎一号方加减调治。

1. 风热闭肺

证候特点：风热在表，肺气闭郁，咳喘尚轻。症见发热流涕，咳嗽气喘，或略有鼻扇，痰白或略黄，精神尚可，舌略红而润，苔薄白，脉浮数，指纹浮紫在风关。

治疗要点：疏风、清肺、平喘，佐以化痰、祛瘀。

常用方药：麻黄、北杏、防风、大青叶、毛冬青、蚤休、苡仁、桔梗、甘草。（即肺炎一号方去葶苈子，加防风。）

加减法：

形寒肢冷而发热轻者，多见于寒冬季节、受寒而病初起时。可去大青叶、蚤休、加苏叶。但南方寒冷天气不甚，亦较短暂，风寒之证常迅速化热化火，故辛温之药不宜久用。

咳嗽痰多者，加瓜蒌皮、浙贝。

口干或便秘者，加牛子、花粉。

病例一

黄某某，女，6 岁半，1991 年 5 月 14 日初诊。

代诉发热咳嗽 2 天，加剧伴气促 1 天。患儿 2 天前无明显诱因而发热咳嗽，在当地服西药未效。昨起壮热，咳嗽加剧，并略见气喘，喉间有痰，胃纳不佳，口干喜饮，二便尚调。查体温 38.8℃，面色略红，咽稍红，舌红，苔薄黄，脉浮数。右肺听诊闻中小水泡音。胸透示“右中肺支气管肺炎”。

诊断：肺炎喘嗽（风热闭肺）。

治法：宣肺开闭，清热化痰，佐以祛瘀。

方药：麻黄 7g，北杏、浙贝、花粉各 8g，蚤休、连翘各 10g，大青叶 12g，毛冬青 20g，苡仁 15g，桔梗、甘草各 6g。2 剂，复煎。

5 月 16 日复诊：服药后发热渐减（现 38℃），咳喘减轻，无明显气促，咳痰黄白相间，面色稍白，出汗稍多，口干，咽稍红，舌略红，苔薄黄，脉细数。右肺闻少许中小水泡音。

热减、喘止，可见风热之邪已渐除。现面白、口干、多汗、脉细。乃气阴受伤之征。治宜清热化痰，佐以益气生津敛汗之品。

拟方：青蒿、五味子、苏子、炙甘草各 8g，毛冬青 20g，花粉、蚤休、麦冬各 10g，法夏 6g，沙参、龙骨各 15g。3 剂。

5 月 19 日三诊：基本退热（37.1℃），轻咳，无喘，痰白，汗少，口干喜饮，胃纳二便尚调。咽稍红，舌淡红，苔白略干，脉细。双肺听诊未闻啰音。患儿邪热已去大半，气阴未复。仍守上法，去青蒿、蚤休，加太子参 12g，再进 3 剂。经随访，服药后诸症悉平，复如常人。

2. 毒热闭肺

证候特点：邪在气分，热毒壅盛，津液耗伤，发热咳喘严重，易致热陷厥阴之变。症见壮热无汗，咳嗽喘促，鼻翼扇动，痰黄难咯，面色红赤，口鼻干燥，烦躁渴饮，大便干结，舌红干，苔黄干，脉数或略细，指纹紫滞达气关。

治疗要点：清热解毒，开肺定喘，佐以化痰、生津、通络。

常用方药：麻黄、北杏、桔梗、花粉、石膏、毛冬青、蚤休、大青叶、苡仁、甘草。（即肺炎一号方去葶苈子，加石膏、花粉。）

加减法：

壮热躁动谵语者，为热毒内陷心包、引动肝风之先兆，急加天竺黄、人工牛黄粉（冲服）、羚羊角骨（先煎）以清心定惊。一旦出现神昏抽搐、双目上翻，则为邪陷心肝之变证，应即予服安宫牛黄丸（鼻饲），或静脉滴注醒脑静注射液。

痰稠、口渴舌干明显者，加生地、牛蒡子以润燥化痰。

大便秘结者，加胖大海、瓜蒌仁以润肠通便；重者酌加大黄以泄热存阴。

病例二

廖某某，男，2岁8个月，1996年7月4日初诊。

代诉发热3天，咳喘2天，加剧1天。患儿3天前发热（38℃左右），流涕喷嚏，自服银翘解毒片未效。次日咳嗽，经门诊予服阿莫仙冲剂及蛇胆川贝液。至夜间发热增高，咳嗽频频，气息喘促。现症：壮热（39.8℃），无汗，咳嗽气喘，鼻翼扇动，呼吸时肋间凹陷，面赤唇红，口渴烦躁，大便干结，舌红，苔黄而干，指纹紫滞至气关。听诊双肺满布中小水泡音，胸片示双肺支气管肺炎改变。

诊断：肺炎喘嗽（毒热闭肺）。

治法：清肺开闭为主，佐以化痰通络、增液通便。

方药：青蒿（后下）、瓜蒌仁、花粉各8g，麻黄、甘草各5g，北杏仁、桔梗各7g，毛冬青15g，蚤休、大青叶各10g，石膏（先煎）20g，天竺黄6g。2剂，复煎。即予柴胡注射液1.5ml肌注。

7月6日复诊，发热减轻（38.3℃），咳喘亦减，时有微汗，口干喜饮，大便仍干结，舌红苔黄，察其鼻翼无明显扇动，肋间亦无凹陷，双肺听诊可闻少许小水泡音。

知其热势已挫，肺气闭塞亦减轻，而津伤未复，乃仍守前法，前方去青蒿，加胖大海6g，石膏改用15g（先煎）。2剂。

7月8日三诊，发热已退，咳嗽减少，无明显气促，面色略苍白，出汗稍多，胃纳好转，大便条状，舌尖红，苔略黄而干。双肺呼吸音粗，未闻明显啰音。热势已去大半，气阴耗伤，治以益气养阴，清解余热为主。

拟方：太子参、麦冬、沙参各10g，毛冬青、海蛤粉（先煎）各15g，浙贝母、连翘、花粉各8g，五味子4g，紫菀7g，甘草5g。3剂，复煎。经随访，服药3剂后诸症愈，精神活泼，已如常送回幼儿园。

3. 痰热闭肺

证候特点：痰热互结，壅塞气道，呼吸困难严重，易致心阳虚衰之变。症见发热咳嗽，痰鸣辘辘，气息急促，张口抬肩，鼻扇胸高（小婴儿可呈点头状呼吸），重者唇舌发绀，舌红，苔黄腻，脉滑数，指纹紫滞至气关，甚至命关。

治疗要点：豁痰开肺，清热通络。

常用方药：麻黄、北杏、苏子、葶苈子、天竺黄、毛冬青、蚤休、桃仁、苡仁、甘草。（即肺炎一号方去桔梗、大青叶，加苏子、桃仁、天竺黄。）

加减法：

唇舌青紫明显者，易因心血瘀阻而致心阳虚衰之变，宜加丹参、赤芍。一旦出现呼吸急促、面白唇绀、肢冷汗出、脉微疾数，是为心阳虚衰、阳气欲脱之变证，应急予服生脉口服液，静脉滴注生脉注射液及香丹注射液。重者宜中西医结合抢救。

痰声如拽锯、苔黄腻者，加服猴枣散。

壮热舌红者，加石膏、黄芩。

发热便秘者，加玄明粉、青天葵，大便通则停用。

病例三

蔡某某，男，9个月，因反复发热咳嗽2周，加重3天入院（住院号116997）。患儿2周前反复发热咳嗽，经某大医院治疗，静滴多种抗生素及其他药物，未效。现症壮热（39.1℃），咳嗽气促，多痰，触其背可感痰液之震动，流涕，舌红苔白，指纹紫滞至气关。体查：咽红，双肺闻中小湿啰音。血象不高，胸片呈支气管肺炎改变。

诊断：肺炎喘嗽（痰热闭肺型）。西医诊断为病毒性支气管肺炎。

治法：以宣肺平喘、清热豁痰为主，佐以活血通络。

方药：麻黄3g，北杏、法夏各4g，苏子、葶苈子、甘草各6g，石膏、毛冬青、鱼腥草、苡仁各15g，2剂，日1剂；猴枣散每次1/3支，日服3次，另以清开灵注射液8ml，鱼腥草注射液10ml分别加葡萄糖静脉滴注。入院第3天早晨，患儿热退，咳喘明显减轻，痰亦不多，双肺仅闻少许湿啰音。热势已挫，乃守上法，去大寒之石膏，加祛痰之药。拟方：麻黄、川贝末（冲服）各3g，防风、僵蚕、葶苈子、甘草各5g，北杏、苏子各6g，桃仁8g，大青叶10g，毛冬青20g。3剂。中药鱼腥草、清开灵静脉滴注按原量不变。

入院第5天，患儿已无气促，仅偶闻咳嗽，双肺啰音消失。精神、胃纳明显好转，中药守上方继服2剂，以巩固疗效。

入院第7天，患儿病情稳定，无发热，无喘咳，惟面色略苍白，出汗较多，双肺未闻啰音。此为邪去正伤之象。治以益气敛阴、清解余邪为法。拟方：五指毛桃根15g，人参叶、甘草各5g，防风、五味子各4g，苏子、葶苈子各6g，连翘、紫菀各8g，麦冬10g，海蛤粉20g，毛冬青20g。3剂。停用清开灵注射液，改用双黄连粉针每日0.5g静滴。

3天后，患儿诸症悉愈，精神活泼，面有血色，复查胸片无异常，乃痊愈出院。（住院初期曾偶用百服宁退热剂作对症治疗，此外未用其他西药。）

4. 痰浊闭肺

证候特点：素体脾虚，痰浊壅盛，闭阻气道，重者亦可致心阳虚衰之变证。症见咳嗽痰鸣，声如拽锯，气急胸高，鼻翼扇动，甚至唇爪青紫，无发热或仅低热，舌淡或淡红，苔白滑腻，脉滑数，指纹红、可至气关。

治疗要点：豁痰开肺，佐以通络。

常用方药：麻黄、北杏、苏子、葶苈子、法夏、陈皮、毛冬青、苡仁、甘草。（即肺炎一号方去桔梗、大青叶、蚤休，加苏子、法夏、陈皮。）

加减法：

无发热而喘促严重者，加桂枝、细辛以温通肺气。

脾虚明显者，去毛冬青，加五指毛桃根、太子参以绝生痰之源。

痰多难咯者，加紫菀、款冬花。

唇爪青紫明显者，加桃仁、丹参。

初起兼形寒、涕清、脉浮者，去毛冬青，加苏叶、防风。

病例四

蒋某，男，1岁3个月。1994年11月13日初诊。

代诉咳嗽气喘5天，加剧1天。患儿5天前流涕、咳嗽、低热，家人自购小儿速效感冒片予服。当晚热退，而咳嗽加剧、气息喘促、汗出不止。次日经某医院治疗，诊断为病毒性支气管肺炎，静脉滴注先锋霉素、病毒唑（利巴韦林）及地塞米松3天，未见起色，乃转而求治于中医。现症见咳嗽气喘，痰鸣辘辘，隔座可闻，鼻扇胸高，唇周略绀，头额湿冷，四末不温，大便稀溏，舌淡苔白腻，指纹红而显于气关。双肺听诊满布中小水泡音。血象不高。胸片示双肺散在斑片样阴影。

诊断：肺炎喘嗽（痰浊闭肺）。

治法：豁痰开肺，佐以健脾、通络。

方药：炙麻黄、甘草各4g，北杏、苏子、法夏各6g，五指毛桃根12g，陈皮3g，茯苓10g，桃仁、紫菀各7g。2剂，复煎。

11月15日复诊，咳喘减少，痰鸣减轻，已无鼻扇胸高，唇周亦转淡红，仍肢冷、多汗，双肺听诊闻痰鸣音。痰浊减而肺气通，治疗仍守宣肺平喘法，加强健脾化痰。拟方：炙麻黄、陈皮各3g，五指毛桃根15g，太子参、茯苓各10g，法夏、北杏、苏子各6g，紫菀5g，炙甘草4g。2剂，复煎。

11月17日三诊，患儿气息平顺，间有轻咳，痰鸣不甚，胃纳及大便好转，出汗亦减，四肢温暖。舌苔白滑略厚。双肺呼吸音粗，未闻啰音。药中病机，中气复而痰浊消，故诸症自愈。守上方去炙麻黄，加沙参12g，继服3剂而愈。

（二）恢复期

发病后期，气息平顺无喘者，即转入恢复期，此时仍可有咳嗽，痰鸣，低热，甚至肺部仍可闻啰音。其病机重在余热留恋，或痰浊未清，而气阴耗伤。其治法应重于补脾肺，益气阴，化痰浊，清余热。自拟小儿肺炎二号方以治之。

组方：党参、麦冬、五味子、白术、茯苓、陈皮、龙骨、毛冬青、炙甘草。

本方以六君子汤合生脉散为基础，有健脾益肺、清解痰浊及余热之功。在肺炎恢复期，据病情之异，多见以下两种类型，均可按肺炎二号方加减以调治之。

1. 肺脾气虚

证候特点：肺脾气虚为主，痰浊不清。症见咳嗽有痰，甚至痰鸣辘辘，面色无华，自汗盗汗，纳呆便溏，舌淡，苔白滑，脉细无力，指纹淡红。部分小儿在急性期过用苦寒方剂或滥用抗生素后，面色苍白，多汗肢冷，肺部湿啰音历久不消。此为肺气虚弱，不能固摄津液，液渗气道所致，非补益固涩不能为功。若仍用清热化痰，则痰随去而随生，甚至越治而痰越多，此类教训，临床颇为多见。

治疗要点：培土生金，益气固涩，佐以除痰。

常用方药：党参、麦冬、五味子、白术、茯苓、法夏、陈皮、龙骨、炙甘草。（即肺炎二号方去毛冬青，加法夏。）

加减法：

形寒肢冷、尿频清长者，兼脾肾阳虚也，加桂枝、补骨脂以温通阳气。

痰浊壅盛者，去龙骨，加紫菀、鹅管石。

出汗较多者，加山萸肉、生牡蛎以敛阴止汗。

反复感冒、流涕者，加防风、五指毛桃根以固表御外。

病例五

欧阳某，男，2 岁，1993 年 5 月 24 日初诊。

代诉气喘咳嗽10天。患儿10天前起发热、咳嗽，随即气息喘促，经拍胸片检查，诊断为"支气管肺炎"。静滴抗生素、激素3天后，热退、喘止而咳嗽未愈。现症咳嗽频作，痰鸣辘辘，咳甚时偶有气喘，时流清涕，精神不振，多汗，纳呆，小便清，大便稀溏。平时易出汗，常患感冒。察其形体肥胖，面色苍白，精神萎靡，哭声低弱，舌淡，苔白滑，脉细弱。双肺听诊满布痰鸣音及中小水泡音。

诊断：肺炎喘嗽（肺脾气虚，痰浊内蕴）。

治法：培土生金，益气化痰。

方药：党参12g，白术、五味子、葶苈子、炙甘草各6g，法夏、苏子各8g，茯苓10g，陈皮3g，鹅管石15g，细辛2g。3剂，复煎。

5月27日复诊：服上药后咳嗽明显减少，痰不多，出汗减，二便调，精神胃纳好转，面色稍白，舌淡，苔薄白，脉细弱。双肺闻少许痰鸣音。脾肺气旺，则生痰之源自清，正复邪去，肺气复得宣降，故咳减、痰少。治以健脾益肺为主，佐以宣肺化痰，以巩固疗效。

拟方：黄芪、茯苓、麦冬各8g，白术、五味子、法夏、鸡内金、炙甘草各6g，党参12g，鹅管石15g，陈皮3g。4剂。

经随访，服上药后咳止，无喘。复查肺部胸片，无异常发现。

2. 阴虚肺热

证候特点：肺胃阴虚，余热留恋。症见咳嗽无痰，或咯痰不爽，面色潮红，口唇樱赤，口干，盗汗，大便干结，或有低热，舌红而干，苔少或剥苔，脉象细数，指纹淡紫。

治疗要点：养阴生津，清解余热。

常用方药：五指毛桃根、麦冬、五味子、青黛、海蛤粉、毛冬青、陈皮、茯苓、炙甘草。（即肺炎二号方去白术、龙骨，加青黛、海蛤粉。）

加减法：

时有低热者，选加青蒿、地骨皮、白薇清解阴热。

痰稠难咯者,加花粉、川贝母润肺化痰。

口干便结者,加石斛、瓜蒌仁、胖大海以润肠通便。

盗汗明显者,加山萸肉、生牡蛎敛阴止汗。

病例六

钱某某,女,2 岁 4 个月。1991 年 9 月 27 日初诊。

代诉咳嗽半个月。患儿半月前发热咳嗽,继而气喘鼻扇,经当地医院拍胸片诊断为“支气管肺炎”。经静脉滴注抗生素、激素 4 天后,热退,气喘减轻,而咳嗽未已。现症咳嗽频作,咳甚时气促,无痰,时流清涕,夜间汗多湿衣,需更衣数次,口干喜饮,声音嘶哑,大便干结如羊粪状。察其形体消瘦,面色苍白而唇呈樱红,舌尖红,剥苔,脉细略数。双肺听诊闻少许小水泡音。

诊断:肺炎喘嗽恢复期(阴虚肺热)。

治法:养阴清肺,佐以益气敛汗。

方药:五指毛桃根、海蛤粉、生牡蛎各 15g,山萸肉、石斛、胖大海各 6g,麦冬、毛冬青各 12g,青黛、陈皮各 3g,炙甘草、五味子各 4g,北杏 8g。3 剂,复煎,并嘱停用抗生素。

9 月 30 日复诊,咳嗽大减,无气促,盗汗明显减少,胃纳增进,大便略干,舌质略红。双肺听诊:肺音粗,未闻啰音。患儿气阴复则肺气畅顺、盗汗自止。药中病机,仍守前方,去生牡蛎,加白芍 10g,继进 3 剂。经随访,服药后咳止,诸症渐愈。

(黎炳南　黎世明)

黎炳南教授治疗小儿咳嗽经验

咳嗽为儿科最常见的肺系证候之一。虽曰有声无痰为咳,有痰无声为嗽,但临床仍多以“咳嗽”合称之。早在《内经》一书中，就有十多篇论及咳嗽，自此以后，咳嗽一证，一直是历代医家研究、探讨的重要课题。黎炳南教授擅治咳嗽，对其发病规律及辨治要点颇有心得，兹简介其经验如下。

一、病位在肺，兼涉五脏

咳嗽为肺气上逆，迸发作声而成，故必为肺脏之病。肺为五脏之华盖，主一身之气及呼吸之气，其性主肃降，喜润恶燥，畏火恶寒，其外合一身之皮毛，开窍于鼻，故外邪侵犯人体，不论从口鼻或皮毛而入，肺卫首当其冲，极易导致肺失肃降、肺气上逆而为咳。小儿阴阳稚弱，肺常不足，卫外未固，更易为外邪所伤而致咳嗽之证；或肺脏本身功能失调，如痰浊内阻、肺气虚弱、阴虚肺燥，亦可致内伤咳嗽。肺为娇脏，易为五脏不正之气所影响而致咳，故《素问·咳论》曰："五脏六腑皆令人咳，非独肺也"。其中以脾胃的影响较大。小儿脾常不足，对水谷的需求相对迫切而自身又饮食不知自节，常致饮食不化，积湿成痰，上储于肺而咳嗽。此外，肾虚水泛、酿湿成痰；或肝气亢盛、木火上炎；或心经蕴热、火邪刑金，亦可致肺失肃降而为咳。总而言之，咳嗽可由邪气犯肺所致，亦可因他脏先病，累及于肺所致，临证必先辨其外感、内伤、病属何脏，而辨治之中心环节，必在于肺。

二、外感因风，内伤因痰

咳嗽病分外感、内伤，病因复杂，诚如清·程国彭《医学心悟·咳嗽》所言："肺体属金譬若钟然，钟非叩不鸣。风寒暑湿燥火，六淫之邪，自外击之则鸣，劳倦情志饮食炙煿之火，自内攻之则亦鸣。医者不去其鸣钟之具，而日磨锉其钟，将钟损声嘶而鸣之者如故也"。因此，论治咳嗽，必先把握其病因病机，方能在复杂的证情中击中要害之处。否则，辨证不清，以热为寒，以虚为实，则久治不愈，甚至愈治愈剧，俗话所云："入门闻咳嗽，医生眉头皱"，就是对此窘境的生动写照。

黎炳南教授依据其60余载的临床经验，指出小儿咳嗽“外感因风，内伤因痰”，是掌握其病因病机的关键。

外感咳嗽之因，虽有风、寒、暑、湿、燥、火之别，但多以风为主。外感咳嗽患儿，多表现为咳嗽阵发性发作，而不咳时则呼吸气息无明显改变，甚至安静如常人，此为风邪致病的显著特点。风性主动，风动而扰于肺经，则肺失宣肃，气逆而咳。而肺炎喘嗽及哮喘患儿则不咳时亦出现持续性之气息喘促，此为症状明显相异之处。风为百病之长，必夹邪致病，初病首犯肺卫（在经而未入脏），致肺络壅遏，气机不宣，肃降失司，则肺气上逆而咳嗽阵发。风夹热（火、暑）为病，表现为风热咳嗽；夹寒为病，表现为风寒咳嗽；夹痰（外湿或湿浊内外合邪，凝聚成痰）为病，表现为风痰咳嗽；夹燥为病，表现为风燥咳嗽。外感咳嗽临床上多出现于急性咽炎、扁桃体炎、喉炎，以及急性支气管炎初期。其他疾病若兼见咳嗽较多，且有外感见证，亦可参照外感咳嗽论治。

内伤咳嗽虽可由五脏功能失调所致，但最终必影响于肺脏而发病，其中直接致病之因，多为痰浊（阴虚燥咳者除外）。小儿内伤生冷饮食，脾失健运，水谷酿生痰浊，上储于肺，或感寒久而入里，寒痰壅阻气道而咳，此为寒痰咳嗽；痰浊郁而化热或木火上炎、心经蕴热，均可炼液为痰，痰热内迫于肺，亦可气逆而咳，此为痰热咳嗽；若肺脾气虚，甚则脾肾阳虚，则湿泛成痰，肺失肃降而咳，此为气虚痰咳；若肺胃阴虚，甚或肺肾阴虚，则虚火上炎，上灼肺金，而肺为娇脏，喜润恶燥，燥则宣降失调而咳，此为阴虚燥咳。内伤咳嗽多见于急、慢性支气管炎，支气管肺炎恢复期，或多种疾病兼见咳嗽较多而无外感见证者。

三、外感咳嗽证治

外感咳嗽病因病机以风为主，病位在肺经，故治疗原则以祛风宣肺为主。另据其兼夹热、寒、痰、燥之异而灵活施治。体虚明显者可兼治其虚。

1. 风热咳嗽

发病特点：此类患儿平时体质多较壮实，或喜进食煎炸辛香之品，感邪易从热化。风热合邪，肺气失宣而咳，以实热证为主。

辨证要点：起病较急，咳嗽不爽或咳声重浊，痰稠黄难咯，微恶风寒，涕浊稠黄，咽红作痒，舌红，苔薄白或薄黄，脉浮数。

治法：疏风清热，宣肺止咳。

方药：用自拟“风热咳嗽方”：防风、北杏、桔梗、胆星、僵蚕、毛冬青、连翘、甘草。

加减法：发热、唇舌俱红者，为热盛之征，加青蒿（后下）、大青叶、银花。热象不甚者，慎用石膏、黄连、黄芩之类，以免冰遏邪伏。

痰黄难咯者，选加竺黄、花粉、冬瓜仁、瓜蒌皮。

大便秘结者，选加胖大海、牛蒡子、玄参，以清化热痰，润肠通便。

咽痒咳频而痰少者，加百部、马兜铃。若痰多则不宜过用此类止咳、镇咳之品。

兼见咳声嘶哑，舌干剥苔等阴伤见证者，选加麦冬、海蛤粉、川贝母。

病例一

田某某，女，6岁。因咳嗽1周来诊。

患儿1周前起流涕，咳嗽，次日发热咽痛，经某医院诊为“急性咽炎”，予静滴丁胺卡那霉素（阿米卡星）及病毒唑（利巴韦林）2天，热退而咳不止。继服阿莫西林及清开灵口服液4天，未见好转。现症咳嗽阵作，遇风则咳甚，咳声重浊，痰黄难咯，咽痒微痛，大便干结，舌红，苔黄，脉浮数。察其咽红，咽后壁淋巴滤泡（淋巴小结）增生，双肺未闻干湿啰音。

诊断：风热咳嗽。

治法：疏风清热化痰，佐以利咽通便。

方药：防风、胆星、僵蚕、甘草各6g，北杏、桔梗、胖大海各8g，竺黄5g，牛子、连翘各10g，毛冬青15g。二剂，复煎，分3次服。嘱停用阿莫西林及清开灵口服液。

复诊：咳嗽明显减少，痰色转淡黄、易咯出，大便略干结，咽痒咽红减轻，舌红而干，舌苔略黄，中有剥苔。此为热渐去而阴津不足之象。治方佐用润肺之品。拟方：麦冬、连翘各10g，川贝母、胆星、甘草各6g，牛子、北杏、桔梗各8g，毛冬青、冬瓜仁各15g。三剂。煎服法同前。经随访，服药后咳止，诸症悉愈。

按：本病例的特点，是病初热盛，经用大量抗生素及大寒之中成药后，热势挫减而风邪犹盛、阴津不足，故方用防风、胆星、僵蚕、竺黄以祛风化痰，配胖大海、牛子以清咽润肠通便，投毛冬青、连翘清解余热，伍以北杏、桔梗、甘草以化痰止咳。药中病机，使风热得除，肺气宣通，腑气能降，故咳嗽能日见减轻。二诊抓住风热渐去而阴津不足的特点，酌加润肺化痰之品而收全功。

2. 风寒咳嗽

发病特点：多发于冬、春易受风、寒之季节，但若暑夏使用空调不当，或过食冰冻、寒凉之物，亦可因“形寒饮冷则伤肺”而发病。以寒实证为主，亦可兼肺脾气虚见证。

辨证要点：起病较急，咳嗽声重，痰稀白或有泡，恶寒，鼻塞涕清，咽痒，舌淡红，苔薄白，脉浮紧。

治法：疏风散寒，宣肺止咳。

方药：用自拟“风寒咳嗽方”：苏叶、防风、北杏、法夏、枳壳、紫菀、僵蚕、款冬花、甘草。

加减法：

咽痒咳频而痰少者，为风盛致咳之征，可加制南星、百部。

痰多者，重用祛痰之品，加陈皮、苏子。

恶寒、鼻塞重者，选加散寒通窍之苍耳子、辛夷花。

面色苍白，平素多汗，舌淡脉弱者，为肺脾气虚之象，临床常见此虚实夹杂之证，可酌加五指毛桃根、太子参以护其正。

兼食滞腹胀便溏者，加莱菔子、神曲以消滞除痰。

病例二

方某某，男，10岁，因咳嗽8天来诊。

患儿8天前因冒风淋雨而流涕咳嗽，自服强力银翘片3天未效，咳渐加重。经某诊所检查，诊断为“急性咽炎”，予静脉滴注青霉素及鱼腥草注射液4天，咳反增剧。

现症见咳声阵作，夜间为甚，痰白量少，恶寒怕风，虽多穿厚衣而不觉热，头重身痛，喷嚏频作，清涕常流，咽痒微痛，二便自调，舌淡红，苔薄白，脉浮紧。检查其咽稍充血，扁桃体Ⅱ度肿大，双肺听诊未闻啰音。

诊断：风寒咳嗽，兼有肺热。

治法：疏风散寒，宣肺止咳，兼清内热。

方药：苏叶、制南星、僵蚕、款冬花、枳壳各8g，法夏、北杏、百部各10g，毛冬青20g，防风、苍耳子各7g，甘草6g。3剂，复煎，分3次温服。嘱停用西药。

复诊：诉服首剂当晚已能安睡，白天咳嗽亦日渐减轻，现头身痛止，不畏风寒，精神爽利，余症均明显减轻，惟觉出汗稍多。询其平素动辄汗出，乃守前方，苏叶减半，去苍耳子，加山萸肉8g，五指毛桃根15g。3剂。服药后诸病愈。

按：患儿恶寒明显，身痛涕清，风寒之象显著。而其咽痛、咽稍红，则为肺热之象，症属“寒包火”，而以风寒为主。前用青霉素及鱼腥草静脉滴注，反致寒邪更盛而其咳益甚、入夜加剧。故治用苏叶、防风疏风散寒，以僵蚕、制南星祛除风痰，配款冬花、北杏、法夏、百部以加强止咳除痰之效。佐用毛冬青清其肺热。但寒凉之品不宜多用、久用，以免阻遏风寒外透之机。全方重点明确，以祛风散寒、止咳化痰为主，佐用清热，药中病机，风寒迅速减轻，故复诊时，减少温散之苏叶、苍耳子，加用五指毛桃根、山萸肉以益气固表止汗，故得邪去正安之效。

3. 风痰咳嗽

发病特点:患儿平素脾肺偏虚,常蕴痰浊,感受风邪发病,风痰互结,肺失宣肃而咳。邪实为主,可兼气虚。

辨证要点:咳嗽阵作,痰鸣辘辘,痰稠白或稀白,无明显发热恶寒,咽不红,舌淡红,苔白滑或白腻,脉浮滑。

治法:疏风宣肺化痰。

方药:用自拟“风痰咳嗽方”:防风、北杏、制南星、僵蚕、苏子、法夏、陈皮、茯苓、甘草。

加减法:兼见面色无华、多汗而脉来无力者,多见于脾肺素虚者,脾运不健,滋生痰湿,遇外邪(风邪)所伤而痰浊益多,此类患儿颇为多见,宜酌加五指毛桃根、白术以健脾固表。防风之类用量宜轻。

便溏、腹胀、纳呆者:加莱菔子、枳壳以利气消滞。

鼻塞、涕多者:加苍耳子、辛夷花。

气息较急、唇周偏暗者:易演变为肺炎喘嗽,可及时加麻黄、桃仁以宣肺通络,令其血和气顺,此为防止病情恶化之关键。

病例三

谭某某,女,2 岁半。因咳嗽痰多 2 天来诊。

患儿有多次“支气管炎”病史,每次均以抗生素静脉滴注治疗,而病后往往面色苍白,冷汗不止。故本次发病拟改用中药治疗。现症见咳嗽阵作,痰声辘辘,咳时手按其背部有痰液振动之感,烦躁不安,面色欠华,鼻塞流涕,喷嚏频作,舌淡红,苔白滑腻,指纹略淡而滞,位于气关,查咽不红,双肺满布痰鸣音。

诊断:风痰咳嗽。

治法:疏风化痰为主,兼以扶助脾肺。

方药:防风 3g,陈皮、制南星、甘草各 4g,苏子、僵蚕各 6g,法夏、北杏各 7g,五指毛桃根、茯苓各 15g,桃仁 8g。2 剂,复煎,温分三服。

复诊:咳嗽减半,痰声减少,精神胃纳好转,鼻塞涕清,苔白略腻，双肺呼吸音粗，可闻少许痰鸣音。药中病机，守上方去桃仁、加苍耳子5g，2剂，服法同前。

三诊：基本无咳，涕止，二便自调，出汗稍多，察其面色略苍白，舌淡红，苔略腻，双肺呼吸音粗，未闻啰音。拟方：太子参、茯苓各12g，五指毛桃根、龙骨各15g，法夏、麦冬各8g，款冬花6g，陈皮、五味子、甘草各4g，山萸肉5g，4剂。服药后患儿精神活泼，诸症悉愈，其家人言患儿第一次用中药治疗，不打针能治好支气管炎，确有奇效。

按：患儿平素肺脾不足，既易感受外邪，又易内蕴痰浊。本次发病特点以风、痰兼夹为主，寒、热之象不明显，故重用善于祛除风痰之防风、制南星、僵蚕，又配二陈汤、苏子、北杏以降气除痰，佐用五指毛桃根以顾护脾肺，以免脾虚而痰浊随去随生。痰盛易致气机壅滞，肺主气而朝百脉，气郁易致血瘀，故虽暂无血瘀见证，亦早用祛瘀之桃仁，以防患于未然。且桃仁亦有镇咳作用，可加强北杏止咳之效。全方抓住重点，标本兼顾，其效甚佳。二诊病愈过半，已无气郁致瘀之虑，故去桃仁，加苍耳子以祛风通窍。三诊病邪已去大半，形成二虚一实之证，故方用六君子汤合生脉散加减，以补土生金，固表止汗为主，兼除风痰。整个治疗过程步步扣紧病机的转化，而收邪去正复之效。

4. 风燥咳嗽

发病特点：多发于秋天干燥季节，患儿以平素阴虚津乏者多见。肺失濡润，宣降失司而咳。实证为主，可兼阴虚或气阴不足见证。

辨证特点：咳嗽阵发，咳而不爽，咳时无痰，或痰少而黏，喉痒声嘶，鼻咽干燥，大便干结，舌淡红而干，苔少或剥苔。

治法：疏风润燥止咳。

方药：用自拟“风燥咳嗽方”，防风、北杏、僵蚕、川贝母、花粉、麦冬、瓜蒌皮、款冬花、桔梗、甘草。

加减法：

燥而偏热者，症见唇舌红干，咽红咽痛，加青黛、人参叶。

声嘶咽干者：加千层纸、麦冬。

自汗盗汗者：加沙参、山萸肉。

大便干结者：加玄参、冬瓜仁。

病例四

刁某某，男，11岁，因咳嗽声嘶5天来诊。

患儿5天前到郊外秋游，归家后恶风，鼻塞，声嘶，继而咳嗽阵作，曾自服强力银翘片及含服银黄含片未效。现症见咳嗽频频，咽痒而咳，痰少而难咯，咳引胸痛，口渴，声嘶，大便3天未解，舌淡红而干，剥苔。平时有盗汗史。

诊断：风燥咳嗽，兼肺胃阴虚。

治法：祛风止咳，润肺生津。

方药：防风、甘草各5g，北杏、僵蚕、川贝母（打）各8g，玄参、花粉、胖大海各10g，沙参、麦冬各15g，山萸肉7g。2剂，复煎。嘱戒食煎炒油炸食物。

复诊：咳嗽减少，痰稠白，较易咳出，大便日解1次，稍硬，余症均减轻，舌淡红略润，剥苔。药已对症，守前方去胖大海，加玉竹10g。3剂。

三诊：服上药2剂即无咳嗽，服完3剂后已无不适，惟夜间时有盗汗。乃拟玉屏风散合生脉散加减以善其后。

按：患儿病发于秋天，在秋游中感受风燥之邪，进食燥热之干粮，加上平素体质为阴虚内燥之体，内外合邪，故见干咳痰稠、咽痒声嘶，口干便秘之症。治用防风、僵蚕、北杏以祛风止咳，以沙参、麦冬、川贝母、花粉润肺化痰，投玄参、胖大海润肠通便，佐用山萸肉补虚敛汗，全方以疏风润燥为主，佐以滋养护正，收散并用，宣通肺气与通降肠腑并施，故能速愈其疾。

四、内伤咳嗽证治

内伤咳嗽病位在肺，可兼涉五脏。不管何脏腑之病变致病，必通过影响肺之气机宣降失常而发病，其中以痰阻气道为最常见之病机，故总的治则以宣肺化痰为主。

久咳者多虚，常用益气化痰或润燥止咳法。然气、阴之虚往往难以截然分开。气虚为主者，用药宜温而勿燥；阴虚为主者，酌用补气之品，可令气复而阴津自生。虚中夹实者，可用攻补兼施法。纲举而目张，可无误治之虞。

1. 痰热咳嗽

发病特点：多发于形体素盛者，因外感风热，咳嗽不愈，久则邪热入于肺脏，炼液为痰；或乳食内伤，酿成痰浊，郁而化热，痰热互结，壅阻气道，气逆而咳。以实热证为主。

辨证要点：发热而不恶风寒，咳嗽气粗，痰黏稠黄，烦躁口渴，面唇红赤，或纳呆便结，舌红苔黄干或黄腻，脉滑数。

治法：宣肺清热化痰。

方药：用自拟“痰热咳嗽方”，毛冬青、蚤休、大青叶、麻黄、北杏、浙贝母、瓜蒌皮、桔梗、甘草。

加减法：

发热、面赤、苔黄干者，为热象偏盛，选加黄芩、连翘；壮热气粗者加石膏。

痰稠黄难咳者，加海蛤粉、天竺黄。

痰稀黄量多者，加葶苈子、海浮石。

大便干结者，以瓜蒌仁易瓜蒌皮，另加牛子，胖大海。

病例五

欧阳某某，女，1 岁 10 个月，因咳嗽 5 天，发热 2 天来诊。

患儿 5 天前流涕，咳嗽，曾服抗生素及抗感冒药未效。前天起发热，咳嗽加剧，在外院拍胸片示“急性支气管炎”，静滴抗生素 2 天病情未见明显改善，乃转而求诊于中医。

现症：壮热（39.4℃），无汗，咳嗽阵作，痰鸣辘辘，无明显气喘，面赤唇红，烦躁，便秘，纳呆，舌红，苔黄干，脉滑数。双肺满布痰鸣音。查血分析无明显异常。

诊断：痰热咳嗽。

治法：宣肺化痰，清热通腑。

方药：麻黄4g，北杏、桔梗各7g，石膏（先煎）、毛冬青各15g，蚤休、浙贝母、瓜蒌仁各8g，大青叶10g，胖大海6g，甘草5g。2剂，复煎。嘱进食白粥，勿吃肉类，停用抗生素。

复诊：服药后微汗出，发热轻（现37.8℃），咳嗽减，痰声不重，大便偏干，舌红，苔黄稍腻，脉滑略数。听诊双肺音粗，可闻少许痰鸣音。守上方去石膏、胖大海，加牛子8g、板蓝根12g，麻黄减量为3g。续进2剂。

三诊：发热退（现36.7℃），轻咳，痰声少，出汗稍多，精神胃纳明显好转，舌淡红，苔略黄，脉细略数。双肺听诊呼吸音清，未闻干湿啰音。拟方：沙参、毛冬青各12g，连翘、大青叶各10g，麦冬、浙贝母、瓜蒌皮各8g，桔梗、北杏各7g，山萸肉6g，甘草5g。3剂。经随访，患儿服药后精神活泼，无发热咳嗽，已送返幼儿园。

按：患儿病初为外感发热，虽发热而血象不高，多为病毒感染所致，故屡用抗生素口服、静滴均无效，病反加重，由肺卫内传肺脏，出现壮热、痰鸣漉漉等痰热内蕴之见症。故治法以宣肺清热化痰为主，方拟麻杏石甘汤为主，配毛冬青、蚤休、大青叶加强清肺之功，桔梗、浙贝母、瓜蒌仁以化痰止咳。患儿壮热而便秘，肺与大肠相表里，腑气不通，致肺气壅阻更甚，故以胖大海、瓜蒌仁润肠通便。药后痰热渐清，肺气宣降功能渐复，乃见发热轻而痰咳渐除。药中病机，故二诊仍以前方为主，但热势已挫，可去石膏，减用麻黄。石膏药性大寒，久用易伤肺胃之气；而麻黄辛温发散，多用易耗气伤津。此二者虽对痰热壅肺之证常有奇效，但若不知中病即止，每令患儿病后面色苍白，多汗肢冷而久久不能复原，医者宜多加注意。三诊时病去大半，热退咳轻，肺部啰音消失，邪去而正略伤，故治以标本兼顾为法，用沙参、麦冬、山萸肉以润肺敛汗，以毛冬青、大青叶、连翘清解余热，伍以浙贝母、瓜蒌仁、桔梗、北杏、甘草清化痰浊，令其邪去而不伤正，故能速愈其疾。

2. 寒痰咳嗽

发病特点：多发于素体气弱者，因风寒外袭，久咳入肺而成里证，寒凝湿聚，痰浊内生；或饮食生冷，一方面内伤于脾，滋生痰浊，另一方面上犯于肺，内外合邪，均致肺失宣肃，气逆而咳。寒实证为主，或兼阳气不足。

辨证要点：咳嗽夜甚，痰白清稀而量多，形寒肢冷，或纳呆便溏，舌淡红，苔白滑或白腻，脉滑。

治法：温肺化痰。

方药：用自拟"寒痰咳嗽方"，麻黄、北杏、苏子、紫菀、款冬花、法夏、陈皮、茯苓、枳壳、甘草。

加减法：

痰多而怯寒者：加白前、白芥子。

咳甚作呕、腹胀苔腻者：加旋覆花、川朴。

遇风而咳甚者：加制南星、僵蚕。

进食生冷而咳者酌加干姜、吴茱萸以温中祛寒。

面色欠华、平素多汗者，加太子参、山萸肉。稍佐护正敛汗之品，无碍寒邪之祛除。

病例六

田某某，男，7岁。因咳嗽3天来诊。

患儿3天前贪食雪糕及冷藏梨子，继而冒风淋雨，当晚畏寒咳嗽，鼻流清涕，次日到医院治疗，诊为"急性支气管炎"，予服抗生素及感冒灵两天，咳嗽加剧。现症见咳嗽痰多，痰白清稀，咳甚时呕吐痰涎，胸闷腹胀，大便溏而臭轻，无发热恶寒，舌淡红，苔白滑腻，脉滑。双肺听诊闻中水泡音。

诊断：寒痰咳嗽。

治法：温肺化痰，佐以温中止呕。

方药：麻黄、苏子、旋覆花各7g，北杏、法夏各10g，干姜3g，紫菀、款冬花、川朴各8g,陈皮、甘草各5g,茯苓15g。2剂,复煎,温分三服。

复诊:咳嗽明显减轻,痰白量少,无胸闷呕吐,腹稍胀,大便略溏,舌苔白腻,脉滑,双肺听诊闻少许痰鸣音。守上方去干姜、旋覆花,麻黄减量为5g,加神曲10g,3剂。

三诊:偶咳,痰少色白,胃纳大增,出汗稍多,大便正常,舌苔白滑,脉细,双肺未闻啰音。邪去而气亦伤,以扶正祛邪法治之。拟方:五指毛桃根、茯苓各15g,法夏、紫菀、款冬花各10g,枳壳、山萸肉各8g,陈皮、甘草各5g,神曲10g。3剂。服药后诸症愈。

按:肺为娇脏,易为内、外之邪所伤。现今儿童多有嗜食冷冻生冷之物的习惯。而肺胃有络脉相通,"其寒饮食入胃,以肺脉上至于肺则肺寒,肺寒则外内合邪因而客之,则为肺咳"(《素问·咳论》)。今患儿多食生冷,复感风寒,内外合邪,致令咳逆不止。病初未得适当治疗,寒痰凝聚于肺脏,而成里寒实证。故治以三拗汤合二陈汤以温肺化痰、宣通肺气,佐紫菀、款冬花、苏子以降气除痰,病因饮食而起,故配川朴、旋覆花降气消胀止呕,复以干姜温暖中土。俟其阴霾消散,痰浊自能化解。二诊证见寒、痰俱减,乃及时去干姜,以免久用化热化燥;麻黄减量,免致辛散过度;因其腹胀未除,加用神曲以助川朴消滞除胀。三诊寒、痰已去大半,而见出汗稍多、脉细等肺气略伤之象,故方用五指毛桃根、山萸肉以益气敛汗,继用温肺化痰之品以清除余邪。小儿阴阳稚弱,易虚易实,故方药必须紧随邪、正之进退而转换,方能切合病机之演变而获良效。

3. 气虚痰咳

发病特点:久病失治、误治,肺脾受伤,或素体肺脾两虚,致痰浊内盛,上储于肺,气逆而咳。病程较长,气虚为本,痰盛为标,常兼见气阴两虚或气阳两虚。

辨证要点:咳嗽绵绵不已或反复发病,咳而无力,痰白清稀,面色苍白,少气懒言,常伴多汗、流涎,纳呆便溏、舌淡苔白,脉细无力。

治法：补益脾肺，温化痰湿。

方药：用自拟“气虚痰咳方”：党参、五指毛桃根、防风、法夏、陈皮、茯苓、紫菀、款冬花、甘草。

加减法：

兼见怯寒肢冷、尿频清长、舌淡胖嫩者，为气阳两虚，久病及肾之象，酌加熟附子或肉桂、补骨脂；更兼气短不续者，加五味子、鹅管石以敛气纳肾。

兼见鼻塞、喷嚏者，勿畏于有外感而不敢补气，用本方加苍耳子、辛夷花以扶正祛邪。

兼夹纳呆、腹胀、作呕、苔白厚腻等食滞之症，加莱菔子、神曲以消食除痰。

病例七

温某某，女，6岁。因咳嗽1个月来诊。

患儿1个月前感冒咳嗽，经服药后感冒愈而咳嗽不止，屡服中、西药物罔效。近查血象不高，胸片示“双肺纹理增粗”。现症：咳嗽仍频，以晨昏为甚，痰多色白，多汗，时时遇寒而鼻塞流涕，胃纳不佳，大便稀溏。察其形体一般，面色苍白，气怯声低，唇舌俱淡，舌苔薄白，脉细而弱。双肺听诊闻痰鸣音。

诊断：气虚痰盛咳嗽。

治法：健脾补肺，祛风除痰。

方药：防风、甘草、陈皮各4g，苍耳子6g，辛夷花、法夏、山萸肉各8g，紫菀、款冬花各10g，茯苓、党参各12g，五指毛桃根20g。3剂，温分三服。

复诊：服上药二剂后咳嗽即明显减少，昨因进食肥腻食物，咳嗽痰鸣复加剧，腹胀欲呕，鼻塞流涕止，苔白滑。双肺未闻痰鸣音。以上方去党参、苍耳子、辛夷花，加莱菔子6g，神曲10g，枳壳8g。3剂。

三诊：咳嗽大减，仅清晨阵咳1次，日间偶咳，痰白，胃纳二便复常，自汗盗汗，苔白略腻。拟方：防风、炙甘草、陈皮各4g，法夏、山萸肉、款冬花各8g，党参、茯苓各12g，五指毛桃根20g，五味子3g，龙骨15g。4剂。服药后，咳嗽愈，出汗明显减少。随访半年未见复发。

按：患儿久咳不愈，气虚之象昭然。且痰多又屡感外邪，为虚实并重之证。万全《幼科发挥·肺所生病》云："饮食入胃，脾为传化……虚则不能运化精悍之气以成荣卫，其糟粕之清者为饮，浊者为痰，留于胸中，滞于咽嗌，其气相搏，浮涩作痒，介作声，而发为咳嗽也。故治痰咳，先化其痰，欲化其痰者，先理其气……此治咳之大略也。"黎老认为，对此类脾虚痰盛者，补益脾肺、以绝生痰之源，亦不可忽视。故治用五指毛桃根、党参以培土生金，投二陈汤、紫菀、款冬花以理气化痰，配苍耳子、辛夷花祛风通窍，佐用山萸肉敛汗固表，勿使外邪有可乘之机。全方攻补兼施，使正气复、表卫固、痰浊清，而咳嗽自止。二诊时有夹滞之征，食滞则易滋生痰浊，故暂减少补气之品，及时加消食导滞之莱菔子、神曲、枳壳。三诊时食积已消，痰浊渐清，则重在补气、敛汗、固表，续清余邪，以七分补、三分攻之法治之。对气虚久咳患儿，必须把握邪正之进退，及时处理兼夹症，自始至终抓住"痰浊"这一主要的致病因素，方能取得满意的疗效。

4. 阴虚燥咳

发病特点：多发于素体阴虚或嗜食燥热食物患者。燥热之物最易伤阴，若本属肺胃阴虚或肺肾阴虚者，更易致虚火上炎，上灼肺金，肺燥则宣降失调、气逆而咳。病程可长可短，以阴虚为主，或兼气虚。

辨证要点：干咳无痰或痰黏难咯，午后或夜间为甚，咽干作痒，口干声嘶，或见夜间盗汗，午后潮热颧红，舌嫩红而干，苔少或剥苔，脉象细数。

治法：养阴润肺止咳。

方药：用自拟"阴虚燥咳方"：青黛、海蛤粉、沙参、麦冬、五味子、北杏、百部、知母、花粉、甘草。

加减法：

咽红、舌红者，为虚火上炎之征，加黄柏、人参叶；若更兼痰中带血者，加红丝线 10~15g 以清肺止血。

唇红而面白、四肢不温者，为气阴两虚之象，临床甚为多见，宜加五指毛桃根、太子参益气以生阴。

大便干结者，加胖大海、玄参以润肠通便。

午后潮热、手足心热者，加白薇、地骨皮。

肝热烦躁易怒者，加白芍、山栀子。

病例八

王某某，女，4 岁半，以咳嗽 3 个月来诊。

患儿 3 个月前发热咳嗽，经抗生素治疗热退而咳不止。迭经多种抗生素轮换使用，咳嗽时轻时重。曾验血分析无异常，查血沉、抗“O”正常，胸片示“双肺纹理增粗”。又疑为结核菌感染，作“PPD”检查，呈弱阳性反应。医者嘱其转诊于中医。

现症见咳嗽无痰，有时呈阵发性痉咳，夜间为甚，咳引胸痛，口渴，咽干，自汗，盗汗，纳呆，大便稍干，无发热流涕。察其面色苍白，精神萎靡，唇红，咽稍红，舌淡红，剥苔，脉细弱。双肺听诊呼吸音粗，未闻干湿啰音。

诊断：阴虚燥咳，兼肺脾气虚。

治法：益气养阴，润燥止咳。

方药：青黛、细辛各 3g，五指毛桃根、沙参各 15g，麦冬、北杏、玄参各 8g，山萸肉、炙甘草各 6g，五味子 4g，百部 10g，海蛤粉 20g（先煎）。3 剂，复煎。

复诊：咳嗽稍减，大便成形，余症同前。以上方去玄参，加花粉 8g，再进 3 剂。

三诊：咳嗽明显减轻，无阵发痉咳，仅有时干咳几声，出汗不多，精神胃纳好转，唇舌淡红，少许剥苔，脉细弱。双肺音清，未闻啰音。拟方：太子参、五指毛桃根、沙参各 15g，北杏、花粉、紫菀各8g,麦冬10g,川贝、山萸肉各7g,五味子4g,炙甘草6g,4剂。

四诊:基本无咳,出汗少,胃纳二便调,面有血色,舌淡红苔薄白,脉细。以上方去北杏、紫菀,加石斛8g,女贞子10g,继进4剂,咳愈。随访2个月,无复发。

按:患儿久咳3个月,肺胃阴伤为主,兼脾肺气虚之象。故治用沙参、麦冬、玄参滋养肺胃,以山萸肉、五味子、炙甘草酸甘化阴、敛阴止汗,配青黛、海蛤粉、北杏、百部、细辛清肺止咳,更以五指毛桃根补气健脾,以促其气复津生,全方攻补兼施、阴阳相济,先后投用6剂,使患儿羸弱之体气阴渐复,肺气宣降复常,咳嗽乃得减其大半。故三诊、四诊逐步减少清肺止咳之品,重在益气养阴,以加速机体的复原。小儿阴阳稚弱,正气易伤而难复,对久病者必须时时以顾护其正气为念,切勿一味攻邪而重伤其元气。

(黎世明　黄永强)

小儿泄泻论治

泄泻一证,在儿科甚为常见,临床以大便次数增多,粪质稀薄或如水样为特征。在小儿,尤其是婴幼儿中的发病率很高,四季均可发生,其中以夏、秋季发病最多。

早在春秋战国时期,《黄帝内经》即对本病有详细论述,如《素问·阴阳应象大论》已有“春伤于风,夏生飧泄”的病因论述,并根据大便的性状,把泄泻分为“濡泻”、“飧泻”、“鹜泻”等各种类型,其中很多论点一直沿用至今。此后,历代医家对泄泻的病因病机、辨证论治等方面的认识多有发展和扩充,形成了中医药对泄泻辨治的宝贵经验。

本病常见于西方医学之急慢性肠炎、消化不良、秋季腹泻，肠功能紊乱，乳糖不耐受性腹泻等疾病。西医药对本病治疗多有良效，但是对于部分耐药性菌群所致的腹泻，以及部分病毒感染性或非感染性腹泻，则时感束手，往往转而寻求中医药治疗或中西医结合治疗。

黎老临床数十年，对本病的辨治有较深的造诣。临床上，对于一些难治性腹泻，通过其独特的病因病机分析，精要准确的用药，每获捷效。他认为，泄泻一证，成人与小儿均可得之，然惟因小儿脏腑娇嫩，"成而未全，全而未壮"，在罹患泄泻后，寒热虚实往往容易互变：若素禀脾胃不足，泄泻发生后，更易伤损脾胃，令病情缠绵难愈，甚或演成疳疾或慢惊之变；若泻下急暴，气阴暴失，又可成阴竭阳脱之急危重症；且寒热虚实之间又常互为兼夹，故小儿泄泻的辨治往往较成人更为复杂多变，且急危重证的发生率亦较成人为高，因此，能否对本病进行准确辨证，以及及时、准确的用药，是减少本病并发症及危重症发生的首要条件，又是儿科医生的基本功之一。在对小儿泄泻的辨治中，切勿忽略以上的发病特点，亦不可套用某些固定成方，以免造成治疗上的失误。现分别就黎老对本病的病因病机分析、辨证要点、治疗要则以及分型证治等方面详述如下：

一、湿为主邪，脾为主脏

传统教材对泄泻的分型，实证总因风寒、湿热、伤食；虚证则分脾虚及脾肾阳虚，此种分型方法重于病因分类，可为初学者熟记本病的病因病机提供方便。而对于小儿泄泻的本质，黎老认为，无论何种病因致泻，最终均须通过"脾运失健，湿浊内停"此病机关键而导致疾病发生，因此，"脾虚湿胜"才是病机关键，其中湿邪是致病的主要病邪，脾是主要病位。对此，《杂病源流犀烛·泄泻源流》有精辟的论述："湿胜则飧泄，乃独由于湿耳。不知风寒热虚，虽皆能为病，苟脾强无湿，四者均不得而干之，何自成泄？是泄虽有风寒热之不同，要未有不原于湿者也。”鉴于此，黎老主张把泄泻分为风寒夹湿型、湿热型、伤食夹湿型、脾虚夹湿型、脾肾阳虚型等五种证型，以强调湿邪在泄泻发病中的重要作用。

对于本病的病位，黎老认为，主要病位应在于脾。因湿邪为致病的主要因素，而脾主运化水湿，倘脾强健运，内外因素均不可致病；然若脾不健运，则湿浊内生，致生泄泻。大便乃饮食所化，饮食入胃，通过脾的运化、小肠的泌别清浊，其清者上归于肺，通过肺气宣发，散精于全身；其糟粕者则下输大肠，成为大便。其中，脾在大便的形成中起到关键的作用。若脾运失司，清浊升降失常，水反为湿，谷反为滞，合污而下，并走大肠，则成为泄泻。其中，湿为主邪，脾为生湿之源，故为发病之主脏。《景岳全书·泄泻》亦提到："泄泻之本，无不由于脾胃。"小儿（尤其是婴幼儿）脾常不足，且饮食不知自制，故更容易为外邪、饮食等因素影响而罹患泄泻之疾。

二、全面辨证，细察大便

对于本病的辨证，黎老强调应根据大便的性状以辨别寒热虚实。由于小儿或其家长不懂表达或表达不详，常常影响辨证的准确性，因此，临床医生应尽可能亲察患儿的大便，切不可因其秽臭而弃之不察。

一般认为，若大便色黄臭秽，泻下急迫或泻而不爽，或夹黏液脓血者，多属湿热为患；若泻下清稀带泡，甚如水样，臭味不大者，多属风寒泻；若大便稀烂夹有乳片或食物残渣，气味酸臭或臭如败卵，脘腹胀痛，泻后痛减者，则属伤食；若大便溏烂无臭，水谷不化，或食入即泻者，则属脾虚泻；五更泄泻，症见大便清冷无臭者，属脾肾阳虚泻，等等。其中，大便臭味的大小可反映胃火的盛衰，对泄泻病性的辨别尤为重要。若其臭味大者，性多属"热"；若其臭味小或无臭者，性多属"寒"。但亦须结合其他病症进行辨别。如泻下急迫者，未必属火，某些风寒泄泻，因风寒与水湿相击，迫津下泄，亦可出现泻下如注之症；大便夹乳片或食物残渣者，未必属伤食，脾虚或脾肾阳虚，胃寒无火，不能消谷者亦可出现；又如大便色青者，一般谓之“夹惊”，然于临证中，每多属脾虚有寒之象，如《活幼心议·小儿泄泻》谓：“凡小儿泻，粪出青色者，盖脾受肝经所制，肝属乙木，能克己土，所胜之功，故现本质。由其脏之虚寒，非谓惊也。”。如此种种，均对临床辨证有较大意义，须加注意。

除了对大便进行辨证，尚应对兼症进行辨别：若因湿热为患者，临证每兼发热、口干苦、多饮，小便黄短，舌红苔黄腻，脉濡滑数等症；风寒致泻者，多兼恶寒发热、鼻塞头痛、腹痛肠鸣等；伤食者，多兼脘腹胀满，嗳腐酸臭，不思饮食，呕吐，舌苔厚腻，脉滑等；脾虚者，每兼面色萎黄，肢倦乏力，脘腹胀闷，舌淡有齿印，苔白，脉细等症；脾肾阳虚者，多兼面色白，形寒肢冷，精神疲倦，睡时露睛等。而对于某些症状的辨别，必须参合于整体进行判断。如口渴者，未必属热，其可见于阴伤之证，或脾虚不能化津上承者；口不渴未必属寒，可见于湿热泄泻中湿重热轻或部分伤食患者；小便黄短者，未必属热，可见于诸泻而伤及阴分者，张介宾在《景岳全书·小儿则（下）·论泻痢粪尿色》中指出：“小水之色，凡大便泻痢者，清浊既不分，小水必不利，小水不利，其色必变。即清者亦常有之，然黄者十居八九，此因泻亡阴，阴亡则气不化，气不化则水涸，水涸则色黄不清，此自然之理也。使非有淋热痛涩之证，而但以黄色便作火治者，亦大误也。”可见在临证中，我们既应掌握大法，亦不能泥于成法，灵活辨证，方不致误。

以上是泄泻的辨证要点，在小儿，由于脏腑娇嫩，发病后传变迅速，“易虚易实，易寒易热”，因此临证每非只见单一证型，而常见寒热虚实互为兼夹：如初因湿热泻或寒湿泻，由于泻下急暴，伤及阴分，则可兼见伤阴证候；若泻下日久，伤及脾气，甚或伤及脾肾阳气，则可兼有脾气不足或脾肾阳虚之证；又如初为寒湿泻或脾虚夹湿泻,湿邪久郁化热,又可在原证的基础上兼见湿热见证,如此种种,必须细辨。治疗必须紧抓时机,权衡寒热虚实之轻重缓急而对因治疗,否则病情瞬变,容易演生他疾,甚至危及生命。

三、"胜湿理脾"为治疗总则

基于本病以"脾虚湿胜"为主要病机,相应地确立以"胜湿理脾"为治疗之总则。其中,"胜湿"者,指祛除湿邪的治法,根据泄泻发病中湿邪所在部位的不同,可分为芳香化湿、清热燥湿、淡渗利湿等法;"理脾"者,则指各种恢复脾胃健运的治法,可分为运脾法、健脾补气法等。具体而言,在泄泻病的治疗中,常用的治法有以下几种:

1. 芳香化湿法　是指以芳香辟浊,具有化湿运脾功效的药物治疗湿浊困阻中焦、脾运失常证的治法。黎老认为,在泄泻发病中,由于脾运失健,湿浊内生为病机关键,因此,治疗当以除湿、运脾为要。其中,湿邪属阴,当用"阳药"化之;脾喜温,得阳始运,而此类药物芳香温燥能助脾运、除湿浊,切合本病病机,故成为泄泻治疗中的主要治法,不必惮于其温燥而不敢用之,黎老认为,只要配伍得当,即使于湿热泄泻的患者,用之亦无妨,此在"分型论治"将有详述。

2. 利水渗湿法　是指以淡渗利湿的药物治疗下焦湿盛病证的治法。"治湿不利小便,非其治也","利小便以实大便",因此,此治法是治疗泄泻的重要方法。由于本类药物药性多寒,故常用治湿热泄泻。

3. 清热燥湿法　是指用寒凉清热、兼能燥湿的药物,治疗湿热内蕴或湿邪化热证的治法。由于本类药物性多寒凉,易伤脾胃,故在小儿泄泻治疗中用量宜慎,且不宜久用。

4. 消食导滞法　是指以消食开胃的药物治疗饮食积滞的治法,是治疗伤食泻的主要治法。但本类药物容易伤耗脾气,故不宜多用久用,若兼脾虚者,应适当配伍补脾益气之品。

5. 补涩法　指以补脾益肾的药物治疗脾气不足或脾肾阳虚证，以收敛固涩药物治疗泻下无度、滑脱不禁病证的治法。幼儿胃气未全，肾气未充，若泄泻频频，初则脾胃受伤，继而肾气不固，乃成滑脱不禁。与其“滑者涩之”，何如未雨绸缪，防患于未然？故泄泻气虚，不妨早用补涩，不必至洞泄已成，方匆匆投用。补者，治本也。脾虚欲陷者，重用党参、白术、黄芪，加葛根以助其升阳举陷。肾气不固者，选用补骨脂、巴戟天、肉桂，以固其关门。涩者，治标也。泻下不止，补之未见速效，气液已随泻日耗，当涩肠以存气阴，而后正气方易渐复。涩肠之品，轻者用乌梅，重者用五味子加龙骨。黎老喜用酸收之品，取其涩肠之外，尚可合甘药以酸甘化阴。肾虚者加用益智仁，效果尤佳。虚实夹杂者，甚为多见。早用补涩，每令人视为畏途。其实，药物为祛邪之手段，正气方为祛邪之主导。若气馁于内而专于攻邪，则邪恋未去而先伤正气，反致迁延难愈。故泻频而兼虚者，可于祛邪中并用补涩，冀涩肠以存正、补气以复正。正气回复，其邪易去。此不碍祛邪，实有助于祛邪。

6. 益气养阴法　指以甘润养阴益气的药物治疗气阴两虚病证的治法，用于泄泻而兼气阴受伤为主的病证。但注意湿邪较盛时慎用之，以免助湿为患。虚实并重者，以本法合化湿法同施。

7. 行气法　由于本病以湿邪困阻为主要病机，湿郁必兼气滞，故必须配合使用行气药物，令气行而湿化。

此外，尚可根据病邪的兼夹而选用多种治法：如风寒外袭所致的泄泻，可加用祛风散寒之品等。至若病情危殆，出现阴竭阳脱者，则应留人治病，急以益气回阳固脱为治。

四、分型论治

（一）湿热泻

辨证要点：大便水样或糊状，或如蛋花样，泻下急迫或黏腻不爽,量多,必气味秽臭,纳差食少,烦渴引饮,或伴泛恶,发热或不发热,小便短黄,舌红苔黄厚腻,脉濡滑数。

证候分析:湿热外感或湿郁化热,脾胃受困,运化失司,清浊升降失常,合污下降,下注大肠,故出现大便水样或糊状,气味臭秽。若热重于湿:则可见发热;热性急迫,湿热交蒸,壅遏胃肠气机,故泻下急迫,量多;热盛伤络,可见大便带血;热盛伤阴,则口干引饮,尿少黄短;热扰心神则见烦躁。若湿重于热:则不发热或低热;湿性重浊黏腻,湿邪下趋,故见大便糊状,黏腻不爽,或夹黏液;湿浊中阻,浊气犯胃,故见恶呕纳差,饮食减少。舌红、苔黄厚腻、脉濡滑数均为湿热困阻之征。

治法:清热除湿。

治疗要点:对于湿热泄泻,一般多施清热利湿法,并以葛根黄芩黄连汤统治之。此似有可商榷之处。因湿邪属阴,热邪属阳。其性不同,用药迥异。用清用温,各有所宜,当权衡湿、热之偏重而用之:热重于湿,自当以清利为主,辅以除湿;然若症属湿重于热者,则非单用清利所能胜任。湿为阴邪,非温药而不易化,须用芳香温通之品化其湿浊,兼以清热燥湿、淡渗利湿之法,使湿热分途而去,获效每捷。除湿法包括利湿、燥湿、化湿,比单纯利湿更能有效祛除湿浊之邪。须注意者,在本证型的常用药物中,部分清热药性味苦寒,易伤脾胃,故体虚羸弱者,以及秋冬寒冷之时,芩、连等苦寒之品切勿滥用。且其味苦难咽,于婴儿亦非所宜,以选用性味平和者为宜。

方药:自拟湿热泻方。

藿香 10g　佩兰 8g　葛根 15g　连翘 8g　地榆 8g　茯苓 15g　火炭母 12g　独脚金 6g　甘草 6g

(上方剂量适用于 2~3 岁小儿。)

上药以水 1 碗半,煎至半碗,温分 3 服,可复煎。

方中葛根甘能生津、升发清阳之气;连翘、火炭母、地榆清解肠热,且性味平和,不易伤正,其中地榆并能凉血止血;藿香、佩兰芳香化湿，和中止呕；茯苓淡渗利湿，健脾和中；独脚金消食而兼利水湿。全方既清肠热，又能化湿、利湿，肠热清，湿浊除，泄泻可止。

加减法：

热重于湿者：加凤尾草、滑石、白花蛇舌草，热盛体壮者酌用黄芩、黄连；热盛伤络者，加槐花。

湿重于热者：重用芳香化湿之品，加砂仁、白蔻仁、苍术等，佐以苡仁、车前子等分利水湿。

呕恶甚者，选加陈皮、法夏、竹茹等降逆止呕。

腹痛剧者，加木香、白芍等。

食滞者，加神曲、麦芽等。

病案一

患儿黄某某，男性，6岁，因“腹泻伴发热3天”于1996年7月16日来诊。患儿3天前外出饮食归来后开始出现腹痛、腹泻，大便日解3~4次，色黄糊状，气味臭秽，伴发热，体温38.5℃，纳差。曾到外院求治，诊为：“急性肠炎”，予“先锋V”、“双黄连”等静滴2天，效果欠佳，遂转诊黎老。来诊时症见：中度发热（体温38.1℃），精神疲倦，纳差，大便日解4~5次，糊状，黏腻不爽，色黄褐，量中，臭味较大，夹黏液，口干，舌红，苔厚微黄，脉滑略数。诊断：湿热泻，证属湿重热轻型。拟方：藿香、佩兰、葛根、火炭母各15g，连翘、柴胡、车前子各12g，苡仁、茯苓各20g，独脚金、甘草各6g。2剂。上药以水2碗多，煎取大半碗，复煎。

7月18日复诊：诉热退，大便次数减少，日解2次，质稠，无黏液，胃纳增加。遂于上方去柴胡、葛根，继进2剂告愈。

按语：患儿外出饮食不慎，湿热内生，下注大肠。其大便黄褐臭秽，但黏腻不爽，夹带黏液，精神疲倦，虽有发热，然热势不高，伴口干，舌红，苔厚而微黄，脉滑略数，为湿重热轻之证。故治法重用芳香化湿，佐用清利以除湿邪。拟方在湿热泻方的基础上，加大藿香、佩兰的用量，并以车前子分利水湿，加用柴胡透解热邪，药证相合，泄泻自止。

（二）风寒夹湿泻

辨证要点：大便稀烂，色淡夹泡沫，臭味不甚，腹痛肠鸣，可伴鼻塞，流清涕，恶风寒，咽痒等，口不渴，舌淡苔白滑，脉浮或指纹浮红于风关。

证候分析：风寒外袭，或饮食生冷、寒邪直犯脾胃，均可导致脾运失健，湿邪内生，水谷不分，合污而下，故见大便稀烂，色淡无臭；风邪与水湿互相搏结，气机不通，故见腹痛肠鸣，大便带泡。

治法：疏风散寒，胜湿止泻。

治疗要点：由于本型泄泻由风、寒、湿三邪共同致病，其中寒邪属阴，容易凝滞气机，故常兼见气滞之证，如腹部胀大，肠鸣辘辘等。因此，在治疗中应配合使用行气药物，令气行湿化，且行气药物性多温运，于散寒除湿亦宜。寒湿属阴，易伤阳气，且病常发于脾虚者，故风寒湿郁日久，可伤及脾胃，而脾气不足，又可化生湿浊，如此相因而至，令病情缠绵。因此临证必须密切注意脾气的盛衰，一旦出现中气内馁之征，即应配合益气扶中之品，冀正气复而助祛邪，莫等伤损已成，方匆匆投用。

方药：自拟风寒湿泻方。

藿香 12g　佩兰 12g　砂仁（后下）3g　防风 5g　陈皮 4g　茯苓 15g　枳壳 6g　苏叶 5g　苡仁 15g　甘草 6g

（上方剂量适用于 2~3 岁小儿。）

上药以水 1 碗半，煎至半碗，温分 3 服，可复煎。

方中以藿香、佩兰芳香化湿；砂仁行气化湿；防风、苏叶疏风解表，后者并可行气宽中；陈皮行气除湿，枳壳行气宽中除胀；茯苓、苡仁淡渗利湿，兼以健脾。全方奏疏风散寒，除湿止泻，兼以行气健脾之效。

加减法：

腹痛剧者，加白芍、木香、玄胡等。

脾虚甚者，加白术、淮山、扁豆健脾除湿。

腹胀甚者，可加厚朴。

病案二

丁某，女性，6个月，因腹泻2天于1997年10月18日来诊。患儿2天前因进食生冷后开始出现腹泻，日解4~5次，肠鸣则泻，大便水样带泡，色淡黄，臭味不甚，无发热，小便如常。曾在外院诊治，予“双黄连”、“穿琥宁”等药物静滴2天后，症状无明显改善，大便次数反增加，日解7~8次，遂求治于黎老。来诊时症见：精神稍倦，大便日解7~8次，水样带泡，色黄无臭，无发热，小便如常。察其面色稍黄，腹胀，肠鸣音活跃，前囟、眼眶无明显凹陷，皮肤弹性可，舌淡苔白滑，指纹浮红于风关。诊为：泄泻（风寒夹湿型），拟方：藿香、佩兰各8g，苏叶、陈皮各3g，茯苓、扁豆、苡仁各12g，砂仁2g，白术、甘草各4g。2剂。上药以水1碗，煎至半碗，温分3服，复煎。10月20日来诊，大便次数明显减少，日解2~3次，糊状，胃纳增加，复以上药去苏叶，加淮山8g，再进2剂而告愈。

按语：本病本因寒邪直犯脾胃，脾运失健，湿浊内生，合污下降所致，前医却用清热解毒之中药针剂静滴，以寒益寒，更伤脾胃，故腹泻不见好转，来诊时仍一派风寒夹湿的证候，而且还初现脾胃气虚的征象，因此治以疏风散寒，芳香化湿为主，佐健脾益气为法。方中藿香、佩兰、砂仁芳香化湿；苏叶疏风散寒；扁豆、苡仁、茯苓利水渗湿，兼以健脾；白术健脾益气燥湿；湿郁气滞，故以陈皮理气化湿，枳壳行气除胀；辨证准确，用药得当，故大便次数明显减少。再诊去解表之苏叶，加淮山以加强健脾之功而收效。

（三）伤食夹湿型

辨证要点：脘腹胀满，腹部作痛，痛则欲泻，泻后痛减，大便酸臭，或如败卵，嗳气酸馊，或恶心呕吐，不思饮食，夜卧不安，舌苔厚腻，脉滑。

证候分析：饮食不节，或脾运失常，导致乳食停积胃肠不化，与湿浊互结，合注大肠，故见腹泻；饮食停积，气机壅滞不畅，则见脘腹胀满；不通则痛，故腹痛，痛则欲泻，泻后积滞减轻，气机暂得舒缓，故泻后痛减；饮食停胃，故不思饮食；气逆上冲，则见嗳气酸馊，恶心呕吐；"胃不和则卧不安"，故夜卧不安。

治法：消食导滞，化湿和中。

治疗要点：本型泄泻，由于饮食与湿滞停积中焦，气机为之壅遏不通，故常见腹痛腹胀之症，因此，治疗中必须配合行气药物的使用，使气机畅行，通则不痛，同时，气行有助消食化湿。若湿食停滞胃腑，胃气上逆者，则须加用降逆止呕之品。须注意，消导药物容易损伤脾胃，故不宜多用久用。

方药：自拟伤食夹湿泻方。

藿香 12g　佩兰 10g　连翘 8g　神曲 10g　麦芽 12g　枳壳 6g　鸡内金 6g　茯苓 15g　苡仁 15g　甘草 5g

（上方剂量适用于 2~3 岁小儿。）

上药以水 1 碗半，煎至半碗，温分 3 服，可复煎。

上方藿香、佩兰芳香化湿止呕；神曲、麦芽消食化积；连翘清热；枳壳行气宽中除胀；茯苓、苡仁利湿健脾；鸡内金运脾消积，合奏消食化湿，理气健脾之效。

加减法：

湿食久郁化热者，加葛根、火炭母等兼清郁热。

呕吐剧烈者，可加法夏、竹茹等降逆止呕。

腹痛剧者，可加玄胡、救必应、木香。

腹胀甚者，可加厚朴等。

脾胃气虚者，可加白术、淮山、扁豆、五指毛桃根等益气健脾。

病案三

苏某某，女性，1 岁，因"突发腹泻、哭闹不安 1 天"来诊，患儿 1 天前外出饮食归来后，突然出现腹泻、哭闹，大便 2~3 次，糊状，伴恶心欲呕，遂抱来求诊。症见：面色青白，四肢不温，哭闹不安，哭则欲大便，便后哭闹稍缓，大便糊状，色黄褐、酸臭、夹乳片，恶心欲呕，不思乳食，喜俯卧，无发热。腹部胀满，拒按，肠鸣音稍活跃。舌淡红，舌苔中部白浊，指纹略滞。诊断：泄泻（伤食夹湿型）。拟方：藿香、佩兰、神曲、麦芽各10g，法夏、木香、白芍各4g，连翘6g，枳壳6g，鸡内金8g，苡仁、茯苓各12g。2剂。2天后复诊，患儿面色稍红润，无哭闹，大便次数减少，日解2次，质稍烂，酸臭减轻，无恶心，胃纳增加。腹胀减轻，舌淡苔白略厚。遂在上方基础上，去木香、白芍、枳壳、法夏，加白术4g，太子参6g善后。

按语：本患儿有明显的伤食病史，来诊时一派伤食夹湿的证候表现。由于湿食互阻，气机不通而出现腹痛，故哭闹不安，泻后湿滞减轻，腹痛暂缓，故哭闹稍减；气机郁滞不通，阳气不达，故面色青白，四肢不温；舌淡苔白浊者，示湿食未化热，但已兼脾虚不运之象。故治疗应以消食化湿，行气降逆止痛为主，兼以健脾为治。方中藿香、佩兰、神曲、麦芽、鸡内金消食化湿；法夏降逆止呕；枳壳、木香行气止痛；白芍柔肝止痛，苡仁、茯苓淡渗利湿，合鸡内金健脾。药证相合，故泄泻、腹痛速止。湿食化解，气机畅通，已无呕吐、腹痛，故后继治疗去行气止痛降逆之品，加健脾化湿之品以收效。

（四）脾虚夹湿型

辨证要点：大便稀溏，多于食后作泻，色淡不臭，或夹不消化之乳食，面色萎黄或黄白，形体消瘦或虚胖，神疲倦怠，舌淡边有齿印，苔白滑，脉细濡滑。

证候分析：素体脾气虚弱，或久泻伤及脾胃，健运失司，清阳不升，水反为湿，谷反为滞，合污下降，并走大肠，故发为泄泻；脾虚不运，饮食不化，故大便色淡不臭，夹带不消化之乳食；食后脾胃虚弱不能运化，合注大肠，故食后作泻。

治法：健脾益气，化湿止泻。

治疗要点：脾虚不能健运，易化生湿邪；湿邪久居不去，则反伤脾气，二者相因为病，故治疗应补脾与化湿同施，令脾气健旺以化湿，湿邪祛除而脾复健运。然单纯补脾，容易助湿，故必须候邪正之轻重而权衡攻补之主次，否则湿盛而过用补药，则令湿邪壅盛，病必难除。本证湿邪主要在中焦，除湿当以芳化为主。即使湿邪不盛，由于脾为阴土，得阳始运，故在用补时，亦应适当加用化湿温运之品，令补而不滞。脾气主收，若脾虚甚而不能固敛时，则可出现脾气下陷，临证表现为大便滑脱不禁、甚则脱肛等证，应加用补气升提及收敛固涩之品。

方药：自拟脾虚湿泻方。

太子参 12g　白术 4g　茯苓 12g　砂仁（后下）3g　扁豆 15g　葛根 12g　淮山 12g　乌梅 2g　藿香 10g　佩兰 10g　甘草 6g

（上方剂量适用于 2~3 岁小儿。）

上药以水 1 碗半，煎至半碗，温分 3 服，可复煎。

方中太子参、淮山、扁豆、白术补气健脾，后二者兼能化湿利水；藿香、佩兰、砂仁芳香化湿；茯苓淡渗利湿兼能健脾；葛根生津兼能升发清阳之气；乌梅涩肠止泻，合甘草以酸甘化阴。全方合用共奏健脾益气，芳香除湿之效。脾旺湿除，泄泻自止。

加减法：

脾虚甚者，可加红参或参须另炖，兼烦渴多饮或处暑热之时，用西洋参炖服效果更佳。

兼脾阳不足者，可加干姜、肉豆蔻。

久泻不止，脾虚不固，当加用收涩之品，轻者加用诃子，重者用五味子、龙骨。

脾虚欲陷者，重用党参、黄芪以益气升提，加柴胡、升麻以助其升阳举陷。

病案四

患儿曲某，女性，2 岁，因“反复腹泻 1 个月”于 1997 年 12 月 3 日来诊。患儿 1 个月前无明显诱因而出现腹泻，大便日解

3~4 次，糊状，无臭。在当地医院诊治，诊为“急性肠炎”，予“先锋Ⅵ”、“双黄连”等药物静滴，并予思密达等口服。经治后，患儿泄泻稍减轻，但停服思密达后，泄泻如故。曾在多间医院求治，效果欠佳，乃求治于黎老。来诊时症见：形体肥胖，肌肉不实，面白神疲，大便日解 4~5 次，水样，色淡黄无臭，夹有未消化之乳食，纳呆，口干索饮，舌淡边有齿印，指纹淡红略滞。诊为：泄泻（脾虚夹湿型）。拟方：太子参、淮山、茯苓、扁豆（炒）、苡仁各 15g，白术 5g，藿香、佩兰各 10g，砂仁（后下）3g，乌梅 3g，升麻 4g。上药以水 1 碗半，煎至半碗，温分 3 服，复煎。另以人参须 3g 炖服。药进 4 剂。12 月 7 日复诊，患儿精神好转，泄泻次数明显减少，日解 2 次，质稠，胃纳增加，无口干。后再以上方去乌梅、升麻调理 1 周后告愈。

按语：本例患者本非“湿热泄泻”，此以“大便无臭”可知。然前医却以苦寒燥湿之品治疗，以寒治寒，不仅无效，反伤脾胃，更加重泄泻；泄泻迁延不愈，又加重脾虚，二者相因而致，故泄泻一月未愈。至来诊时已一派脾虚湿困之象，其中，纳呆而大便夹不消化食物者，非因于伤食，乃脾虚不运，湿邪困阻之征；口干者，非因于伤阴，乃因脾虚不能上乘津液以濡润也；体形虽胖，但肌肉不实，面白神疲，舌淡边有齿印，指纹淡红略滞者，均为脾虚夹湿之象。因此，治疗以健脾益气为主，佐以芳香化湿为法。处方在脾虚湿泻方的基础上，加人参须炖服加强益气补脾之功，扁豆炒用加强健脾止泻之力。久泻不愈，已有滑脱之势，故用乌梅酸敛止泻，升麻升阳。经治疗，脾虚得复，湿浊得化，故泄泻自止。

（五）脾肾阳虚泻

辨证要点：久泻不愈，大便清稀无臭，食入即泻或完谷不化，或伴脱肛，形寒肢冷，面色白，或目眶黯黑，精神萎靡，睡时露睛，舌淡苔白，脉沉细。

证候分析：素体脾肾不足，或久泻不止，伤及脾肾，由气及阳，命火不足，不能温煦脾土，脾胃无火，故大便清稀无臭，食入即泻或完谷不化；脾虚气陷，故见脱肛；命门火衰，阳不温布，阴寒内生，故形寒肢冷，面色白，精神萎靡；目眶黯黑，睡时露睛，舌淡苔白，脉沉细，均为脾肾阳虚之象。

治法：补脾温肾，固涩止泻。

治疗要点：久泻不止，病及脾肾，此时病情较重，已属虚多实少之证。故治疗应以温补脾肾为要。脾摄纳，肾主开合，若脾肾亏虚，摄纳无权，开合失司，则关门不固，泻下不止，气液亦随之日耗，久之更加重脾肾亏虚，此时补之未见速效，当急以涩肠以存气阴，令泻止而后正气方易渐复，故在本型治疗中常兼用固涩收敛之法。其中，涩肠之品，黎老喜用酸收之品，取其涩肠之外，尚可合甘药以酸甘化阴。

方药：自拟脾肾阳虚泻方。

补骨脂 8g　党参 12g　白术 4g　益智仁 6g　淮山 12g　肉豆蔻 4g　乌梅 4g　茯苓 12g　藿香 10g　扁豆 12g　甘草 4g

（上方剂量适用于 2~3 岁小儿。）

上药以水 1 碗半，煎至半碗，温分 3 服，可复煎。

方中四君子汤合扁豆益气健脾，兼以除湿；补骨脂、益智仁补肾温脾止泻；淮山补脾肾、益气阴；肉豆蔻温中行气，合乌梅涩肠止泻；同时，乌梅合甘药酸甘化阴。

加减法：

脾虚甚者，可加红参或参须另炖，加干姜以温补脾阳。

脾虚欲陷者，重用党参、白术，加黄芪以益气升提，加葛根、升麻助其升阳举陷。

肾气不固、泻下清稀量多者，加用巴戟天、肉桂，以固其关门。

久泻不止，加用收涩之品，可用诃子、五味子加龙骨等。

病案五

方某，男，3 个月。患儿出生一个多月时出现泄泻，即在某大医院住院治疗。选用各种抗生素，及中药人参须、焦三仙、石榴皮等,输血浆数次,并请数个医院专家会诊,均未见显效,乃诊为“难治性消化不良”。1983年4月29日邀黎老会诊。其时患儿泄泻已月余,大便稀溏,时如蛋花汤样,日解6、7次,间有肠鸣。虽体重略减,但形体仍未消瘦,体温正常,乳食尚可,口干饮少,囟门、目眶不陷,舌略淡、苔薄白。诊为:泄泻(脾肾阳虚型)。拟方:补骨脂6g,益智仁、地榆各4g,党参15g,白术、藿香、火炭母各5g,淮山8g,葛根10g,炙甘草3g,乌梅1枚。每日1剂。并嘱暂减乳食,另予腊鸭肫1个(切碎)、淮山15g、大米适量。煮粥水代作饮料。服药后,大便逐日减少,3天之后,日解1次。因自加牛奶、橙汁之类,5月4日解便4次,乃再来求方。虑其元气初复,又为乳食所伤,故于前方中去乌梅、葛根、火炭母、地榆,加肉豆蔻、鸡内金各5g,五味子、木香各8g,边条参5g另炖,以加强收涩止泻、行气消食之功。如法调理,其疾乃愈。

按语:此证外形虚象虽不甚显,但泄泻月余未止,脾胃已伤;久病及肾,关门不固,则易滑而不收。细察其面色略黄少华,唇舌稍淡,虚象已见端倪。证属脾肾气虚、湿多热少。其运化无力、虚失固摄为病之本,故前用消食、固涩之品罔效;虽曾用参须,而火不暖土,单用补土亦难以为功。故治以温肾固涩、健脾化湿为主,佐用清肠之法。拟方在脾肾阳虚泻方的基础上,去肉豆蔻,加地榆、火炭母兼清肠热,葛根升阳止泻,全方以温补脾肾,固肠止泻为主,兼以化湿清肠为法。药证相合,配合健脾益气之食疗,泄泻乃速止。后因元气未复,又为饮食所伤,泄泻反复,故在补脾肾的基础上,去清肠止泻之品,兼以温中健脾行气为法,病得速愈。

(六)变证

常见气阴两伤型,阴竭阳脱者现较少见。

气阴两伤型

辨证要点:泻下无度,精神萎靡不振,倦怠乏力,目眶及前囟凹陷,口渴引饮,小便短赤,甚则皮肤干燥或枯瘪,腹凹如舟，啼哭无泪，无尿，烦躁不安，唇红而干，舌绛无津，苔少或无苔，脉细数。

证候分析：泻下暴急，或久泻不愈，气液随大便外泄，而致气阴两伤之证。气虚不能充养头目四肢，故精神萎靡，倦怠乏力；津液受伤，故见目眶、前囟凹陷，口渴引饮，唇舌干燥无津，苔少或无苔，小便黄短或无尿，甚或皮肤干燥或枯瘪，啼哭无泪。

治法：益气养阴，收敛止泻。

治疗要点：暴泻伤阴，久泻伤阳，泻下无度，气阴随之耗伤，故治应以益气养阴为法。然气阴之伤，乃因泄泻不止所致，若仅予补益而忽略止泻，则气阴随补随泄。故在本型治疗中，常兼用收涩止泻之品，令泻止而气阴易复。必须注意的是，补气温阳之品，容易伤阴；养阴之品，又性属滋腻而容易助湿。故在补气养阴时，必须权衡气、阴伤之轻重，对证用药，方不致误。若气阴大伤，气随津脱，则可演成阴竭阳脱之证，此时应急以回阳救逆为法。

方药：自拟补气益阴止泻方。

党参 10g　麦冬 8g　五味子 4g　茯苓 10g　白术 4g　淮山 12g　扁豆（炒）12g　乌梅 3g　甘草 4g

（上方剂量适用于 2~3 岁小儿。）

上药以水 1 碗半，煎至半碗，温分 3 服，可复煎。

方中四君子汤合炒扁豆益气健脾，兼以除湿，生脉饮益气养阴敛阴，淮山补脾养阴；乌梅、五味子酸敛止泻，合甘补之品以酸甘化阴。全方合用共奏益气养阴，敛阴止泻之效。

加减法：

阴虚明显时，党参改为西洋参以加强益气生津之效，并可酌加沙参、石斛等以养阴。

若气虚明显者，则党参改为红参另炖；兼有脾阳不足者，加用干姜以温补脾阳；脾虚欲陷者，重用党参、白术、黄芪以益气升提，加葛根、升麻以助其升阳举陷。

若泻下不止，当加强收敛固涩之力，予诃子、肉豆蔻收涩止泻。

若阴竭阳脱者，症见泻下不止，频而量多，精神萎靡不振，表情淡漠，面色青灰或苍白，四肢厥冷，多汗，气息低微，舌淡，苔薄白，脉沉细欲绝，则应以人参、熟附子以回阳救逆。

病案六

张某，男性，3岁，因"腹泻2天，伴目眶凹陷，尿少半天"于1998年9月19日来诊。患儿2天前因进食生冷后开始出现腹泻，日解7~8次，水样，量多，色黄无臭，自予"黄连素"、"腹可安"等药物治疗，泄泻反加重，日解达10余次，量多，并伴目眶凹陷，尿少，精神不振，遂急来诊。就诊时症见：精神萎靡不振，面色萎黄，少气懒言，目眶凹陷，啼哭无泪，口唇干红，小便极少，色黄。舌淡红苔少，指纹淡滞。诊为：泄泻（气阴两伤型）。拟方：人参须5g（另炖），白术5g，淮山、扁豆（炒）各12g，五味子、乌梅、甘草各5g，莲子、葛根各12g，黄芪10g，上药以水1碗半，煎至半碗，温分3服，复煎。药进3剂，患儿大便次数逐渐减少，至9月22日复诊，大便日解2次，质稠，精神明显好转，目眶无凹陷，尿量增多，但面色仍稍萎黄，唇舌淡红，苔少，考虑乃气阴未复之象，故在原方基础上，去乌梅、葛根，治疗3天后告愈。

按语：本证原属"寒湿型泄泻"，家人却自予苦寒燥湿之品治疗，反伤脾胃。中气一伤，摄纳无权，湿邪更易内蕴，故泻下无度；泄泻不止，气液随之外泄而耗伤，故出现一派气阴两伤之证；面色萎黄、唇舌淡红、指纹淡滞等均示气虚甚于阴虚，故治疗以补脾益气为主，处方在补气益阴止泻方的基础上加黄芪益气升提，合葛根升阳止泻；莲子补脾止泻。全方合用，补气升阳，养阴敛阴，故泄泻立止。然气阴不能骤复，故再以益气育阴之品善后。

五、其他疗法

1. 补液疗法　若湿热泻中热邪偏重者，可加双黄连静滴以清热解毒；若风寒湿泻中，寒湿困阻，气血瘀滞者，可加香丹注射液以活血行气；若脾气不足者，加用黄芪注射液静滴以益气健脾；脾肾阳虚及阴竭阳脱者，可加参附针以益气回阳救逆；气阴两伤者，可加生脉针以益气养阴，敛阴止泻。

2. 穴位注射法　若脾气虚弱明显，久泻不止者，可用黄芪注射液 2ml 穴注双侧足三里穴。足三里穴属足阳明经穴，功效补中益气，配合黄芪针补气健脾，可达到益气止泻之效。

3. 捏脊疗法　可用于脾虚、脾肾阳虚泄泻及病后出现脾气不足者。其通过对督脉和膀胱经的捏拿，达到调整阴阳，调和气血，恢复脏腑功能的目的。

（黎凯燕　整理）

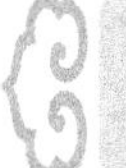

黎炳南教授治疗小儿秋季腹泻经验

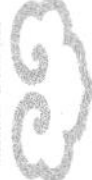

小儿秋季腹泻是儿童常见的急性消化系统疾病，属于小儿腹泻病的一种，好发于秋季，尤其秋冬之间，故名。在南方，由于寒凉天气来得较晚，故秋泻发病的高峰期可延至冬季。本病好发于婴幼儿，尤以 6 个月 ~2 岁的小儿为多见。临床以大便次数增多，粪质稀薄如水样或蛋花样为特征。黎炳南教授从医六十余年，善治小儿腹泻，尤对小儿秋季腹泻的辨治有独到之处。黎老认为其病虽非危疾，但辨治与成人有异；小儿脾常不足，若失治误治易有伤阴伤阳之变，令病情缠绵，甚则危及生命。因此，详辨小儿秋泻实属必要。

一、寒湿困脾，脾运失健是病机根本

黎老认为，本病的发生，乃因秋冬之间，寒邪渐生，早晚凉热多变;小儿脾胃常不足,若寒温调摄失宜或贪凉饮冷,风寒之邪每易直犯脾胃。脾主运化水湿,喜温运而恶寒凝,风寒袭脾,气机凝滞,运化失司,水反为湿,谷反为滞,合污而下,并走大肠,则成泄泻之疾,因此寒湿困脾为本病的基本病机。寒者,风寒外袭也,为发病之外因;湿者,脾失健运而生湿也,为发病之重要病机;其中总以脾胃调节功能不完善为发病之根本,是故本病多发于"脾胃常不足"之婴幼儿。然临证上,时有医者为西方医学之"病毒感染论"所惑,或囿于岭南之地"多热多湿"之说,常概以秋泻乃湿热所致,处方投以大量清热利湿之品,结果泄泻缠绵难愈甚则洞泻不止。黎老认为此乃辨证失妥所致。中医精髓,贵乎辨证施治,即使"病毒感染",亦未必属"热",临证属虚属寒者亦不少见。临床上多见大便清稀带泡,水样或蛋花样,或夹不消化之食物,量多而不臭,面色不华,舌淡或淡红,苔白腻,指纹浮红略滞等,皆乃风寒外袭,寒湿困脾,脾运失健之明证。虽初起病时或可伴见大便臭秽、发热、口干等类似"湿热泄泻"之症,但毕竟与湿热泻有别,须加详辨:其大便臭秽者,每因患儿素有宿食不化、湿热内蕴,感寒腹泻时湿热合注大肠使然。其特点为随泄泻次数增多,大便臭秽即减轻或消失,转而见大便清稀、量多、无臭之症,此乃邪有出路,湿热积滞随大便排出,而寒湿困脾之证方突显故也。此与"湿热泄泻"之大便夹黏液脓血,湿热未除则臭秽不解有异。本病虽可见发热,然多为低热,且面色不红、舌淡苔白,与湿热内蕴之壮热、面赤、舌红、苔黄有别。至于"口干",非热证所独有,寒湿泄泻者,亦常有口干见症。口干有欲饮与不欲饮之分:口干而欲饮者,多因泻下急暴,大量津液从大便排出,阴分受伤所致,故临证每兼阴伤之证,如目眶、前囟凹陷、哭时无泪、小便短少等,而无明显热象,与"热盛伤阴"之高热、面赤、大便黏腻臭秽等有别;口干而不欲多饮者,乃因脾虚湿困不能升发津液以上承所致,与"热盛伤阴"之

“口干多饮”迥异。若以寒为热，反投以苦寒清利之品，则愈治而泻利愈甚矣。

小儿秋泻在总的病机上以寒湿困脾，脾运失健为主，临证又因小儿禀赋各异，感邪轻重不一，发病后寒热虚实互变而可有不同之兼证、变证：若体质壮实，感受寒湿后可从阳化热，或寒湿久郁亦可化热，临证出现大便臭秽、黏腻不爽，发热，舌红苔黄腻等湿热内蕴之证；若患儿素有宿食积滞，起病后寒湿、食滞互结，更妨碍脾胃运化，则可兼见恶心呕吐，嗳腐吞酸，纳呆，舌淡苔厚腻等食积内蕴之证；若患儿泻下无度，暴泻伤阴，可兼见口干多饮，目眶凹陷，尿少，甚则肌肤干瘪，啼哭无泪等阴伤之证；若小儿素禀脾胃不足，久泻或寒湿困遏日久，或误投苦寒之品，均可伤伐脾阳，日久更损及肾阳，则可致洞泻不止、大便清冷、完谷不化、四肢不温、小便清长或遗尿等脾肾阳虚之证。如此种种，均须详辨清楚。

二、温化寒湿，健运脾胃是治疗关键

针对本病病机，黎老提出以温化寒湿、健运脾胃为主的治疗原则，并自拟黎氏秋泻方以治之。

组方：藿香 6g、砂仁（后下）3g、乌梅 3g、葛根 10g、火炭母 8g、太子参 12g、白术 4g、茯苓 10g、甘草 3g。（本方剂量适于 6 个月 ~2 岁婴幼儿。）

方中藿香、砂仁温化寒湿，太子参、白术健脾燥湿，葛根升清止泻、生津止渴，火炭母兼清大肠湿热，乌梅酸敛止泻、合四君子汤可酸甘化阴。全方共奏温化寒湿、健脾敛阴、清化肠热之功，令寒湿化，脾胃健，泄泻止而阴津复。全方药味简单，但熔清温并进、攻补兼施、散收结合于一炉，体现了黎老“间者并行”的灵活辨治思想。其中遣药组方有以下特点：

（一）强调温运，擅用芳香化湿之品

本病发生，主要因寒湿困遏，脾运失健。其中，寒湿属阴

邪,非阳药不可化之;脾喜燥而恶湿,得阳始运。故黎老常言:"阴处积水,非旭日不可蒸化"。又寒主收引,湿性黏腻,寒湿交困,每致气机阻滞,气滞又加重湿郁,二者互为因果。若误投苦寒之品,每致加重气机困遏。因此治疗应以温化为主,兼气滞者,配合行气药的运用,令气行湿化。临证常喜用既可芳香化湿,又兼理气机之品,如藿香、佩兰、砂仁、陈皮之属;气滞甚者,每见腹胀大,叩之如鼓,更可加枳壳、厚朴等以理气消胀。传统认为,南方之人多湿热,用药应避免使用温燥之品,但就临床所见,南方之人气虚夹湿者不少,一者因于气候炎热,汗多气耗,二者,其人常贪饮冷饮,或常自服苦寒凉茶,均可伤伐脾阳,脾虚不能运化水湿,故临证属脾虚夹湿体质者不在少数。临证既应谨守"天人相应"之理论,亦应灵活变通,结合现代人之生活环境及习性,参合于秋泻辨治中。否则过用苦寒,令脾胃更伤,湿邪随祛随生,甚或伤及肾阳,可成洞泻之危疾。临证即便兼有湿热之证,黎老亦主张在芳香化湿的基础上配合使用清热利湿之品。在腹泻病中,湿为主邪,"湿胜则濡泻"。而寒热易祛,惟湿性黏腻难除,若过用苦寒,反加重湿邪,令病情缠绵,故治泻总不离治湿。治湿者,"当以温药和之",故应以芳化为主,夹热者配合清利之品,令脾湿化,肠热清,湿热二邪分途而去,泄泻可止。黎氏秋泻方在大量芳化之品中加入葛根、火炭母等清肠热之品,即寓清温并进之意。

(二)及时用补涩,处处顾护脾胃为本

秋泻一病,虽以寒湿困脾为基本病机,但总以脾胃不足为发病的根本。所谓"正气存内,邪不可干;邪之所凑,其气必虚"。且寒湿久郁,亦可更伤脾阳,因此脾胃不足贯穿于本病的始终。在治疗中,黎老十分注重扶助脾胃之气,如黎氏秋泻方中合用四君子汤即含此意。若患儿出现泄泻不止,甚则有滑脱之势者,则加用五味子、乌梅、益智仁、诃子等以收涩止泻。或曰:早用补涩之品,岂非有助湿敛邪之弊?答曰:非也。一者,本病发生确有气虚一证，且泄泻日久也可耗气伤阴。祛邪仅为治疗之一手段，然必俟正气畅旺，方可达邪；若气馁于内，无力驱邪于外，或因气虚而致湿邪随去随生，病必难愈。故祛邪同时配合扶正，补脾所以化湿，扶正所以达邪，令正复邪祛，事半功倍，此攻补兼施之意。二者，若患儿洞泻不止，必令阴津大伤，气随津脱。正气易伤难复，与其坐等伤损已成，何不于未成之时涩而敛之，以保全正气，此亦为扶正之一意。同时配合芳化散邪之品，此散收结合也。至于补涩的时机，黎老认为不必拘于病程之长短，但症见脾气不足者，补之可也；有滑脱不禁之势者，涩之可也。然临证如何把握“虚”证？黎老强调小儿“无实便为虚”，即无明显实证（如高热，面赤，腹胀实，大便溏臭、夹黏液脓血，舌红，苔厚腻，脉滑等），而临证见大便清稀无臭，面白神疲，气短懒言，肌肉不实，自汗盗汗，舌淡胖，脉细弱者，皆脾虚之证也。虚实夹杂者，可视邪盛正虚之轻重，或三分补七分攻，或七分补三分攻，临证常用四君子汤加五指毛桃根、黄芪等；若小儿有滑脱不禁之势，证见大便泻下如注、完谷不化，或大便次数较频，甚或小便时亦见大便排出，而粪质清稀无臭者，即可涩而敛之。若暴泻伤阴，出现阴伤之证，则可配合养阴之品。如黎氏秋泻方中之乌梅配葛根、四君子汤酸甘化阴即是，甚者可加五味子、诃子、石斛等品，一者敛阴复阴，二者可制约芳化之品燥烈之性，刚柔结合，令脾湿化，泄泻止，阴津复。

三、验案举隅

何某某，男性，10个月，因“腹泻3天，发热半天”于1999年10月7日来诊。曾在外院求治，诊为“婴幼儿秋季腹泻”，予“双黄连”、“穿琥宁”补液治疗2天，效果欠佳。现腹泻次数反增多，日解10余次，泻下如注，伴神疲、尿少、眼眶凹陷，遂来我院求治。代诉：大便量多不臭，色黄带泡，夹少许黏液，小便时亦见大便排出，低热（T37.8℃），尿少。察其神疲无力，面色萎黄，前囟、眼眶轻度凹陷，哭时无泪，唇干稍红，舌淡苔白滑，指纹浮红现于风关。腹部检查：腹胀，肠鸣音活跃。血分析：WBC 6.3×10^9/L，N 0.18，L 0.78，血生化：血 K^+、Na^+ 均属正常，Cl^- 114mmol/L，TCO_2 12.7mmol/L。中医诊断：泄泻（寒湿困脾，气阴两伤）；西医诊断：小儿秋季腹泻伴轻度失水。即予生脉针静滴，并拟中药方如下：藿香 6g、砂仁（后下）2g、乌梅 4g、陈皮 2g、葛根 10g、火炭母 5g、防风 3g、太子参 12g、白术 4g、茯苓 10g、甘草 4g、车前子 6g。2 剂。上方以水一碗半煎至半碗，复煎，分多次温服。饮食上，嘱尽量用母乳喂养，若用奶粉，应把奶调稀。

经上述治疗 1 天后，患儿精神好转，热退，腹泻次数明显减少，日解 4~5 次，糊状便，尿量增多，但哭闹欲觅食，考虑肠胃初复，嘱仍控制给奶量，代之以腊鸭肶半个，扁豆、苡仁各 15g，炒香后一同煲粥喂食。中药仍守上方继进 2 天，如此调理后，患儿腹泻止，大便成形，日解 1~2 次，胃纳大进，嘱逐渐增加食量，防暴饮暴食，中药再以健脾益气之品调理 2 天后告愈。

按语：本病原属寒湿泄泻，前医反投以寒凉针剂静滴，故来诊时出现脾胃气虚、阴津已伤之证。虽有发热，然热势不高，实热征象不显，故可予生脉针益气养阴，兼收敛止泻。寒湿困阻，肠胃气血郁滞，加用香丹针以行气活血，令气行湿化。中药则在黎氏秋泻方基础上加减：腹胀肠鸣者，乃风寒湿郁，气机阻滞，风水相击所致，加防风、陈皮祛风散寒理气，此亦即“痛泻要方”之意；车前子利尿行水，取“利小便以实大便”之意。配合饮食调摄，令小儿保持“三分饥”状态，防止暴饮暴食进一步加重脾胃损伤，并以大米、腊鸭肶养胃生津；扁豆、苡仁炒香加强健脾利湿之效，如此药食结合，事半而功倍，故泄泻速止，气阴恢复。

（黎凯燕　整理）

古代医家治小儿泄泻经验述评

泄泻是小儿时期常见的消化道疾患。其发病主要由于脾胃功能失调,引起大便稀薄或如水样,便次增多。发病年龄以2岁以下婴幼儿居多,此称婴幼儿泄泻。轻度泄泻一般预后良好,重度泄泻预后较差,可耗伤气液,容易出现伤阴、伤阳或阴阳两伤的证候,甚则可导致慢脾风。迁延不愈者,可影响生长发育而形成疳证。

泄泻的记载和论述首见于《内经》,以证候特点命名,有称之为"飧泄"、"濡泄"、"溏泄"、"洞泄"、"滑泄"等,指出泄泻可由饮食不节、起居不时以及感受外邪等因素引起,并指出"先病而后泄者治其本,先泄而后生他病者治其本"(《素问·标本病传论》)的治法准则。《难经集注》按病位为泄泻命名曰:"泄凡有五,其名不同,有胃泄、有脾泄、有大肠泄、有小肠泄、有大瘕泄,名曰后重。胃泄者,饮食不化,色黄;脾泄者,腹胀满,泄泣,食即呕吐逆"。并指出泄泻的病因为"湿多成五泄"。《诸病源候论》称之为"下利",有"冷利候"、"热利候"、"冷热利候"、"卒利候"、"产久利候"、"利后虚羸候"等专篇。《小儿药证直诀·五脏病》确立"泄泻"之名,曰"脾病,困睡泄泻,不思饮食"。《小儿卫生总微论方》提出了病因分类法,按照病因,将泄泻分为"冷泄"、"热泄"、"冷热泄"、"惊泄"等。《医宗金鉴·幼科心法要诀》则按病因将泄泻分为8类,为"伤乳食泻"、"中寒泻"、"火泻"、"惊泻"、"脐寒泻"、"脾虚泻"、"飧泄"、"水泻"。"泄"、"泻"的含义尚有差别,如《幼科金针·泄泻》说:"泄者,如水之泄也,势犹纷绪;泻者,如水之泻也,势惟直下,为病不一,总名泄泻。"认为泄、泻以便下之势缓、急而分。实际上,泄、泻二字意义相近,常相提并论,一般并不将其严格区分。

黎炳南教授对历代医家之论，多有评述，现整理如下：

一、病因

[原文]明·王肯堂《证治准绳·幼科·吐泻》：有数岁小儿忽患吐泻，始自夏秋，昼近极热之地，解衣乘凉，夜卧当风之所致。盖先感热，后感冷，阴阳相搏，气射中焦。

[按]本文所指为小儿夏秋季泄泻的一种病因病机，乃因感受邪热，复因起居不慎，感受寒邪，致寒热搏结于中焦，脾胃功能失调，而见吐泻之证。夏秋为小儿泄泻多发季节。夏季为多热多湿之时，暑气下迫，湿气上蒸，小儿易内蕴湿热之邪，若复贪凉受寒，寒热相搏，则脾胃升降失常而演为吐泻之证。初起可见"寒包火"证候，治方宜注意于清热利湿方剂中佐用发散风寒之苏叶、藿香。但其证可较快转化为热证，此时宜清热利湿为主。秋季暑气渐消，风寒渐生，泄泻证候以风寒或寒湿为主。南方暑气留连，于"争秋夺暑"之时寒热交替频繁，小儿泄泻则常见寒热并见之证。

[原文]明·张介宾《景岳全书·二十四卷·泄泻》：泄泻之本，无不由于脾胃。盖胃为水谷之海，而脾主运化，使脾健胃和，则水谷腐熟而化气化血，以行营卫。若饮食失节，起居不时，以致脾胃受伤，则水反为湿，谷反为滞，精华之气不能输化，乃致合污下降，而泻痢作矣……泄泻之因，惟水火土三气为最。夫水者，寒气也；火者，热气也；土者，湿气也。此泻痢之本也……知斯三者，若乎尽矣。然而三者之中，则又惟水火二气足以尽之。盖五行之性，不病于寒，则病于热。大都热者多实，虚者多寒。凡实热之证，必其脉盛形强，声音壮亮，食饮裕如，举动轻捷者，此多阳也。虚寒之证，必其脉息无力，形气少神，言语轻微，举动疲倦者，此多阴也。故必察其因，而于初泻之时，即当辨其有余不足，则治无不愈而亦不致有误矣。

[按] 泄泻之发生，必因饮食不能运化，清阳不升，合污下降，并走大肠而致。脾司运化而主升、胃司受纳而主降，故泄泻皆因脾胃之病。不管何种外邪或饮食所伤，必先伤及脾胃之运化，方可成病。从脏腑致病而言，临床虽有卒受惊恐、伤及心神、肝气横逆而木乘土位之“惊泻”或“肝泻”，但若脾胃本强，则不为所乘。五更泻虽与肾虚有关，但多先因脾胃气虚，久病及肾，致脾肾阳虚而成本病。故从脏腑发病的角度看，景岳“泄泻之本，无不由于脾胃”之说，确有提纲挈领之妙，诚为临证之指南。

至于水（寒）、火（热）、土（湿）“三者之中，则又惟水火二气足以尽之”之说，则似有失偏颇。虽病必有寒、热之分，但无湿不成泻。风、寒、热、湿诸外邪及饮食不当致泻，皆因扰乱脾胃运化功能，使水反为湿，谷反为滞，形成内湿而泄泻作焉，故除湿法（包括芳香化湿、燥湿、利湿）是治实证泄泻的基本方法。虚证泄泻，主要因脏腑功能虚弱所致（主要为脾虚），亦多兼湿浊内蕴，故补虚中亦常佐以除湿法。

文中论及实热、虚寒之证的辨证要点，颇有实用价值。“虚者多寒”亦合临床实际。但注意勿误认为“寒者多虚”，因在秋冬季节感受风寒致病者，常为寒实证。春夏进食冰冻饮食致病者，亦可表现为寒实证。

二、辨证

［原文］宋·钱乙《小儿药证直诀·脉证治法·杂病证》：吐泻昏睡露睛者，胃虚热。吐泻昏睡不露睛者，胃实热。吐泻乳不化，伤食也。下之……泻黄、红、赤、黑皆热，赤亦毒。泻青白，谷不化，胃冷。

[按] 对于小儿泄泻的辨证，钱氏重视望诊，从睡时是否露睛来判断病证的虚实，从排泄物的性状分析病因，从粪便的颜色分析病性之寒热。此法至今仍有指导意义。

［原文］明·张介宾《景岳全书·小儿则（下）·论泻痢粪尿色》古人有以小儿泻痢粪黄酸臭者，皆作胃热论治，此大误也。盖饮食入胃，化而为粪，则无有不黄，无有不臭者。岂得以黄色而酸臭者为热乎？今以大人之粪验之，则凡胃强粪实者，其色必浓黄而老苍，方是全阳正色；若纯黄不苍而粪有嫩色，则胃中火力有不到之处。再若淡黄则近白矣，近白之色则半黄之色也。粪色半黄则谷食半化之色也，粪气酸腥则谷食半化之气也，谷食半化则胃中火力盛衰可知也。若必待粪青粪白气味不臭然后为寒，则觉之迟矣。故但以粪色之浅浓，粪气之微甚，便可别胃气阳和之成色。智者见于未然而况于显然乎？

［按］人体之排泄物（或曰排出物，包括粪便、小便、鼻涕、痰涎、汗液、月经、白带等），最能直接及真实反映内部脏腑的变化。粪便成形，“浓黄老苍”而臭，是正常现象。若其性状改变、过于酸臭，则为病态。如大便稀溏、黄褐而臭秽、肛门灼热或潮红，多为湿热；便下稀溏色黄、夹乳块或食物残渣，腐臭如败卵，多为食滞夹热；泻下清稀多泡、淡黄臭轻，或伴肠鸣，多为风寒；食后作泻、水谷不化、稀溏色淡、臭味不甚，多为脾虚；久泻清稀、完谷不化、色淡无臭，是为脾肾阳虚。景岳反对以“粪黄酸臭者皆作胃热论治”，是强调运用望诊、闻诊详加辨析，根据其颜色、臭味而判定是常态或是有风、寒、湿、热、虚之变化。

三、治法

［原文］明·鲁伯嗣《婴童百问·热泻》：汤氏（指宋代医家汤民望，著《婴孩妙诀论》——编者注）曰：小儿热泻者，大便黄而赤，或有沫，乃脏中有积，或因乳母好饮酒，或嗜热物，或生下伤湿蕴热。医者不明，但用豆蔻、诃子等药，服之如水浇石，既不识其证，故不辨其冷热，用药又不得其法，焉得取效矣？此证当以小便赤少，口干烦躁为验。治法当用钱氏白术散去木香用之。五苓散去桂亦可服。其热甚者，四逆散、大柴胡汤去大黄，

服之殊验也。更用黄连丸等剂亦佳。调中汤去大黄加黄连、枳壳。如夹热而泻，太阳与少阳合病，自下利者，与黄芩汤，呕者加半夏也。又有夹热泻利而小便秘涩赤甚者，四顺清凉饮主之。

[按] 小儿热泻之治，鲁氏切戒勿只用涩肠之药以止泻，湿热未除，早用收敛，恐留邪致变。必审因论治，方为正法。文中所述病因，主要为湿热、食积。其列举治方较多，惜用法不详。以方测证，拟为：湿多热少者，用“五苓散去桂”，即以茯苓、猪苓、泽泻利湿，水湿分利而去，清浊得分，泄泻自止，佐用白术，可燥湿护脾。热多湿少者，用大柴胡汤去大黄，即以黄芩清肠腑之热，枳实、法夏行气化湿，白芍和阴，佐柴胡疏肝行气，合奏清热行气止泻之效。本方为《伤寒论》治邪入阳明、大便不通、热实心烦之通下方剂，稍加化裁，则成治泻良方，运用之妙，全在于对病机的准确把握。黄连丸（黄连、栝蒌根、乌梅肉、杏仁、石莲子）及调中汤（黄芩、白芍、白术、葛根、桔梗、藁本、茯苓、大黄、甘草）去大黄，其功效亦相类。至于黄芩汤（黄芩、芍药、甘草、大枣），是《伤寒论》治太阳与少阳合病、自下利者之方剂。方中并无太阳之药，可见病乃少阳之邪内迫阳明所致，当症见泻下黄臭、小便短赤，或伴腹痛、肛门灼热；如伴呕吐，加法半夏效佳。四顺清凉饮（大黄、当归、白芍、甘草），当用于湿热内蕴、气血郁滞，症见泻下不畅，黏稠臭秽，或兼便血，小便赤涩者，方中大黄清泻肠热，当归活血，白芍养阴，甘草调胃。湿热得除，泻下自止，此为通因通用之妙法。“钱氏白术散去木香用之”，似为病后体弱、热去气伤者而设，方用四君子汤健脾补气，以葛根升阳、生津，藿香化湿、助运，为病后调治之妙方。

[原文] 明·张介宾《景岳全书·二十四卷·泄泻》：凡泄泻之病，多由水谷不分，故以利水为上策。然利水之法，法有不同，如湿胜无寒而泻者，宜四苓散、小分清饮之类主之，但欲分其清浊也。如湿夹微寒而泻者，宜五苓散、胃苓汤之类主之，以微温而利之也。如湿热在脾，热渴喜冷而泻者，宜大分清饮、茵陈

饮、益元散之类主之,去其湿热而利之也。

[按]外感引起的泄泻中尤以湿邪最为多见,因脾恶湿而喜燥,湿邪最易困阻脾土,使脾胃功能障碍,而引起泄泻,所以有无湿不成泻之说。泄泻之因,虽有风、寒、热、虚、实之不同,然总与湿邪有关。正如清·沈金鳌在《杂病源流犀烛》所载:"湿盛则飧泄,乃独由于湿耳。不知风、寒、热、虚,虽皆能为病,苟脾强无湿,四者均不得而干之,何自成泄?是泄虽有风、寒、热、虚之不同,要未有不原于湿者"。景岳提出分利治泄法,颇有独到见解,临床运用得当,立竿见影,运用不当,则易伤阴耗气,故临证须严格把握此法的适应证和禁忌证,以防产生伤阴伤阳的变证。对此,景岳指出"暴注新病者","形气强壮者","酒湿过度,口腹不慎者","实热闭涩者","小腹胀满,水道痛急者"可利;"病久者","阴不足者","脉证多寒者","形虚气弱者","口干非渴,而不喜冷者"不可利。小儿阴阳稚弱,大泻、久泻易出现气阴不足甚至暴脱之证,此须忌用利法,而以益气敛阴为要。

[原文]清·陈复正《幼幼集成·泄泻证治》凡泄泻肠鸣腹不痛者,是湿,宜燥渗之;饮食入胃不住,或完谷不化者,是气虚,宜温补之;腹痛肠鸣泻水,痛一阵泻一阵者,是火,宜清利之……腹痛甚而泻,泻后痛减者,为食积,宜消之,体实者下之;如脾泄已久,大肠不禁者,宜涩之;元气下陷者升提之……脾土虚寒作泻,所下白色,或谷食不化,或水液澄清,其候神疲,唇口舌俱白色,口气温热,宜理中汤,或六君子汤。热证作泻,泻时暴注下迫,谓其出物多而迅速。便黄溺赤,口气蒸手,烦渴少食,宜五苓散加栀仁。有伤食及滞泻者,其候口嗳酸气,吞酸腹胀,一痛即泻,一泻痛减,保和丸消之……如食已消,痛已止,而犹泄泻不止者,乃脾失清升之气,气虚下陷,补中益气汤。有风泻,泻而色青稠粘,乃肝木乘脾,宜六君子汤加防风、柴胡、白芍。有湿泻,腹内肠鸣,肚不痛,身体重而泻水,或兼风者,水谷混杂,宜升阳除湿汤。凡大泻作渴者,其病不论新久,皆用七味白术散,生

其津液，凡痢作渴亦然。盖白术散为渴泻之圣药，倘渴甚者，以之当茶水，不时服之……久泻不止，多属虚寒，宜参苓白术散，加肉豆蔻煨熟为丸，服之自止。久泻未止，将成疳者，参苓白术散，加肉豆蔻煨，倍加淮山药，共为末，每日服之，则泄泻自止，津液自生，不致成疳矣。

［**按**］陈氏对小儿脾胃病变致泻的辨证、治法做出了精辟而全面的论述。文中认为泄泻病变机制主要有湿、火、食积、气虚等，并提出治疗之法，或"燥渗之"，或"清利之"，或"消之"，或"下之"，或"温补之"，或"涩之"，或"升提之"。

文中据病因病机将泄泻分类论治。热泻用"五苓散加栀仁"清利之，伤食及滞泻者用"保和丸消之"，此为实证，重在祛邪。因湿作泻者，古人多采用分利法，所谓"治湿不利小便非其治也。"（《景岳全书·三十一卷·湿证论治》）"腹内肠鸣，肚不痛，身体重而泻水"，因湿邪困阻脾阳所致，因此法用升阳除湿，方用升阳除湿汤，方由升麻、柴胡、防风、广皮、神曲、泽泻、猪苓、苍术、炙甘草组成，以姜、枣水煎。方中升麻、柴胡升发清阳，猪苓、泽泻淡渗利尿、使湿从小便出，防风、苍术祛风胜湿以取湿从汗出，陈皮、半夏理脾化湿，神曲消滞和中，姜、枣、甘草温中和胃，共奏升阳除湿止泻之功。此方选自东垣之《脾胃论》，东垣之法既用淡渗之剂以利内湿而止泻，又用风药散外湿以助阳气升发，这种恢复脾胃功能的治法，是标本同治，升降合用的具体体现。

脾胃虚寒之泄泻，概因"脾弱者，因虚所以易泻，因泻所以愈虚。盖关门不固，则气随泻去，气去则阳衰，阳衰则寒从中生……"（《景岳全书·二十四卷·泄泻证治》），故"宜理中汤或六君子汤"，温补治之。久泻不止，脾虚不能升清，中气下陷者用补中益气汤益气升陷。若脾阳困乏，阴寒内盛，气虚不固而久泻不止，用参苓白术散加肉豆蔻治之，补敛并用则泄自止。此外，本文未论及脾肾阳虚泄泻，似有欠缺。本证在久泻小儿中，并非鲜见。小儿脾常不足、肾常虚，脾虚泄泻，生化乏源，累及肾阳，命门火衰，导致脾肾阳虚，不能腐熟水谷，可见洞泻不止。如景岳所云“盖肾为胃关，开窍于二阴，所以二便之开闭，皆肾脏之所主。今肾中阳气不足，则命门火衰而阴寒独盛，故于子丑五更之后，当则阳气未复，阴气盛极之时，即令人洞泄不止也。”（《景岳全书·二十四卷·泄泻证治》）此时注意温补肾阳，则火能暖土，其泻可止。方用理中汤合四神丸治之，亦取补敛并用法，效佳。

本文所论“风泻”乃因“肝木乘脾”所致，病位在肝脾二脏，若脾强未必受肝木所克，现肝木克脾，则知脾气虚弱，故治以六君子汤补脾之虚，并以防风柴胡白芍顺肝之气，则泄泻止。

“大泻作渴”，为临床所常见。大泻不论新久，皆伤阴液，而胃气亦随之有所损耗，致其渴愈甚，此时若专于养阴生津，无奈气不生津，徒补无功，故宜以七味白术散补气以生津，得气复津生，其渴自止。方中葛根性味平和，升清而生津，可重用。此外，湿重可困遏脾阳，亦令津液不生，致饮愈多、腹愈胀而渴不能解。藿香、木香性虽香燥，但能行气化湿，故反能止渴。陈氏视白术散为“渴泻之圣药”，确为真知灼见，临床颇有效验。须注意者，若新病而热犹在者，白术、木香等用量宜酌减，则无助热之虞。

泄泻之病，邪实则祛邪，正虚则扶正，然小儿因其特有的生理病理特点，往往寒热并见、虚实夹杂，临证用药须辨清虚实之主次，寒热之轻重，灵活施治。总之，辨证施治，有是证则用是药，不必拘泥于新病久病。

［原文］佚名《小儿卫生总微论方·吐泻论·冷热吐泻》吐泻所论冷热时月，此以中原之地言，今较之江浙则气候不同。今江浙之地二三月尚寒，四五月温暖，六月入伏之后才热，七月热盛，八月热尚未退，虽冬月晴多便暖，虽夏月阴多便寒，不可概以中原冷热时候便为定论。经所谓东西南北之异地，温凉寒热之异宜，况每岁寒热，自随时令早晚，难以约定月日也。候之者，乘其至也，谓至其热则从热治，至其温则从温治，至其寒则从寒

治，至其凉则从凉治，此乃随四时之气，各适其宜。

［**按**］本则所论，充分体现古人因人、因时、因地制宜之辨证施治法则。钱乙在《小儿药证直诀》中主张结合时令进行临证选方用药，文中论及“五月二十五日以后……小儿脏腑十分中九分热也……玉露散主之。六月十五日以后，脏腑六分热四分冷也……食前少服益黄散，食后多服玉露散。七月七日以后……三分热，七分冷也……食前多服益黄散，食后少服玉露散。八月十五以后……无阳也。当补脾益黄散主之，不可下也。”作者认为临证处方除结合时令外，亦应考虑结合地域用药，因“东西南北之异地，温凉寒热之异宜”。故临证不可拘泥于经方，而应“随四时之气，各适其宜。”如北方常流行“秋季腹泻”，而南方往往冬日才出现发病高峰，此因其冬日之气温，与北方秋季相近。

四、调护

［原文］明·王肯堂《证治准绳·幼科·吐泻》活幼心书云：小儿吐泻不止，大要节乳，徐徐用药调治必安。节者，撙节之义，一日但三次或五次，每以乳时不可过饱，其吐自减，及间以稀粥投之，亦能和胃。屡见不明此理，惟欲进药以求速效，动辄断乳三四日，致馁甚而胃虚，啼声不已，反激他证。盖人以食为命，孩非乳不活，岂容全断其乳？然乳即血也，血属阴，其性冷，吐多胃弱，故节之。医者切须知此，乳母亦宜服和气血调脾胃等药，愚意不若儿大能食者全断之，待其平复；儿小不能饮食者，但节之可也。

［**按**］小儿“脾常不足”，泄泻之时，受纳、运化能力更弱，故应特别注意调节饮食。吐泻小儿，应适当减少饮食，哺乳小儿，宜减少喂奶时间，延长哺乳的间隔时间。母乳的质量，更为重要，乳母饮食清淡，方能使乳汁清和，有利于乳儿的吸收。若乳母不戒口，饮食肥腻之物，每可加重病情。尝治一半岁住院小

儿，经服中药2天后，大便好转成形，然次日复泻下多次，查大便常规，示"脂肪球++++"，询问其母，此前一餐曾进食半只鸡，使乳汁滋腻而致泻。乃切诫其母注意忌口，再进食消食导滞之剂而其子之泻复止。若为幼儿，初泻时亦应戒食肉类，只以白粥加适量食盐喂食即可，或以扁豆、苡米、腊鸭肾（或鲜品）煮粥，有护脾、开胃、利湿之功，其效更佳。以此"撙节"之法，可使患儿在服药治疗的同时，保持脾胃的受纳、运化功能。一般不可"断乳"而"惟欲进药"，即使"儿大"，亦不宜"全断之"，以免胃气更虚，"反激他证"。该则提出饮食调节在泄泻患儿中的重要性，对临证具有指导意义。

（刘华　黎世明）

小儿厌食症病因病机及治法探讨

小儿厌食症是指小儿在较长时期内以食欲不振，甚至拒食为主症的一种常见病。多发于6岁以下小儿。由于人们生活水平提高，独生子女比率增多，过分娇生惯养的现象普遍存在，因而发病率呈上升趋势，所以有人称小儿厌食症为"时代病"。此症如不积极防治，会影响小儿的身心发育，久则可酿成疳证。黎炳南教授在多年的临证生涯中，积累了极其丰富的经验，通过对本病病机、治法的探讨，自拟厌食基本方治之，取得较好的疗效，现整理如下。

一、诊断标准

小儿厌食症在目前虽已成为一种常见病。但全国尚缺乏统一的诊断标准，各地的认识往往不一致。我们认为凡具下列条件的，方属厌食症范围。

1. 长期食欲不振，食量较同龄儿童明显减少者。

2. 厌食病程在 2 个月以上，年龄在 14 岁以下的患者。

3. 经检查排除肝脏、肾脏、结核、佝偻病（维生素 D 缺乏症）、寄生虫病等慢性疾病。

4. 形体消瘦或虚胖，面色少华，体重增加缓慢或不增，但精神往往如常。

在现代医学实验方面，国内多家医院的实验测定，厌食症患者尿中 D- 木糖排泄率及尿淀粉酶数值，均较正常儿童显著降低。所以，尿 D- 木糖排泄率和尿淀粉酶含量可作为本病客观指标之一，在有条件的医院可进行此项检查。身体中微量元素锌的含量与厌食也有密切关系。但目前由于条件所限，未能普遍开展血锌测定，大多医院采用头发锌测定，由于发锌受到多种因素影响，不能准确反映体内锌的含量，因而不能作为诊断的依据。

二、病因病机

小儿厌食症的病因病机，归纳有如下几点。

（一）喂养不当

小儿饮食有“食欲不能自调，饥饱不知自节”的特点，有些家长，特别是年轻家长，缺乏育儿知识，片面强调给予高营养的滋补食物，而造成过食肥甘、膏粱厚味之品，超越脾胃正常的运化能力而致厌食。另一方面，投其所好，乱给杂食，而养成挑食、偏食的习惯。再则，由于父母工作忙而使进食不应时，生活无规律等，均能损伤脾胃，致运化失常，造成食欲不振，食而无味，终为厌食。

（二）脾胃虚弱

脾阳不运，胃阴不足，是本病之根本所在。脾主运化而胃主受纳，“脾不和则食不化，胃不和则不思食，脾胃不和则不思而且不化。”(《杂病广要》)小儿的生理病理特点常表现为“脾常不足”,如体质虚弱,患其他疾病后,脾胃功能受损,饮食稍有不慎,极易致受纳、运化功能低下,而成厌食。胃为水谷之海,主受纳和腐熟水谷,胃阴充足,食物易化,供脾气散精,营养周身。若素体阴亏,或热病后伤津,或平素过食香燥食物,胃的津液受灼,则表现为胃阴不足,食物难以腐熟,津液来源缺乏,故成本病。

(三)精神因素

小儿虽较少受情志因素的影响,但较大的儿童,如因被训斥打骂、学习压力过大,或所求不得等多方面的因素影响,亦常可出现闷闷不乐,喜卧懒言,精神不爽等肝气郁结的表现。由于肝气失于疏泄,横逆犯胃,导致胃失和降,纳食不进的症状。

三、辨证治疗

黎老认为脾胃虚弱,气阴不足是小儿厌食症之本,治疗上应重在脾胃,补其气阴为要。因本证多发于久病重病之后,或因用药失误,病后失调所致,以致中气怯弱,脾胃受纳运化功能失常。乃见食欲不振、饮食不化、甚则五脏失于濡养、气阴不能化生而见面色萎黄或苍白,体瘦神疲,自汗盗汗,口干唇燥,大便溏泄或秘结,舌淡脉弱。临床上,本证患儿常有以上诸症并见者,而非单纯伤食者可比。既然脾胃虚弱、气阴不足为其病之本,则专以消导、运脾、温中或清热等恐难以根治。因此治疗应以健脾胃,益气阴为主,佐用消导运脾或平肝之品。乃自拟厌食基本方调治,疗效甚著,其方组成为:党参 10g,麦冬、龙骨各 10g,五味子、鸡内金、白术各 5g,陈皮 3g,白芍 8g,独脚金 6g。(2~5 岁小儿用量,余可酌情加减。)

脾胃乃后天之本,生化之源,长期厌食则生化乏源。而脾升胃降要靠气阴推动,所以方中以生脉散益气健脾,生津养阴,使体内生化有源,纳食自胜;白术有健脾燥湿、温运脾阳、固表止汗之功，治消化不良，纳差腹胀，汗多诸症甚验。龙骨和胃涩肠，能收敛浮越之气，固涩止汗，使汗止而气阴不泄。白芍平肝柔肝，有安脾经、和胃气之效，小儿病变特点“肝常有余”，每现烦躁不安，夜寐不宁等症，加入本品，毋令肝木乘脾，使肝平而胃气自和。陈皮运脾助运，使补而不滞。独脚金清肝和胃，消食去积，能治伤食、疳积，且其性味甘和平淡，易为小儿接受服食，故广东民间常有以本品煮瘦猪肉或猪肝治小儿不思饮食、烦躁不安等症的习惯。鸡内金消积滞，健脾胃，在本方中起辅佐作用。小儿为“稚阴稚阳”之体，黎老立方之意，既重视维护胃阴，也注意温运脾阳，使脾升胃降相得益彰，这样更易恢复胃气。所以本方的特点是消中有补，补中含攻，温而不燥，清而不寒，对厌食症患儿每获显效。

在临床中要注意避免出现以下倾向：一是滥补，多用峻补阳气或滋腻之品，可使胃气呆滞，运化失调，甚至胃纳未开、反见腹胀欲呕。二是急于求成，多用久用消导之品。须知神曲、山楂、麦芽之类，虽药性平和，但毕竟仅是消导之品，久用反削伐胃气，此为欲速而不达。故黎老强调要平补、缓补，且须消补结合，缓图其功，其效更好。

辨证加减：

兼伤食积滞者，出现便溏、腹胀，舌苔厚腻，原方加火炭母、神曲各10g，布渣叶8g，砂仁5g。

胃阴不足者，表现为口干多饮，皮肤干燥，大便干结，小便短少，舌红少津，苔多光剥，脉细数。原方去五味子、白术，加石斛、花粉各10g，乌梅4g，玉竹8g，以酸甘化阴、养胃生津。

热象明显，手足心热，夜寐不宁者，去白术，加胡黄连、莲子心各5g，丹皮8g。

大便秘结者，每致胃纳不佳，以胃肠虚实交替失序故也，可去五味子、龙骨，加胖大海、枳实各6g，冬瓜仁10g以降气润肠通便。

肝郁脾虚的患儿,多有精神因素影响,如强烈的惊吓史、环境的改变,所求不得等,表现为闷闷不乐,孤独寡言,或烦躁失眠,对其应从精神上多方开导,上方亦可酌加柴胡 8g,郁金、钩藤各 10g,蝉蜕 5g。

此外,饮食辅助疗法也很重要,可用腊鸭肫或鲜品(连内皮)一个切碎,加淮山药、苡仁各 10g,大米适量,文火煮稀粥。有健脾开胃,益气生津之功,夏天烦渴者,服之尤佳。如无鸭肫,改用鸡肫也可。

本证与患儿之情绪、饮食习惯关系密切,尚需注意调理,改变不良习惯,方可冀望十全之效。其不思饮食,每令父母焦虑不安而或打骂加之,反致患儿食欲全无,故不宜强令进食,而须谆谆诱导;甘肥过度每致停聚生湿,生冷寒凉可令胃气凝滞,均非所宜;食贵有时、有节,勿使多进零食。凡此种种,须令家人与患儿密切配合,而后则其效可期。

四、病案举例

例一

李某某,女,2 岁 8 个月,1991 年 6 月 5 日初诊。

患儿于年初开始,饮食逐渐减少,近 2 月多来每每拒食,左右哄骗,也只能吃一二口,其间曾经多处治疗,仍未见好转。就诊时除不思饭食和夜间出汗外,无其他阳性体征,体重 10.5kg,身高 90cm,身体较瘦,但精神尚可,舌淡、苔薄白,指纹淡紫。

诊断:厌食症,属脾胃虚弱,气阴不足。

治法:健脾养胃,佐以消导、敛汗。

处方:党参、独脚金各 10g,麦冬 6g,五味子、炙甘草各 5g,白术、白芍、鸡内金各 8g,龙骨 15g。4 剂,嘱复煎温服。

6 月 9 日复诊:服药后症状有所改善,但食量仍不大。遂改党参为吉林参 5g,加布渣叶 10g,枳壳 8g(人参补气效宏,但小儿不宜久用)。7 剂。

6月16日三诊：饭量大为改观，每餐能进食一碗左右。嘱其家长正确调理饮食结构，尽量少给零食，并以前方加减调理（去吉林参，加党参12g）。

4个月后复查，体重增加至12kg，精神好，入托儿所后与同班儿童饭量无异，追访至1992年2月，未再现厌食现象。

例二

陈某某，男，3岁半，1991年4月8日初诊。

患儿近半年来不思饮食，口干喜饮，大便干结，常3~4天一行，身体较前消瘦，经多家医院检查，未发现有肝、肺、肾的病变，虽经治疗，但饭量始终不理想，夜寐较差，稍有烦躁，舌红、苔薄白，脉细数。查尿D-木糖排泄率为12.5mg%。

诊断：厌食症，属脾胃虚弱，胃阴不足为主。

治法：健脾养阴，佐以润肠通便。

处方：太子参、石斛、麦冬、白芍、冬瓜仁各10g，独脚金15g，白术、鸡内金各8g，胖大海、五味子各6g，炙甘草5g。7剂，复煎温服。

4月15日复诊：服上药后，胃纳、口干均有好转，夜寐稍安，大便基本保持每天一行。遂去冬瓜仁、胖大海，加山萸肉6g、龙骨15g，7剂。

按上方加减调治3周后，饭量与同龄儿童无异，口干除，复查尿D-木糖排泄率为21.6mg%，体重增加，生活正常，随访半年未复发。

（谢昭亮　黎世明）

疳证治法之管见

疳证古称儿科四大证（痧、痘、惊、疳）之一，为历代医家所重视。早在《颅囟经·病证》中即对之有较详细的论述，将其分为七种证型。至宋代钱乙《小儿药证直诀·脉证治法》指出“疳皆脾胃病，亡津液之所作也”，医者皆从脾胃论治疳证。但论者众多，对其病证分类纷繁，不下数十种之多，初学者难于掌握。

近年多将疳证分为疳气、疳积、干疳三大证候，有执简驭繁的作用；且将本证与现代医学之“小儿营养不良”归为同一范畴，有利于中西互参。“小儿营养不良”按病情分为三度，主要根据是体重的减少，若体重比同龄健康儿童减少15%~25%者，为轻度；减少25%~40%者，为中度；减少40%以上者，为重度。现多指疳气者“形体消瘦”，疳积者“明显消瘦”，干疳者“极度消瘦”，可见是指疳气和疳积分别相当于轻度和中度营养不良，似乎是先有疳气而后致疳积。但前人指出：“食久成积，积久成疳”，“积为疳之母”（《幼幼集成·诸疳证治》），可知疳证夹积者，往往出现于病之早期（轻度）。而病之中期（中度）脾虚不运，稍有饮食不慎亦常导致伤食积滞的发生。故除了“干疳”患儿因不思食而少有夹积外，疳证不论发病之新久，病情之轻重，皆可能出现夹积之症，临床宜加注意。

疳证之治，自古医方繁多。而疳皆脾胃病，只要掌握主要病机，可制定基本方治之。如万全指出：“凡治疳证，不必细分五疳”，各种治法，“不出集圣丸加减用之，屡试屡验”（《万氏秘传片玉心书·疳症门》）。疳证病机，主要在于脾胃受损，气阴耗伤，甚至五脏失养。治疗的主要目的，在于健脾养胃，使气复津生，令五脏生化有源。疳证虽为“亡津液之所作”，但阴津之所生，皆赖脾气之恢复与健运，故治宜益气助运为主，助以生津。若食积已成，则气机壅滞，水谷不能化为精微，故有积者，必兼以消积。此外，小儿脾常不足、肝常有余，脾虚者肝木常乘之，故治方多可佐用平肝之品。据此健脾助运、消积平肝之法，拟疳证基本方：党参、太子参、麦冬、枳壳、陈皮、白芍、茯苓、鸡内金、神曲、甘草。除干疳者外，其余诸疳可据此加减调治。

据临床观察，本证初、中期常见证型有：

1. 脾虚不运　病机以脾气虚弱、运化不健为主，症见形体消瘦、甚则瘦削，发枯，面色萎黄，精神不振，或虚烦不安，食欲不佳，便溏或便秘，腹不胀，舌淡，脉弱。治以健脾助运为主。治方用上述基本方加减。脾虚明显者，加白术、淮山以加强健脾益气；多汗、易感者，加黄芪及少量防风以益气固表；便溏者，加芡实、莲子以实大便，其中兼见尿频或遗尿者，加益智仁；大便干结者，加花粉、郁李仁以润肠通便。

2. 脾虚肝旺　病机以脾虚津亏、肝阳亢盛为主。症见形体消瘦、甚或瘦削，发枯，面色萎黄或时见颧红，烦躁易怒，或时有低热，手足心热，盗汗，口干，便结，唇舌略红，苔少或剥苔，脉细弦。治以健脾、平肝、助运为主。治方以基本方去陈皮、神曲，加山萸肉、独脚金。独脚金甘淡、微寒，善清肝热以消疳积，常用量5~8g。兼烦躁多动、揉眉龂齿、夜睡不宁者，方中白芍用量宜大，并加珍珠母、石决明以平肝安神；时有低热者，加胡黄连、地骨皮以退虚热；纳呆而唇红、咽红者，加六角英（孩儿草）8~12g，本品甘而微寒，有清热消疳及清解热毒之功，常配独脚金同用以治疳热，颇有良效。口干烦渴者，加石斛、花粉以养阴生津；便秘者，加玄参、生地以增液行舟。

3. 疳积　病机以脾虚夹积为主，可发生于本证的初期或中期。其症状表现为：有上述脾虚不运或脾虚肝旺见症，兼见肚腹膨胀，甚至青筋暴露，或嗳气、恶心、腹痛，苔白或腻。治法在健脾助运、或兼平肝的基础上，加用消积法。脾虚不运夹积者，以脾虚不运治方去枳壳、陈皮、神曲，加枳实、川朴、槟榔以降气通腑，顽固便秘者酌加大黄下之。脾虚肝旺夹积者，以脾虚肝旺治方去枳壳、独脚金，加枳实、莱菔子、胖大海以降气消积、润肠通便，顽固便秘者亦加大黄下之。疳积患儿当注意消积，但必先审其正气之强弱。体虚不甚者，可重在消积，兼以护正；体质较弱者，宜攻补兼施；体虚羸弱者，应先补后攻，总以顾护脾胃为主。

若因虫积而须驱虫消积者，亦以此为原则。

干疳者，气液干涸，虚羸至极，宜重于益脾肾，补气血，以八珍汤合参苓白术散加减调治。但须注意平补、缓补，使积弱之体渐趋康复。若滥施峻补、急补，脾胃虚不受补，反生他变。

（黎炳南　黎世明）

黎炳南教授防治佝偻病经验

佝偻病是婴幼儿时期常见的慢性营养缺乏性疾病，以多汗、夜啼、烦躁、枕秃、肌肉松弛、囟门迟闭、甚至鸡胸肋翻、下肢弯曲等为特征，而以骨骼畸形为最主要的病理改变。本文所指佝偻病主要是现代医学之维生素 D 缺乏症，其发病是各种原因导致体内维生素 D 缺乏，以致钙、磷代谢失调，使骨质软化，骨样组织增殖、骨发育障碍，同时可影响神经系统失调而出现多汗、烦躁、夜啼，或导致肌肉松弛，贫血甚至免疫功能下降。中医古籍无“佝偻病”这一病名记载，亦无关于此病的系统论述，仅在“五迟”、“五软”、“龟背”、“龟胸”等记载中，论及某些类似的症状。

钱乙《小儿药证直诀·龟背龟胸》曰：“肺热胀满，攻于胸膈，即成龟胸，又乳母多食五辛亦成。儿生下客风入脊，逐于骨髓，即成龟背。”指出龟胸龟背的成因与肺热胀满、客风入脊有关。历代医家对本病的认识不断深化。至清代陈复正强调禀赋不足，元阳亏损为发病的主要原因，其曰：“此证盖由禀父母精髓不足，元阳亏损者多有之”（《幼幼集成·龟胸龟背证治》）。

本病发病率高，是我国儿童的常见病，对小儿生长发育危害较大。卫生部在 20 世纪 80 年代专门颁布佝偻病防治方案，足见该病在儿科疾病中的重要性。随后该病被收入中医儿科学教材，促进了中医界对该病的研究。

黎炳南教授认为从该病的一系列症状来看，以骨骼畸形为主要的症状，从发病初期的乒乓头（颅骨软化）、囟门不闭、牙齿迟出，到活动期的方颅、肋串珠、肋外翻、肋软骨沟、手镯、鸡胸、漏斗胸、"O" 形或 "X" 形腿、脊柱后突或侧弯等，均为骨质软化、畸形改变的结果。而主骨者为肾，孕妇营养失调或孕期抱恙，可致小儿胎元失养，肾气虚弱；小儿生后调养不当、疾病久延，亦可伤及肾气，故治疗之要，不离补肾壮骨。此外，患儿常见于肥胖儿，但多兼面色苍白、肌肉松弛、纳呆便溏、自汗盗汗，此为脾虚气弱之征。脾为后天之本，生化乏源，可使肾虚难以恢复，甚至加重；脏腑失养，又可令肺虚而卫外不固、外感之证频发，或心、肝阴血不足，虚火上炎而见烦躁惊啼，甚至语言迟发，手足搐搦。故本病之治，须着眼先天、后天之本，以补肾健脾为主，兼顾肺、心、肝之虚。

鉴于本病有共同的病理基础，黎炳南教授自拟 "佝偻病基本方" 作为辨证论治的基础，临床依证候变化而加减调治。其组方为：补骨脂、制首乌、五指毛桃根、苍术、五味子、龙骨、牡蛎、炙甘草。方中补骨脂补肾壮骨，制首乌补肝肾、健筋骨，是为主药。五指毛桃根健脾强肌，苍术燥湿健脾，均属治脾要药。其中苍术治佝偻病颇有捷效，早已引起医界瞩目。近年研究表明苍术虽不含维生素 D，但具有维生素 D 同样的功效。此外，方中五味子、龙骨、牡蛎有镇惊、安神、敛汗之功，其中龙骨、牡蛎富含钙、磷，对治疗本病颇有裨益。另以炙甘草甘温补气，调和诸药，全方合奏补肾壮骨、健脾强肌、宁神敛汗之效。

加减法：肾阳虚者，加巴戟天、紫河车；肾阴虚者，加熟地、菟丝子；脾虚较甚者，加党参、太子参；脾虚易感者，加黄芪及少量防风；自汗盗汗明显者，加山萸肉、糯稻根；烦躁惊啼者，加白芍、珍珠母。

西医治疗本病,以口服或肌注维生素D为主,辅以补充钙剂。此法简单、有效,已广为推广。但其法比较单一,对部分患者效果欠佳,特别是营养不良、身体虚弱者,疗效较差。中医治疗本病,注意从整体着眼,调理各脏腑功能,更能促进患儿对营养的吸收及各方面的正常发育。故对某些用西药效果不好而改用中医治疗者,往往能收到意想不到的效果。如治司徒某某,男,1岁半,因出齿迟缓来诊。患儿10个半月时才开始出乳牙,此后出牙缓慢,长期服用鱼肝油及活性钙冲剂效果不佳,至1岁3个月时共出牙4颗,经肌注维生素D后半月,再出乳牙2颗,而迄今未见新牙长出,乃转请黎老治疗。现患儿共出乳牙6颗,平时胃纳不佳,行走不稳,烦躁多啼,夜睡惕动,自汗盗汗,大便溏而不臭,察其体胖而面色苍白,肌肉不实,前囟未闭,约1cm×1cm,方颅,头发稀黄,枕部脱发区约8cm×6cm,肋缘外翻,可见明显肋软骨沟,舌淡红,苔薄白,指纹淡。黎老认为,此为脾肾两虚,心肝火旺之佝偻病。治以健脾补肾为主,佐以平肝安神、固表止汗。拟方:补骨脂、制首乌、紫河车各6g,五指毛桃根12g,蝉蜕、山萸肉、苍术各5g,白芍8g,龙骨、牡蛎各15g(均先煎),炙甘草4g。7剂,复煎,分多次服。1周后复诊,患儿出汗减少,神志较安定,夜眠无惕动,胃纳二便均佳,乃守方再进7剂。三诊时已见1颗乳牙开始萌出,病情稳定,乃以前方去紫河车、蝉蜕,加女贞子、菟丝子各10g,继进半月后,又见1颗乳牙萌出,行走平稳,出汗不多,无明显烦躁,查其面有血色,前囟已闭,头发较前稠密。此为脾肾之气渐旺之象,仍守上方加减,嘱隔日服1剂,以巩固疗效。

黎老指出,佝偻病除服药治疗外,预防、调护亦极重要。本病预防,须从孕期做起。尤其部分孕妇妊娠恶阻严重,呕吐食少,手足麻痹甚至抽筋,此为低钙血症表现,必影响胎儿骨骼发育。可以五指毛桃根20g,陈皮3g,加猪排骨适量,煲汤服食。小儿出生后,尽量以母乳喂养,缺乳者代以奶粉,万不可过早进食米粉、粥饭。4 个月起应逐步添加鸡蛋黄、肝末等辅食。冬季除按预防量服鱼肝油外，应注意多晒太阳，尤其是城市儿童，少到户外活动，其佝偻病的发病率远高于农村儿童，应多到户外晒太阳，且要让手足、面部皮肤暴露于阳光之下，方有效果。已患佝偻病者，勿过早要患儿坐、立、行走，以免加重骨骼畸形。并可常以黄芪 6~10g，杜仲 4~6g，陈皮 1~2g，加排骨适量煲汤服食，或以苍术 3~4g 加鸡肝 1 具，煮水饮服，对预防及治疗佝偻病有一定效果。

（黎世明　刘华）

遗尿证治

遗尿证，现指 3 岁以上小儿睡中时见小便自遗、醒后方觉的病证，又称“尿床”。但古医家所称遗尿，往往与“尿床”有别。如《仁斋直指小儿附遗方论·大小便诸证》曰：“其水出而不禁，谓之遗尿。睡里自出，谓之尿床。”《幼幼集成·小便不利证治》所论亦同。故古人所谓遗尿，多指“小便失禁”、“失溲”，在查阅古医籍时宜加注意。遗尿与失溲，表现形式不同，前者睡中小便自遗，后者在清醒时小便失禁，然其病机相近，皆因“小便者，津液之余也，肾主水，膀胱为津液之腑，肾与膀胱俱虚，而冷气乘之，故不能约制”（《仁斋直指小儿附遗方论·大小便诸证》）。

本证的病因病机，以下元虚冷为主要因素。有先天不足者，其肾气虚弱，使膀胱失约，故年逾 3 岁仍无排尿的自控能力。亦有学龄前期或学龄期儿童，患重病、久病后，肾气亏损而出现遗尿。水液的运行与肺脾的功能亦有密切关系，肺虚不能通调水道，或脾虚气陷，均可导致遗尿。此外，蛲虫病可诱发遗尿；癫痫夜间短暂发作时，有时家人仅知其遗尿而不知其曾有抽搐，部分尿崩症及糖尿病之早期，其症状未完全出现，而遗尿可为最早的症状之一。凡此种种，临床宜加鉴别。特别是某些遗尿患儿久治不愈，可作有关检查以排除其他疾病。

本证大多表现为下元虚冷，或兼脾肺气虚，治法以温肾健脾、固涩小便为主，以自拟“固肾缩泉汤”治之。药物组成：补骨脂、党参、麦冬、益智仁、五味子、龙骨、桂枝、白芍、炙甘草。方用补骨脂补肾壮阳，党参益土生金，益智仁、五味子补肾而涩尿，龙骨收敛固涩，桂枝温经散寒、宣通气血，白芍、麦冬敛阴和营，可防补骨脂、桂枝温燥之弊。全方合奏温补脾肾、固涩小便之功。本方补敛并行，阴阳兼顾，温而不燥，对于小儿阴阳稚弱之体，甚为适合。加减法：肾虚寒甚者，症见小便清长、面色苍白、怯寒肢冷、舌淡脉弱者，去桂枝，加熟附子、肉桂以加强温补肾阳之功。肾阳肾阴两虚者，其症面白而兼见颧红、怯寒肢冷而手足心热、口干便秘、舌苔少或剥苔、脉细无力，可加菟丝子、熟地、黄柏以补阴津、降虚火。肺脾气虚而肾虚不甚者，症见面色无华、少气懒言、时自汗出、纳呆便溏、舌淡红、脉细，可加五指毛桃根、黄芪以培土生金。夜遗次数多者，加桑螵蛸、金樱子补肾涩尿。

此外，对患儿的调护教养亦非常重要。除戒食寒凉生冷之物、不滥用抗生素及抗感冒药外，可试于日间训练其“憋尿”，即小儿欲小便时，要求其忍耐 15~30 分钟，以加强其对排尿的自控能力。夜睡前勿使多饮水，且反复提醒其夜间不要遗尿。掌握其夜间出现遗尿的时间，提前半小时唤醒排尿，逐渐养成其夜间自主排尿的习惯。若非如此，有时药物亦力有不逮。正如张介宾所言：“其有小儿从幼不加检束而纵肆常遗者，此惯而无惮志意之病也……非药所及”（《景岳全书·杂证谟·遗溺》）。

如治吴某某，女，9 岁，因遗尿 1 个月而于 1992 年 7 月 14 日来诊。患儿 1 个月前感冒发热，经静脉点滴先锋霉素等，并频频冲服感冒退热冲剂，3 天后热退，而旋即出现夜间小便自遗，醒后方觉，每晚1~2次。曾用中药治疗3周，未见明显效果。现症状如故，白天小便稍频，无尿痛，自汗盗汗，胃纳不佳，大便稀溏。察其形体消瘦，面色苍白，手足不温，舌淡，苔剥，脉细无力。此因病后正虚，脾肾阳虚，不能固涩小便所致。治以温补脾肾、固涩小便为法。拟方：补骨脂、益智仁各10g，黄芪、党参各15g，山萸肉、桂枝各8g，白芍、麦冬各12g，龙骨20g（先煎），五味子、炙甘草各6g。4剂，复煎。嘱戒食寒凉生冷之物，睡前勿过多饮水，7月18日复诊，服药后遗尿明显减轻，仅偶见夜间遗尿1次，日间尿频亦同时减轻，出汗少，胃纳好转，大便成形，舌质淡红。药中病机，阳气回复，摄纳有权，继以上方去桂枝、山萸肉，加女贞子、菟丝子各12g，继服4剂。2个月后随访，谓服药后遗尿止，诸症好转，停药后病无复发。

（黎世明　整理）

黎炳南教授治疗小儿缺铁性贫血的临床经验

缺铁性贫血是小儿的常见病，主要发生在6个月至3岁的婴幼儿。缺铁性贫血是由于体内贮存铁缺乏，影响了血红蛋白的合成所引起的贫血，其特点是骨髓、肝、脾等器官组织中缺乏可染色铁，血清铁浓度、转铁蛋白饱和度和血清铁蛋白降低，典型者呈小细胞低色素性贫血。

随着经济发展及营养卫生的改善，各种营养缺乏症都已明显减少，但缺铁性贫血仍是常见的威胁小儿健康的营养缺乏症。根据1981年我国16省市7岁以下小儿的调查，营养性贫血的患病率高达36.31%，以缺铁性贫血为主。学龄儿童亦常见。

缺铁性贫血是各年龄组患病率均高的疾病,尤其婴幼儿是易发人群。缺铁性贫血对儿童的危害尤其突出,它不仅影响儿童生长发育,而且可影响免疫、脑功能、智力发育等。所以如何预防缺铁性贫血的发生、避免复发,如何进行中西医结合综合治疗等一系列问题,成为治疗上的难点。恩师黎炳南教授在数十年临证中,积累了丰富的经验,治疗缺铁性贫血疗效卓著。兹以管窥所得,简介如下。

一、肾虚为根源,脾虚为关键

缺铁性贫血大都起病缓慢,症状的轻重取决于贫血的程度和贫血发生发展的速度。

轻中度贫血症状:轻者除贫血外可无其他不适。随着贫血的加重开始出现烦躁不安,精神不振,不爱活动,食欲减退,皮肤黏膜变得苍白,以口唇、口腔黏膜、甲床和手掌最为明显。学龄前和学龄儿童此时可自述头晕、乏力、易倦、耳鸣、眼花等。

重度贫血症状:疲乏无力,心悸气短,头晕或眩晕,甚至晕厥,面色萎黄或苍白,月经不调等。由于代谢障碍,可出现食欲不振,体重增长减慢,口腔炎,舌炎,舌乳头萎缩,胃酸分泌减低及小肠功能紊乱。外胚叶营养障碍,可见皮肤干燥、发皱和萎缩,毛发干枯无泽和脱落,指(趾)甲扁平不光整、脆薄易裂或反甲。少数有异食癖(喜食生米、糨糊、泥土、炉灰、粉笔等)。病儿注意力不集中,理解力低,反应慢。婴幼儿可出现呼吸暂停现象。学龄儿童在课堂上常表现行为异常如乱闹、不停的小动作等。缺铁性贫血病儿常易发生感染,特别是呼吸道感染最为常见,可能与缺铁性贫血患者免疫功能障碍有关。

缺铁性贫血属于中医学的“血虚”、“萎黄”、“疳证”等范畴。黎老认为,缺铁性贫血之形成与饮食失调、护理不当,禀赋不足、脾胃虚弱,久病不愈、脏腑虚损,亡血失血,感染诸虫等因素有关。其病位在脾、肾,与心、肝等脏密切相关。

脾为后天之本，胃乃水谷之海，脾胃为气血生化之源。小儿脏腑娇嫩，形气未充，脏器功能均未完善，有待逐渐发育成熟，需要有充分的营养物质供应。但小儿脾常不足，因饮食失节，喂养不当，脏腑虚损，虫积致损等损伤脾胃，脾胃虚弱，气血生化无源，造成贫血。肾为先天之本，若禀赋不足，脾肾阳虚，温煦滋养无权，精血不生亦致贫血。血之与气，一阴一阳，互根互用，血为气之母，气为血之帅，血虚可致气虚，气虚也可影响生血而致血虚。气血亏少不能上荣于面，而见面色萎黄或苍白无华；偏于气虚则倦怠肢软，纳少，便溏；心血不足，心神失养，可见失眠多梦，心悸健忘；肝血不足则见爪甲色淡无泽，甚或枯槁脆裂，头昏眼花；精血同源，血虚日久，损及肾精，肾精亏虚则症见耳鸣耳聋，腰膝酸软，毛发干枯易脱落等。

本病初起一般症状较轻，经正确治疗，合理调护，便可痊愈。但本病发病缓慢，病程长，经治疗症状缓解后，尚需巩固疗效，不可即刻停药，否则易于复发。若贫血时间过长，五脏六腑、四肢百骸失于濡养，可严重影响小儿的体格生长、智力发育，甚至出现脾肾阳虚、阴亏阳竭的危候。

黎老指出，缺铁性贫血其本在脾肾，基本病机在于脏腑气血功能失调。对其治疗主要应查明原因，按脏腑气血进行辨证施治。黎老认为“治病必求于本”，乃辨证论治之最高准则。何者为“本”？黎老指出：“治病必求于本，就是以阴阳为纲纪。积极消除致病原因，处处顾护人身正气，以作为诊疗疾病之根本法则。”原则上以培补脾肾，益气养血为主，根据不同的发病原因，不同的脏腑虚损以及病势的轻重不同，分别予以健脾益气、补益心脾、滋补肝肾、健脾补肾等不同治法。同时，应注意合理喂养，补充必需的营养物质，这一点也是治疗小儿贫血的重要环节。

二、善治未病

缺铁性贫血发病是一个慢性发展的过程。因此，黎老十分强调“治未病”，根据小儿脾常不足的特点，注意维持小儿脾胃正常的运化功能。耐心细致地指导家长及时给小儿添加辅食；及时治疗厌食、积滞等脾胃疾病；对泄泻、各种热性病后脾胃受损的病儿及时给予健脾益气治疗及膳食指导，以防脾胃失健，消化功能受损，妨碍造血营养物质的吸收，而导致贫血。临床上常用四君子汤、陈夏六君汤、参苓白术散、异功散加减及恰当的饮食调理。

三、审证求因，详查病史

小儿缺铁性贫血发生的原因较为复杂，只有弄清发病原因，立方遣药才有针对性，治疗才能收到良好的效果。如喂养不当所致的贫血，临床上表现出的都是营养不良的证候。然病史中必有喂养或太过、或不足的情况。太过者，饮食过量，损伤脾胃，易发生饮食积滞；不足者，后天化源缺乏。前者虚中夹实，虚实互见，治疗应采用先攻后补或攻补兼施的方法，可先予保和丸消食导滞，继以健脾和胃之方药扶正善后，或于健脾益气方中加入陈皮、法半夏、槟榔、山楂、莱菔子等理气化积之品；后者以虚为主，多采用补虚的治疗原则。又如因虫积所引起的贫血，在临床表现上除有贫血的症状外，还有明显的虫积表现，如经常腹痛，时痛时止，止后如常，面有虫斑，嗜异症，或大便中有虫体排出等，再结合实验室检查，不难做出诊断。此类病人若不驱虫，则贫血难愈。

四、辨证治疗，注重脾肾

饮食依靠脾胃的腐熟运化成为水谷精微，然后化生成血液。即《灵枢·决气》所说的“中焦受气取汁，变化而赤，是谓血”。可见脾胃是血液生化之源。此外，肺主治节，肺气和畅，治节有权，则营气流行，注入心脉，化生成血。故《灵枢·邪客》说：“营气者，泌其津液，注之于脉，化以为血”。肾为全身元气之根，藏精，生髓，主骨。故肾精充沛，则可化而为血。正如《张氏医通》指出："气不耗，归精于肾而为精，精不泄，归精于肝而化清血"。由此可见，血液的生化是与五脏六腑功能活动的正常与协调紧密相关的，凡能影响血液生化过程任何一个环节的因素，都可造成贫血，故而造成缺铁性贫血证型的多样性。然小儿脏腑娇嫩，形气未充，"五脏六腑，成而未全，全而未壮"，又有"脾常不足"、"肾常虚"的特点，因此黎老认为，小儿缺铁性贫血发病，脾胃为关键，肾虚为根源，尤以脾虚最为重要。通过健运脾胃，改善消化吸收功能，益气生血，是治疗缺铁性贫血行之有效的方法。临床上常用下列药物随证选择使用。

(1) 健脾益气药：党参、太子参、黄芪、炒白术、山药、大枣、炒扁豆等药能健运脾胃，益气补中，使脾胃运化功能恢复正常，生化有源。

(2) 开胃消食药：鸡内金、麦芽、谷芽、神曲、山楂、莱菔子等药具有健胃和中，消食化滞作用，能助消化，增进食欲，纳呆厌食、脘腹胀满、食积不消者均可酌情加减使用。

(3) 补益肝肾药：紫河车、山茱萸、菟丝子、何首乌、枸杞子、熟地黄、鸡血藤、当归、女贞子、黄精等药均能补益肝肾，益精养血，但此类药大都较滋腻，治疗缺铁性贫血应与健脾、助消化药同用，以免助湿碍脾，影响脾胃的健运。

病案一

王某，女，16个月，主诉面色苍白、厌食半年，加重2月余来诊。患儿生后为人工喂养，8个月始加辅食，平素易感。近半年余厌食，面色苍白，体重不增，并见神乏、无力、不爱活动、夜间不安、多汗等症，近2月余症状更为明显。经查，面色苍白，形体消瘦，唇色淡白，指纹淡红，体重7kg。血红蛋白为82g/L，红细胞3.7×10^{12}/L，血细胞比容0.34。

中医辨证为气血两虚之疳证。（西医诊断：中度缺铁性贫血，中度营养不良。）

拟方：当归 5g，太子参 8g，鸡血藤 10g，熟地黄 10g，黄芪 6g，白术 5g，白芍 5g，鸡内金 5g，茯苓 6g，炙甘草 3g，水煎 2 次，混合药汁，经浓缩，分 3 次，日服。

二诊：服药 1 个月，病情明显好转，查血红蛋白为 102g/L，红细胞 4.1×10^{12}/L。继服上药，经治 2 个月，食增神爽，体重增至 9.5kg，血红蛋白恢复至 115g/L，红细胞 4.4×10^{12}/L，临证获愈。

按：本证乃因喂养不当，脾胃虚损，生化乏源，气血亏虚，不能濡养脏腑百骸所致。症见面色苍白，唇口黏膜爪甲淡白，神疲乏力，少气懒言，夜寐不安，食欲不振，舌质淡，苔薄白，脉细弱，指纹淡红。治当益气养血为主。本方乃八珍汤化裁而来。方中党参、熟地黄、黄芪、鸡血藤为主，甘温益气养血补血；茯苓、白术健脾燥湿，当归、白芍养血和营，炙甘草和中益气，鸡内金消食化积力强，又能健胃，并可缓解熟地黄的腻滞。全方合用，共奏健脾益气，养血补血之功。若脾虚不运，食少便溏，腹胀明显，去当归、熟地黄，酌加陈皮 3g、木香 6g、砂仁 3g 健脾理气；脾虚肝旺而夜寐不安、惊惕者，加钩藤 6g、酸枣仁 9g；若气虚不摄，见鼻衄、皮肤瘀斑等出血症状者，加仙鹤草 10g、藕节 10g。

病案二

黄某，女，3 岁半。因 5 个月来反复感冒，胃纳差，大便溏，面色萎黄，精神不振，唇淡少华，盗汗，而来我院门诊治疗，当时检血红蛋白 80g/L，红细胞 3.0×10^{12}/L，舌淡，苔薄白，脉细弱。

中医辨证为脾胃虚弱之血虚证。

拟方：党参 10g，茯苓 9g，炒白术 8g，炙甘草 5g，陈皮 3g，山药 12g，鸡内金 9g，炒扁豆 12g，焦山楂 9g，焦神曲 9g，谷芽、麦芽各 10g。每日 1 剂，复煎，分服。

二诊：服上方 14 剂后，胃口渐开，再以原方去神曲、谷麦芽、焦山楂，加黄芪、当归、白芍各 9g，鸡血藤 30g，隔日 1 剂。10 剂后面色转润，精神渐振，盗汗止。前后服药 2 个月，口唇面色已转红润，血红蛋白增至110g/L，红细胞亦上升至4.0×10^{12}/L，体质增强，2个月中未曾有过感冒。

追踪1年，血红蛋白维持在120g/L左右，红细胞亦在4.0×10^{12}/L以上。

按：小儿肺脏娇嫩，脾常不足。本证患儿肺脾俱虚，卫外不固，反复感冒；脾胃虚弱，运化失健，气血精微化生不足，不能溉养全身，治当健脾益气，与异功散加味。方中党参甘温，益气补中为主；脾喜燥恶湿，脾虚不运则每易生湿，辅以白术健脾燥湿，茯苓健脾渗湿，扁豆健脾化湿；加之山药平补脾胃，鸡内金健胃消积，陈皮健脾理气，更以鸡血藤补血行血，甘草甘温和中。全方温而不燥，补而不腻，有健运脾胃，益气生血之功。若食欲不振，加炒神曲6g、炒山楂9g、炒麦芽12g；若脾胃虚寒，肢冷，腹痛喜按，完谷不化，加干姜3g、吴茱萸3g；若积滞化热，见口臭、日晡潮热、手足心热、苔厚腻，去鸡血藤、山药，加槟榔6g、山楂9g、胡黄连3g；若有虫积，酌加槟榔9g、榧子12g、使君子肉9g等。

病案三

欧某某，女，6岁，因面色苍白，发育迟缓2年余来诊。症见面色苍白，两颧潮红，时诉头晕，两目干涩，烦躁，易发脾气，夜寐不宁，盗汗，手足心热，纳差，口舌干燥，毛发焦枯，爪甲凹陷发白，发育迟缓，舌红少苔，脉细数。查血红蛋白78g/L，红细胞3.0×10^{12}/L。

中医辨证为肝肾阴虚之虚劳。

拟方：熟地黄15g，山药9g，枸杞子9g，山茱萸9g，菟丝子9g，龟甲15g（先煎），银柴胡9g，茯苓9g，女贞子9g，旱莲草9g，鸡血藤15g，炙甘草3g。每日1剂，复煎，分服。

二诊：服上方14剂，盗汗，手足心热，两颧潮红，两目干涩等症状消失，舌淡红，苔白。去银柴胡、山茱萸，加陈皮3g，鸡内金10g。

三诊：服上药10剂，纳增，精神好，守方治疗共2个月，诸症消失，复查血红蛋白 118g/L，红细胞为 4.2×10^{12}/L。

按：本证患儿乃早产儿、低体重儿，自幼体弱，易外感。虚邪之至，害必归阴，五脏之伤，穷必归肾，肝肾同源，"肝藏血"，"肾藏精"，肝肾阴虚则精髓不充，血无所藏。治宜滋养肝肾，补益精血。本方重用熟地黄为主，甘温滋肾以填真阴；辅以枸杞子、山茱萸、鸡血藤、龟甲养肝血滋肾阴，菟丝子、女贞子、旱莲草益肝肾，补阴血；以山药补益脾阴而固精，茯苓、炙甘草益气健脾。诸药合用，共奏滋肾养肝，补益阴血之功。若低热盗汗明显者，酌加地骨皮 9g、银柴胡 9g、鳖甲 12g 清虚热；虚火迫血妄行而见出血者，酌加丹皮 9g、赤芍 9g、生地黄 12g、水牛角 12g（先煎）、仙鹤草 9g 凉血止血；肝阳上扰清空而见头晕目眩较重者，加杭菊 9g、钩藤 6g、石决明 12g 等。

病案四

陈某，男，5 岁，因患"贫血症"2 年而来诊。患儿近 2 年余脸色苍白，日见消瘦，纳差，肢倦乏力，精神萎靡不振，少气懒言，自汗，发稀，唇甲无华，口唇黏膜淡白，畏寒肢冷，便溏薄，完谷不化，发育迟缓，舌淡胖，苔薄白，脉沉细弱。实验室检查：红细胞 3.1×10^{12}/L，血红蛋白 70g/L，白细胞 4.4×10^{9}/L。镜下示红细胞形态呈大小不均，体积小者居多，中央淡染区扩大。

中医辨证为脾肾阳虚，运化失权，气血生化无源。

拟方：熟地黄 12g，山药 9g，菟丝子 9g，枸杞子 9g，炒白术 9g，仙灵脾 9g，补骨脂 6g，党参 10g，黄芪 10g，鸡内金 9g，陈皮 3g。6 剂，复煎，分服。

二诊：服药后胃纳开，精神转佳，大便好转，前方加当归 9g，鹿角胶 6g（烊化）。

三诊：服上方 14 剂后，纳谷转常，夜寐安熟，面转红润，舌淡红苔薄，脉细有力，查血常规示：红细胞 3.7×10^{12}/L，血红蛋白 92g/L，白细胞 6.2×10^{9}/L。继服上药 4 周，血红蛋白升到 128g/L，红细胞升到 4.6×10^{12}/L，停药。

按:本证乃脾肾阳虚,温煦滋养无权,精血不生而成。治当温补脾肾,益气养血。方用熟地黄,甘温滋肾以填精,此本阴阳互根,于阴中求阳之意;仙灵脾、补骨脂、菟丝子温补肾阳,党参、黄芪甘温补脾益气,枸杞子、当归养肝补血,山药补脾阴,炒白术、鸡内金健脾健胃止泻,鹿角胶温阳益精,陈皮健脾理气以防腻滞,全方合用,具有温补脾肾,益气养血的作用。

(许华)

小儿血证溯源

恩师黎炳南教授临证六十余载,勤学博览,融古贯今,常教导学生要勤求古训,宣究历代诸家发明,知理应变而活用,施诊时方可运筹帷幄,临阵不乱,思有所出,法有所据;善于汲取前人的宝贵经验和学术精华,亦是造就自身良好学术素质的必由之路。在黎老的指导下,研究、整理了部分中医古籍对小儿血证的论述,追本溯源,以求古为今用,现综述如下。

一、病名

血证是指血液不循常道,或上溢于口鼻诸窍,或下泄于前后二阴,或渗溢于肌肤所形成的病证,常见的有鼻衄、齿衄、肌衄、咳血、吐血、尿血、便血、紫癜等,为儿科常见病症。

考证中医古籍,血证的范畴广泛,描述记载较多,早在《内经》就记载咳唾血、吐血、衄血、溲血、溺血、便血等多种血证。小儿血证的描述,似始于隋。

“斑毒”—隋代巢元方《诸病源候论·小儿杂病诸候》关于斑毒的描述,类似紫癜:“斑毒之病,是热气入胃,而胃主肌肉,其热挟毒蕴积于胃，毒气熏发于肌肉，状如蚊蚤所啮，赤斑起，周匝遍体”。

“血溢”—南宋《小儿卫生总微论方·血溢论》：“小儿诸血溢者，由热乘于血气也。血得热则流溢，随气而上，自鼻出者，为衄衄；从口出者多为吐血，少则为唾血；若流溢渗入大肠而下者，则为便血；渗入小肠而下者，为溺血。又有血从耳目牙缝断舌诸窍等出者，是血随经络虚处著溢，自皮孔中出也。”

“斑证”—元·朱震亨提到伤寒发斑、温毒发斑、内伤发斑、阴证发斑等证候，如《丹溪心法·斑疮》：“阴证发斑，亦出胸背，又出手足，亦稀少微红。”

“大衄”—指小儿眼耳鼻口七窍出血，明《普济方·婴孩》记载：“血虚受热，散漫失度，出于七窍者，为大衄。”后《医宗金鉴·杂病心法要诀》又将九窍出血定为大衄：“九窍一齐出血，名曰大衄。”

“葡萄疫”—明代陈实功《外科正宗》中有“葡萄疫”的记载，《医宗金鉴·外科心法要诀》亦云：“此证多因婴孩感受瘟疫之气，郁于皮肤，凝结而成，大小青紫斑点，色状若葡萄，发于遍身，唯以腿胫居多。”较接近于我们今天所说的紫癜。

“紫癜风”—《证治准绳·疡医》：“夫紫癜风者，由皮肤生紫点，搔之皮起，而不痒痛者也。此皆风湿邪气客于腠理；与气血相搏，致营卫否涩，风冷在于肌肉之间，故令色紫也。”

“肌衄”—血从汗孔而出者。《医学入门·肌衄》：“血从汗孔出者，谓之肌衄。”

“尿血”—宋·钱乙《小儿药证直诀·杂病证》：“尿深黄色，久则尿血。”

二、病因病机论

早在《内经》即对血的生理病理有较深入的认识，有关篇章对血溢、血泄、衄血、咳血、呕血、溺血、便血等病证作了记载，并对引起出血的原因有所论述。《灵枢·百病始生》篇曰:“卒然多食饮则肠满,起居不节,用力过度,则络脉伤,阳络伤则血外溢,血外溢则衄血,阴络伤则血内溢,血内溢则后血。肠胃之络伤,则血溢于肠外,肠外有寒汁沫与血相搏,则并合凝聚不得散而积成矣。”论述了血证的病因病机,指出出血的病因乃饮食不节,起居不慎,用力过度,络脉损伤所致。

专论儿科血论,则始于隋·巢元方《诸病源候论·小儿杂病诸候》,书中多从寒、热分述。“小儿吐血者,是有热气盛而血虚,热乘于血,血性得热则流散妄行,气逆即血随气上,故令吐血也。”“其鼻衄者,热乘于气,而入血也。肺候身之皮毛,主于气,气开于鼻。温病则邪先客皮肤,而搏于气,结聚成热,热乘于血,血性得热则流散,发从鼻出者为衄也”。指出小儿吐血衄血乃因温病,血热妄行而致。而《诸病源候论·血病诸候》则指出血病与邪热,饮酒劳倦,脏腑虚损有关。如《诸病源候论·舌上出血候》:“心主血脉,而候于舌,若心脏有热,则舌上出血如涌泉。”《诸病源候论·小便血候》:“心主于血,与小肠合,若心家有热,结于小肠,故小便血也。”

宋元以来,百家争鸣,对于血证的认识也逐渐深入,不拘于外感之说,复从血热立论,认为血热是本病发生的重要原因。宋《小儿卫生总微论方·血溢论》:“小儿诸血溢者,由热乘于血气也。血得热则流溢,随气而上,从鼻出血者为衄衄;从口出血者多为吐血,少则为唾血;若流溢渗入大肠而下者,则为便血;渗入小肠而下者,为溺血。又有血从耳目牙缝龂舌诸窍出者,是血随经络处著溢,自皮孔中出也。”可见,血分为热邪所乘,则会妄行流溢,不仅能造成吐、衄、便、溺等出血之候,而且也可能引起血“自皮孔中出”而形成紫癜。

元·朱震亨在强调发斑主要是由热盛所致的基础上,最先提出内伤发斑的概念,并确立虚实寒热在紫癜辨证中的重要地位。《丹溪手镜·发斑》:“发斑,热炽也,舌焦黑,面赤、阳毒也”;

《丹溪心法·斑疹》:“内伤斑者,胃气极虚,一身火游行于外所致,宜补以降,于阴证略例求之。”朱震亨对紫癜病因病机方面的认识,由外感而至于内伤,使人们对该病的认识又提到了一个新的高度,对今天的临床,是一个很大的启发。他对于吐血、鼻衄也有所阐述,认为吐血乃“火载血上,错经妄行”所致,“脉大者发热,喉中痛者是气虚”,“衄者,阳热怫郁,干于足阳明而上,热则血妄行,故鼻衄。”

明·陈实功《外科正宗·葡萄疫》形象地描述了紫癜的形态、起因、并发牙龈出血等,曰:“葡萄疫,其患多生小儿,感受四时不正之气,郁于皮肤不散,结成大小青紫斑点,色若葡萄,发在遍体头面,乃为腑症,自无表里。邪毒传胃,牙根出血。久则虚人,斑渐方退。”

明·张介宾《景岳全书·杂证谟·血证》中指出了“火盛”、“气伤”是导致出血性疾病的基本病因:“血本阴精,不宜动也,而动则为病。血主营气,不宜损也,而损则为病。盖动者多由于火,火盛则逼血妄行;损者多由于气,气伤则血无以存”。

明·秦昌遇《幼科折衷·诸血》:“衄血者是五脏热结所为也……大便下血者,是大肠热结,损伤所为也……若热聚膀胱,血渗入胞,故小便出血也。”分析了血证的病因。

明·鲁伯嗣《婴童百问·便血脏毒》:“议曰:儿生七日之内,大小便有血出者,此由胎气热盛之所致也。”指出新生儿便血的病因。

清·孟介石《幼科直言·吐血》:“小儿吐血症与大人不同,有肺火者,有途径奔伤者,有久咳成顿嗽者。必究其因而治之。”而在“鼻衄”中说:“鼻衄者,鼻中流血不止,乃肺热也,小孩受热物伤肺,即有此症。”指出小儿血证与成人不同。

清末唐容川是一位“中西汇通派”的代表,他所撰的《血证论》是中医血液学第一本专著。其书在《内经》、《难经》及历代医家著作的启迪下,对血证进行专题研究,将血证的理论推上了新的台阶。唐氏在《血证论·脏腑病机论》等篇中，对血证病因病机、脏腑关系进行了一系列精辟的阐释。作者承袭了《素问·五脏生成论》中“诸血者，皆属于心”的观点，认为“心为君火，化生血液”。“……火升故血升，火降则血降也，知血生于火，火主于心”，明确了心对血证发病的重要意义，使中医“血热妄行”的概念和心的功能紧密相连。关于肝脏与血证的关系，唐氏认为：“肝属木，木气冲和条达，不致遏郁则血脉得畅；若木郁为火，则血不和”。把肝的条达之性和血脉的通畅联系起来，又把肝郁成火和血热妄行联系起来，根据《内经》中焦受气取汁，变化而赤是为血的观点，他认为生血之源在脾胃，“……故水火两脏，全赖于脾。食气入胃，脾经化汁，上奉心火，心火得之，变化而赤，是之谓血，故治血者，必治脾为主”，强调了脾胃在血证中的重要作用。唐氏在理论上尤其重视气血，对血证病机的研究大抵可概括为火热炽盛、气机逆乱、脾失统摄、瘀血阻络等方面。他强调“血证气盛火旺者，十居八九”，认为“平人之血，畅行脉络，充达肌肤，流通无滞，是谓循经，谓循其经常之道也。一旦不循其常，溢出于肠胃之间，随气逆，于是吐出”。又云“然既是离经之血，虽清血鲜血，亦是瘀血”，“瘀血在经络脏腑之间，则周身作痛，以其堵塞气之往来，故滞碍而痛，所谓痛则不通也”，“凡物有根者，逢时必发，失血何根，瘀血即成根也，故反复发者，其中多伏瘀血”。这些观点对我们今天的临床仍具有很大的指导意义。

三、辨证论

辨证，是中医学的特点与精华，是论治的主要依据。李中梓《医宗必读》曰：“病不辨则无以治，治不辨则无以诠，辨之之法，阴阳，寒热，气血，表里，标本先后，虚实缓急而已”。中医学在长期的发展过程中，对血证的认识不断深化，对血证的辨证逐步完善。

《灵枢经·百病始生》:“阳络伤则血外溢,血外溢则衄血,阴络伤则血内溢,血内溢则后血”,衄血泛指皮肤黏膜之浅表出血,以及上部位出血之“呕血”及“咳唾血”等;后血则泛指深部的内脏出血,以及下部位之尿血、便血、妇人崩漏出血。这种络脉损伤与出血性疾患的认识,以及阳络伤与阴络伤的出血分类法,至今对血证辨证、判断出血程度及预后上仍有指导作用。

隋唐医家,论述衄血,多从外感立论,辨小儿衄血,多论病因,直述治法。至金元时期,战乱频繁,政局动荡,在医学方面,学术争鸣异常活跃,临床诊疗的进展达到了一个新的里程碑,特别是刘、张、李、朱四大名家辈出,不仅在临床方面有突出的贡献,而且在理论上也达到了新的高度。

元·朱震亨《丹溪心法·吐血》:“吐血,阳盛阴虚,故血不得下行,因火炎上之势而上出。脉必大而芤,大者发热,芤者血滞与失血也。”指出吐血的脉象。

明·张介宾《景岳全书·杂证谟·血证》指出“火盛则逼血妄行”,“故妄行于上,则见于七窍,流注于下则出乎二阴,或壅瘀于经络则发为痈疽脓血,或郁于肠脏则留为血块血徵,或乘风热则为斑为疹,或滞阴寒则为痛为痹。此皆血病之证也”。阐述了血证证候特点。又,“吐血失血等证,凡见喘满、咳嗽,及左右腔隔间有隐隐胀痛者,此病在肺也,若胸膈膻中之间觉有牵痛,如缕如丝,或懊恼嘈杂,不可名状者,此病在心包络也。若胸腹膨胀,不知饮饱,食饮无味,多涎沫者,此病在脾也。若胁肋牵痛,或躁扰喘急不宁,往来寒热者,此病在肝也。若气短似喘,声哑不出,骨蒸盗汗,咽干喉痛,动气忡忡者,此病在肾也。若大呕大吐,烦渴头痛,大热不得卧者,此病在胃也。于此而察其兼证,则病有不止一藏者,皆可参合以辨之”。指出了失血证的脏腑辨证的关系。而“大便下血,多由肠胃之火,盖大肠小肠皆属于胃也。但血在便前者,其来近,近者或在广肠、或在肛门;血在便后者,其来远,远者或在小肠,或在于胃”指出了便血部位的辨证要点。

“虽血之妄行由火者多，然未必尽由于火也。故于火证之外，则有脾胃阳虚而不能统血者，有气陷而血亦陷者，有病久滑泄而血因以动者，有风邪结于阴分而为。便血者大都有火者，多因血热，无火者多因虚滑。故治血者，但当知虚实之要”。指出便血的病机。“便血之与肠澼，本非同类，盖便血者，大便多实，而血自下也。肠澼者，因泻痢而见脓血，即痢疾也”。指出便血与痢疾的鉴别。

明·孙一奎《赤水玄珠·血门》：“夫血者……妄行于上则吐衄；衰涸于中则虚劳，妄返于下则便红；移热膀胱，则癃闭溺血；渗透肠间，则为肠风；阴虚阳搏，则为崩中；湿蒸热郁，则为滞下；热极腐化，则为脏血；火极似水，血多紫黑；热胜于阴，则为疮疡；湿滞于血，则为痛痒；隐瘾皮肤，则为冷痹；蓄之在上，则为喜忘；蓄之在下，则为狂喜；坠恐跌扑，则瘀血内凝；又细分之，则咳血、衄血出于肺”。可作为临床参考。

清·林珮琴《类证治裁·血症总论》：“由精窍出，溺孔痛为血淋。由膀胱出，不痛为溺血。色稠红为结阴便血。清而色鲜，四射如溅，为肠风。浊而色暗为脏毒。脓血杂痢为肠僻。射血如线为痔血。”指出各种血证的鉴别。

清·何梦瑶《医碥·杂病·血》：“涩为血少，滑为血充，失血，脉应微细，而仅见浮大无力，即为虚芤”。说出了失血证的脉法，可资临床参考。

清·吴瑭《吴鞠通医案·衄血》：“衄血……六脉俱弦而细，气血暴虚也……六脉俱大而滑，气血暴复也”。指出了血证治疗过程中取效后脉象的变化。

郑钦安为清末著名伤寒学家，临床论述，多有发挥，他在《医理真传·卷四》中说：“阳虚失血之人，言语无神，脉息无神，面色无神，气衰力竭，困倦喜卧，不思饮食，咳多清痰……阴虚失血之人，言语有神，面色有神，脉息有神，此虽多而不觉其病，咳多胶粘之痰。”

血证辨证之内容十分丰富，以上仅选部分医家之说，提示各家特点，临床运用，仍须与论治相互参照。

四、治法论

关于血证论治，古文献中有丰富的记载，《五十二病方》中有“伤者血出”的血病和用燔发、蒲席等止血的论述。《内经》中涉及血病辨证的有几十处，有木虚土侮的衄血，有以四乌鲗骨一藘茹丸治疗血枯病的记载，并强调“血实宜决之。”

汉·张仲景提出了泻心汤、赤小豆当归散、黄土汤等治血名方，至今为临床所习用。并在《金匮要略方论·惊悸吐衄下血胸满瘀血病脉证治》中告诫：“衄家不可汗，汗出必额上陷，脉紧急，直视不能眴，不得眠。”

《十药神书》论述了止血的通常治则，并据此拟定了十灰散这一止血常用方。

专论小儿科血证者，始于《诸病源候论·小儿杂病诸候》，而《备急千金要方·少小婴孺方》记载了多种小儿血证方药，弥补了《诸病源候论》有论无方的不足，《颅囟经》、《小儿卫生总微论方》、《活幼心书》等都论及血证，大多从寒热、虚实论治。

《婴童类萃·失血论》指出：“凡治此症，视何经受病，先以顺气为主，降火次之，气顺则血归于经，火降则血自止”。并提出“小儿纯阳体，不可妄补，亦不可使用止剂”的观点。强调血离之于经，贵在疏导，即“顺气”。

元·朱震亨《丹溪心法·卷二·斑疹》中所说：“内伤斑者，胃气极虚，一身火游行于外所致，宜补以降”。强调补阳气以生阴血。

明·张介宾《景岳全书·血证》指出：“凡治血证，须知其要，而血动之由，惟火惟气耳！故察火者，但察其有火无火，察气者，但察其气虚气实。知此四者而得其所以，则治血之法无余义矣……火盛逼血妄行者，或上或下，必有火脉火证可据，乃可以清火为先，火清而血自安矣。宜芩、连、知、元参、栀子、童便、犀角、天花粉、生地、芍药、龙胆草之属。择而用之，如阳明火盛者，须加大黄，如热堕于上，火不能降者，于清火药中须加泽泻、木通，栀子之属导之泻之，则火可降，血可清也”。“凡诸口鼻见血，多由阳盛，阴虚，二火逼血而妄行诸窍也……盖血随气上，则有升无降，故惟补阴抑阳，则火清气降，而血自静矣。”阐明了“清火”、“降气”为治疗血证的基本方法之一。清火以降气，与东垣、丹溪“补以降之”所主的病证不同，宜加详审。

明·秦景明《症因脉治·内伤牙衄》：“凡治血症，要明血去火亦去，可用补血益气。若血去火存，但可补血凉血，切不可用温燥。”指出血证治疗的关键。

明·缪希雍《先醒斋医学广笔记·吐血三要法》：“吐血三要法：宜行血，不宜止血……宜补肝，不宜伐肝。宜降气，不宜降火。”指出吐血治疗宜忌。

清·程国彭《医学心悟·虚劳》：“凡治血症，不论阴阳，俱以照顾脾胃为收功良策。”而在“吐血”篇说“暴吐血，以祛瘀为主，而兼之降火；久吐血，以养阴为主，而兼之理脾。”强调血证的治疗与脾胃的关系。

清·尤在泾《金匮翼·瘀血作热》：“瘀血发热者……但通其血，则发热自止。”指出活血化瘀在治疗瘀血发热中的重要性。

清·何梦瑶《医碥·杂病·血》：“凡血逆上行，宜降气，降气火即降，若徒以寒凉降火，往往伤脾作泻，脾寒不能行血，血愈不归经。宜行血，血行归经自止，若徒事止血，必有瘀蓄之患，宜补肝，不宜伐肝，肝火动，由肝血之虚，滋阴则火自降，用寒凉伐肝，火被郁则怒发，而愈烈矣”。进一步阐明了“降气”、“行血”、“补肝”的法则。

清·唐容川《血证论·吐血》说：“阳明之气，下行为顺，今乃逆吐，失其下行之令，急调其胃，使气顺吐止，则血不致奔脱矣。此时血之原委，不暇究治，惟以止血为第一要法。血止之后，其离经而未吐出者，是为瘀血，既与好血不相合，反与好血不相能。或壅而成热，或变而为痨，或结瘕，或刺痛，日久变证，未可预料，必亟为消除，以免后来诸患，故以消瘀为第二法，止吐消瘀之后，又恐血再潮动，则须用药安之，故以宁血为第三法。邪之所凑，其正必虚，去血既多，阴无有不虚者矣，阴者阳之守，阴虚则阳无所附，久且阳随而亡，故又以补虚为收功之法。四者乃通治血证之大纲。”这里唐氏提出了“止血”、“化瘀”、“宁血”、“补虚”的治血四法，虽言吐血，实则适用于各种血证。唐氏以独参汤治出血之急者。以泻心汤，凉肺散等釜底抽薪，降气止逆以止血，并根据“瘀血不去，新血不生”的观点，以花蕊石散消散肌间、腠理、脉络之间的瘀血；唐氏认为冲气的逆乱是引致出血的重要原因，故以麦门冬汤，桂苓甘草五味汤，四磨汤等平冲、降逆、宁血。“正气存内，邪不可干”，故以辛字润肺膏、黄芪糯米汤、生脉散以补肺之阴，保元汤补肺之阳，以防吐血伤肺之患；肾藏精，精血同源，故以六味丸补肾之精。另外提出“治血者，必治脾为主。”注意顾护生血之源，以归脾汤等补火生土。唐氏《血证论》，在血证治疗史上立起了一座丰碑，唐氏以他学贯中西的医学功底，使血证的治疗走到了一个集大成的阶段。

血证治疗，综前所述，或责之于热，或责之于气逆，或责之于温病，或责之于气虚不能摄血，我们临床之时，不宜只守一法一方，宜综合思考。再则，前贤之观点，亦有完全相佐者，如张璐《张氏医通·诸血门·衄血》，载有“衄者……责热在表，有麻黄、越婢等法”的汗法治衄。而唐容川则说：“衄家不可发汗，汗则额陷，仲景已有明禁，以此类推，可知一切血证，均不宜发汗，医者慎之”。读者当在临床中审症求因，灵活施治，不可拘泥于一家之说。

五、预后论

各医家较重视脉诊以判断小儿血证的预后。

明·孙一奎《赤水玄珠》引《脉诀举要》说："诸症失血，皆见芤脉，随其上下，以验所出，大凡失血，脉贵沉细，设见浮大，迎难治矣。"

明·王大纶《婴童类萃·失血论》："失血之脉，沉细者生，浮大牢实者重。手足逆冷者死。"

明·张介宾《景岳全书·杂证谟·血证》："凡失血等证，身热脉大者难治，身凉脉静者易治。若喘咳急而上气逆，脉见弦紧细数，有热不得卧者，死。"

清·张璐《张氏医通·诸血门·衄血》："凡衄血之脉，数实或坚劲，或急疾不调，皆难治，久衄脉虚大，头额痛甚，鼻流淡黄水者死。"

清·何梦瑶《医碥·杂病·血》："凡失血证，脉虚小沉弱，安静身凉者生，实大急数躁动身热，喘咳气逆不得卧者死。瘀血胁痛，肝脉弦紧，此为常，勿以必死论。"

清·唐容川《血证论·脉证死生论》："吾谓定血证之死生者，全在观气之平否。吐血不发热者易愈，以荣虽病而卫不病，阳和则阴易守也。发热者难治，以血病气亦蒸，则交相为虐矣，吐血而不咳逆者易愈……大便不溏者，犹有转机，可用滋阴之药……若大便溏，则上越下脱，有死无生。再验其脉，脉不数者易治，以其气尚平，脉数者难治，以其气太疾，浮大革数而无根者，虚阳无依，沉细涩数而不缓者，真阴损失，皆为难治。若有一丝缓象，尚可挽回，若无缓象，或兼代散，死不治矣"。

以上略举数例关于血证预后之论，乃据当时医疗水平而发，其所言"死不治"者，今则不然。但此确系危重之候，临床宜慎之。

历代医家对小儿血证之论述十分丰富详尽，以上仅撷一叶，以窥其渊源。吾师黎炳南教授谆谆教导吾等：中医药乃华夏民族文化之瑰宝，继承与发扬是中医工作者的责任；没有继承，发扬则为无源之水，无本之木；然仅仅继承而不发扬，中医学之生命便会枯竭。恩师之教诲，学生铭记于心。

（许华）

黎炳南教授治疗过敏性紫癜的临床经验

过敏性紫癜是小儿常见的出血性疾病。本病虽部分可自愈，但部分可复发，并有约5%死于肾功能衰竭、中枢神经系统并发症等，严重威胁人们的健康。恩师黎炳南教授博览诸家名著，索其精奥，并加以发挥，经数十年临床实践，积累了丰富的经验，现简述如下。

过敏性紫癜因涉及脏腑不同而临床上有多种不同证候，发病前1~3周常有发热、咽痛、上呼吸道感染及全身不适等症状。典型的临床表现有：

皮肤症状：以下肢大关节附近及臀部分批出现对称分布、大小不等的斑丘疹样紫癜为主，反复发作于四肢臀部，少数累及面和躯干部。皮损初起有皮肤瘙痒，出现小型荨麻疹或红色圆形丘疹，压之褪色，继而色泽增深，呈紫红色，压之不褪色，最后变为棕色而消退，不留痕迹。重者可发生水疱、血疱、溃疡及局部坏死。部分可伴有荨麻疹、血管神经性水肿及多形性红斑。

关节症状：可有单个或多发性、游走性关节肿痛或关节炎，有时局部有压痛，多发生在膝、踝、肘、腕等关节，关节腔可有渗液，但不留后遗症。临床称关节型。

消化道症状：约三分之二患儿可出现，以腹部阵发性绞痛或持续性钝痛为主，同时可伴有呕吐、呕血或便血，严重者为血水样大便。临床称腹型。

肾脏症状：一般于紫癜2~4周左右出现肉眼血尿或镜下血尿、蛋白尿和管型尿，也可出现于皮疹消退后或疾病静止期。通常在数周内恢复，重症可发生肾功能减退、氮质血症和高血压脑病。少数病例血尿、蛋白尿或高血压可持续2年以上。临床称肾型。

常见并发症：可有肠套叠、肠梗阻、肠穿孔、出血性坏死、肠炎、颅内出血、多发性神经炎、心肌炎、急性胰腺炎、睾丸炎及肺出血等。

过敏性紫癜属于中医学“血证”、“紫癜”、“肌衄”、“葡萄疫”等范畴。《医宗金鉴·外科心法要诀》云：“此证多因婴孩感受瘟疫之气，郁于皮肤，凝结而成，大小青紫斑点，色状若葡萄，发于遍身，唯以腿胫居多。”症状较接近于本病。

一、病因病机

（一）风热毒邪入侵，湿热内伏乃最常见之病因

本病乃病邪侵扰机体，损伤脉络，离经之血外溢肌肤黏膜而成。其病因以感受外邪、饮食失节、瘀血阻滞、久病气虚血亏为主，尤其与风热毒邪入侵，湿热内伏，热毒郁蒸于肌肤，致使邪热伤血，络脉受损，血液外溢的关系比较密切。

过敏性紫癜皮肤紫癜、皮疹多形易变，关节肿痛发无定处，并有皮肤瘙痒，符合“风者，善行而数变”及“无风不作痒”的风性特点。本病皮损初起有皮肤瘙痒，出现小型荨麻疹或红色圆形丘疹，压之褪色，继而色泽增深，呈紫红色，压之不褪色，最后变为棕色而消退，不留痕迹。重者可发生水疱、血疱、溃疡及局部坏死。分批出现，分批消退，易反复数日到数月。依此，认为本病的病位在皮肉间之脉络。体虚卫外不固，湿热内伏血分为其内在因素，风热邪毒内侵为其外因。由于小儿形气未充，脏腑娇嫩，经脉未盛，卫外不固，易受外邪侵袭。风热之邪从口鼻而入，与气血相搏，灼伤脉络，血不循经，渗于脉外，溢于肌肤，积于

皮下，则出现紫癜。

小儿脾常不足，若饮食不节或食入不适之品，导致脾胃运化失司，湿热聚生，外发肌肤，迫血外溢而成紫癜。气血瘀滞肠络，中焦气血阻遏则腹痛便血；若风热夹湿，或与内蕴之湿热相搏，下注膀胱，灼伤下焦之络，则尿血；瘀滞于关节内，则关节肿痛，瘀热在里，可使病情反复发作，迁延日久。

（二）血热妄行、血不循经是病机关键

"血本阴精，不宜动也，而动则为病……盖动者多由于火，火盛则逼血妄行"（张介宾《景岳全书·杂证谟·血证》）。六淫之邪易从火化，若热毒内扰，湿热素盛，日久郁热化毒化火动血，灼伤络脉，迫血妄行，"阳络伤则血外溢，血外溢则衄血，阴络伤则血内溢，血内溢则后血"（《灵枢·百病始生》）。血液溢出常道，外渗肌肤则为紫癜；从清窍而出则为鼻衄；损伤胃络，热结阳明则吐血；热邪循胃之脉络上行至齿龈则为齿衄；下注大肠或膀胱则便血、尿血等。湿热下注，则下肢浮肿。若热毒炽盛，内迫营血，内扰心神，可烦躁不安，神昏。故黎老认为，风热毒邪炽盛，内搏营血，灼伤络脉，迫血妄行，外溢肌肤是本病发生的主要病机。

（三）血瘀是主要的病理环节

小儿过敏性紫癜存在"瘀阻经络"的病理变化。《金匮要略方论·肺痿肺痈咳嗽上气病脉证治》中云："风伤皮毛，热伤血脉……热之所过，血为之凝滞。"而离经之血未能速散，则形成瘀血。《血证论·瘀血》曰："然既是离经之血，虽清血鲜血，亦是瘀血"，"瘀血在经络脏腑之间，则周身作痛，以其堵塞气之往来，故滞碍而痛，所谓痛则不通也"本病常伴有腹痛、关节肿痛，表明本病有瘀血病理因素存在，尤其是反复发作者更显突出。正如《血证论·时复》中所云："凡物有根者，逢时必发，失血何根，瘀血即成根也，故反复发者，其中多伏瘀血"。

（四）气虚、阴虚乃久病之病机

正气不足也是导致本病的重要因素。若禀赋不足，或疾病

反复发作，气血耗损，虚火内生，瘀阻脉络，脏腑受累，使气不能摄血，脾不能统血，血失统摄，不循常道，溢于脉外，留于肌肉脏腑之间而出现紫癜、便血、尿血等气虚血瘀证。黎老指出，病程日久，随着血液流失，气随血耗，或阴液受损，或因反复大量摄入强的松等药物致气阴两虚，阴血暗耗，故慢性期病机以气虚或阴虚为主，气虚行血无力，易致血瘀，阴虚易致火旺，滋生痰湿、痰热，虚实错杂，使病情迁延难愈。

综上所述，小儿过敏性紫癜乃因风热毒邪入侵，湿热内伏，血热妄行，血不循经而成，久病则气虚、阴虚，血瘀则存在于本病的各个阶段。

二、治法要点

（一）重视祛风除湿，清热解毒

风热毒邪入侵，湿热内伏是本病的主要病因。小儿肌肤薄，藩篱疏，最易受风邪侵袭。本病初起皮肤紫癜变化多端，关节肿痛发无定处，皮疹此起彼伏，并有皮肤瘙痒，符合“风者，善行而数变”及“无风不作痒”的风性特点。虽说“治风先治血，血行风自灭”，但小儿过敏性紫癜单用清热凉血止血法疗效往往不够理想，常须在方中重用祛风药，疗效益彰。这类药具有抗过敏的作用，如蝉蜕、防风、荆芥、薄荷、白蒺藜、地肤子、紫草、白鲜皮等，尤以蝉蜕一味，气清虚，味甘寒，轻浮而善除风热，疗皮肤疮疡、瘾疹。李时珍曰：“治皮肤疮疡风热当用蝉蜕，治脏腑经络当用蝉身，各从其类也。”（《本草纲目·虫部·蝉》）运用该药剂量当大，10~20g 不等，不宜久煎。

湿为阴邪，重浊黏滞，留滞经络关节，可见关节疼痛，亦是本病反复发作、缠绵难愈的重要原因。祛风除湿，清热解毒，不仅是治疗过敏性紫癜的关键一环，也是预防本病复发的重要措施。黎老常用的除湿药有：土茯苓、绵茵陈、佩兰、生苡仁、防己等。尤其是土茯苓，味甘淡平，同时具有祛风、除湿、解毒之功，可用于本病各个阶段，煎剂用量亦宜大，常用15~30g。清热解毒可选用菊花、金银花、连翘、黄芩、黄连、水牛角、蚤休、蒲公英等，疗效较好。

（二）活血化瘀贯穿始终

小儿过敏性紫癜存在“瘀阻经络”的病理变化，血瘀存在于本病的各个阶段。故此，活血化瘀法应贯穿于小儿过敏性紫癜的始终。而在具体配方中，要寓养血活血于止血之中，使血止而瘀祛。黎老常用的药物有当归、川芎、生地黄、丹皮、丹参、赤芍、益母草、桃仁、川红花、大黄、莪术等。黎老善用生大黄，认为该药能泻热毒，荡积滞，从而减少体内毒素的吸收，消除胃肠道的致敏物质；大黄尚能祛瘀生新，消除瘀血，有助于本病的根治。现代医学研究证实，活血祛瘀能增强毛细血管张力和降低毛细血管的通透性，减低毛细血管的脆性，加速紫癜的吸收、消退。对于紫癜性肾炎，尤当使用活血祛瘀之品。

（三）扶正祛邪，脾胃健运不可忘

病程迁延，长期反复发作者，多属虚证。小儿脾常不足，易为饮食所伤，小儿过敏性紫癜常常由饮食不当引起，若素体脾胃失健，且内有积滞者，则本病更易发生，并易反复发作。因此，对于病程较长而迁延反复者，宜用健脾益气之法，有助运化、固表卫以及补气摄血之效，常用参苓白术散、归脾汤加减。

（四）注重调摄，避免不宜的食物及药物

“正气存内，邪不可干”，黎老常鼓励患儿积极参加体育锻炼，增强体质。对体质较弱的病人，可同时服用益气健脾，调节免疫的中药进行调理。对过敏性紫癜恢复期，则用滋阴清热、健脾益气等方法，以进一步清除余邪，调节气血，恢复脏腑的正常生理功能，以防止复发。

过敏性紫癜患者常为特异性体质，黎老总是不厌其烦地嘱咐每个病人，注意饮食调理，本病以血热为主，饮食宜清淡。主食以大米、面食、玉米面为主，多吃瓜果蔬菜。属气虚的，宜进补

益之品，如鸡、蛋、奶、豆类、肝、骨头汤等，并配以大枣、山药、扁豆、薏苡仁等。忌食肥甘厚味、辛辣之品，以防胃肠积热。对曾产生过敏而发病的食物，如鱼、虾、蟹、海味等，应绝对禁忌。药物也是引起过敏性紫癜的重要因素。目前关于药物导致本病的报道层出不穷，其覆盖面之广，几乎波及临床上使用的大部分西药。值得重视的是，关于使用中药及中药制剂而导致过敏性紫癜的报道亦逐年增多。应避免再次使用与本病发生有关的药物，以防过敏性紫癜再次复发。

三、医案选录

医案一

何某某，男，9 岁。1988 年 10 月 10 日因双下肢出现瘀点 3 天来诊。

患儿 1 周前发热，体温 39℃，咽痛，流涕，3 天前双下肢出现皮疹、瘀点，双膝、踝关节肿胀酸痛，腹痛阵作，曾在当地卫生院治疗（具体用药不详）而症不减。现双侧小腿可见密集针尖大小之瘀点，以胫前部为多，对称分布，稍高于皮面，压之不褪色，瘙痒，双膝、踝关节肿痛，活动不利，低热，咽痛，轻咳，腹软，脐周轻压痛，无黑便，无肉眼血尿，舌红，苔薄白，脉浮数。查血常规正常。

辨证：紫癜（风热伤络）（西医诊断：过敏性紫癜）。

治法：祛风清热，凉血解毒。

方药：银花 15g，连翘 15g，牛蒡子 9g，紫草 15g，防风 6g，地肤子 9g，生地黄 15g，牡丹皮 9g，赤芍 9g，红花 6g，桔梗 6g，甘草 3g，蝉蜕 10g。3 剂。每日 1 剂，水煎服。

10 月 14 日二诊：热退，双小腿瘀点已大部消退，关节轻度肿胀，稍压痛，腹痛不显，原方去牛蒡子、赤芍，加土茯苓 30g，牛膝 9g，3 剂。

10 月 19 日三诊：皮肤瘀点消退，关节无肿痛，无腹痛，大便干，舌质稍红，苔白，脉细略数。治以祛风清余邪为法，拟方：苏叶 9g，蝉蜕 10g，紫草 15g，土茯苓 30g，地肤子 9g，生地黄 15g，牡丹皮 9g，赤芍 9g，白蒺藜 9g，桔梗 6g，甘草 3g。服 3 剂而愈，随访 3 个月无复发。

按：本例乃风邪侵袭机体，损伤脉络，离经之血外溢肌肤黏膜而成。治当祛风凉血，清热解毒，散瘀宁络并举，辅以调整卫气，使风祛、瘀散、络宁，血循常道而出血自止。方中大量蝉蜕、防风、牛蒡子、荆芥、地肤子祛风清热；银花、连翘轻宣解表，清热解毒；土茯苓利湿解毒；紫草凉血退疹；桔梗清热利咽；生地黄、赤芍、丹皮凉血止血；川红花活血散瘀；甘草调和诸药。诸药合用，共奏祛风散邪，清热解毒，凉血宁络之功。

本方加减：皮肤痒甚者，加白鲜皮、浮萍，加强祛风止痒；关节肿痛甚可加当归、川红花、川芎、牛膝以活血祛瘀；腹痛者，加白芍以缓急和中；尿血者，加大小蓟、白茅根、茜草根凉血止血。

医案二

张某某，女，8 岁。1989 年 4 月 17 日因双下肢皮肤皮疹、瘀斑 8 天，伴左踝关节肿痛 2 天来诊。

患儿 8 天前进食大量虾之后，双下肢皮肤开始出现少量皮疹、瘀斑，未作治疗。近 2 天皮肤瘀斑明显增多，并出现双踝关节肿痛，伴发热，腹隐痛，遂来求治。症见：发热，体温 38.5℃，双下肢皮肤较多鲜红色瘀点瘀斑，尤以臀部、胫前、双踝关节附近为多，大小不一，对称分布，部分融合成片，双踝关节肿胀，活动受限，腹隐痛，无黑便、肉眼血尿，纳差，口臭，大便 3 天未解，舌红，苔黄厚，脉滑数。实验室检查血常规均正常，尿常规未见异常。

辨证：紫癜（血热妄行，瘀血阻络）（西医诊断：过敏性紫癜）。

治法：清热泻火，凉血止血，佐以活血祛瘀。

方药：水牛角 20g（先煎），生石膏 20g，生地黄 12g，川朴 10g，知母 10g，赤芍 10g，丹皮 10g，大黄 5g（后下），山栀 10g，连翘 10g，紫草 15g，蝉蜕 10g，甘草 5g。2 剂，复煎。

4月19日二诊：热退，大便通，紫斑减少，肿痛减轻，腹痛消，舌红，苔微黄，脉滑。上方去生石膏、知母、川朴，加土茯苓30g，牛膝10g，山楂15g，服2剂。

三诊：瘀斑大部分消退，关节肿痛消失，继以清余邪：苏叶10g，蝉蜕10g，紫草15g，土茯苓30g，地肤子10g，生地黄15g，丹参10g，赤芍10g，山楂15g，白花蛇舌草15g，甘草6g。继服5剂而愈。嘱忌海鲜及辛辣食物。随访半年未见复发。

按：六淫之邪易从火化。小儿脾常不足，饮食不节，导致脾胃运化失司，湿毒聚生，蕴而化热，化火动血，灼伤络脉，迫血妄行，外发肌肤，迫血外溢而成紫癜。治当清热泻火，凉血止血，佐以活血祛瘀。

方中水牛角、生石膏清热泻火，凉血解毒为主药；大黄泻热毒，荡积滞，川朴行气运脾，除胃肠滞气；生地黄助水牛角清解血分热毒；赤芍、丹皮清热凉血，活血散瘀，既能增强凉血之力，又可防止瘀血停滞；知母苦寒以清泄肺胃之热，质润以滋其燥；连翘清心透热，栀子通泻三焦之火，导火下行；紫草、蝉蜕祛风退疹；甘草调和诸药。诸药合用，清热泻火解毒，凉血止血，活血散瘀。若出血症状明显，可加强凉血止血，酌加藕节炭、地榆炭、茜草根、白茅根、仙鹤草、大小蓟等；瘀血明显，加丹参、当归、川芎活血祛瘀。

医案三

黄某某，男，10岁。1993年7月12日以腹痛1周，双下肢关节痛、皮肤皮疹、瘀斑3天来诊。

现症发热，腹部阵痛，伴有呕吐，口臭纳呆腹胀，双膝踝关节皮肤红肿，右下肢膝踝关节红肿尤重，行动不便，四肢皮肤满布大小不等，突出于皮肤表面的红色斑丘疹，压之不褪色，大便溏，色暗，舌红，苔黄，脉滑数。发病前有饮食不节病史。实验室检查二次血常规均正常，出、凝血常规，尿常规，肝肾功能等均未见异常。

辨证：紫癜（胃肠瘀热，血热妄行）（西医诊断：过敏性紫癜）。

治法：清肠泻热，破瘀化斑，少佐止血安胃之品。

方药：大黄6g（后下），丹皮10g，桃仁10g，冬瓜仁15g，葛根15g，黄连3g，防风10g，黄芩10g，甘草6g，蝉蜕10g，生地黄10g，藕节炭10g，侧柏叶10g，姜竹茹10g。3剂，复煎。

7月15日二诊：服上药3剂后热退，无呕吐，腹痛明显减轻，脐周尚有轻度疼痛，皮疹、瘀斑减少，关节红肿疼痛减，舌质微红，苔白，脉略数。仍有蕴热留滞血络，治以清热解毒、和络调中为主。拟方：银花15g，连翘10g，防风10g，甘草6g，蝉蜕10g，生地黄10g，侧柏叶10g，桃仁10g，姜竹茹10g，白芍10g，生甘草6g，紫草15g，藕节炭10g，法半夏6g。4剂。

7月19日三诊：腹痛消失，全身皮肤未见新出血点，关节肿消，活动自如，以上方去竹茹继服4剂。7天后，患儿再度暴饮暴食，腹痛复发而来诊。症见腹痛，呕吐，皮肤又出现少量出血点，无发热，舌质红，苔黄腻，脉弦数。此乃患儿饮食不当，脾胃受损，肝胃不和所致。治以清肠泻热，佐以和中安胃，柔肝降逆。拟方：丹皮10g，生地黄10g，山楂15g，葛根15g，黄连3g，黄芩10g，蝉蜕10g，姜竹茹10g，代赭石12g，旋覆花10g，法半夏10g，甘草6g。3剂。

7月29日来诊：服上药后，未再呕吐，腹痛消失，全身未再出现出血点，胃纳渐开，运化渐复，舌质微红，苔薄，脉弦数。继以调理脾胃，养血和络为法。拟方：太子参10g，茯苓15g，谷芽、麦芽各20g，陈皮3g，茜根15g，鸡血藤15g，生牡蛎30g，生龙骨30g，山楂15g，炙甘草6g。3剂。服药后症愈，随访3个月无复发。

按：小儿饮食不节，脾胃运化失司，湿滞蕴而化热，迫血妄行，外发肌肤，而成紫癜。气血瘀滞肠络，中焦气血阻遏则腹痛；瘀滞于关节内，则关节肿痛，瘀热在里，可使病情反复发作，迁延日久。

方中大黄泻肠胃浊热瘀结，清热解毒，丹皮清热凉血，两药合用，苦辛通降下行，共泻瘀热，为主药；桃仁性善破血，协主药活血散瘀滞，并能通便，冬瓜仁清肠中湿热，排脓消痈；葛根清热解表，升发脾胃清阳之气；黄芩、黄连性寒清胃肠之热，味苦燥胃肠之湿；防风、蝉蜕祛风止痒；藕节炭、侧柏叶止血而不留瘀；姜竹茹和胃，甘草协调诸药。诸药合用，共成清泻胃肠积热，活血破瘀，凉血消斑之剂。

然患儿平素脾胃已受损，饮食不节后紫癜再发，故治于清肠泻热中，佐以和中安胃，柔肝降逆，继以调理脾胃，养血和络而收效。

医案四

欧阳某某，女，11岁。1991年6月24日因全身反复出现红色皮疹、瘀点20余天，伴血尿1周来诊。

患儿于本月初（"六一儿童节"）外出游玩时进食大量虾、蟹，当晚全身出现皮疹，痒甚，在当地卫生院予肌注"苯海拉明"等治疗，皮疹消，但次日皮疹又现，继而四肢出现瘀点瘀斑，腹痛。曾在外院住院治疗，诊断为"过敏性紫癜"，服用强的松、扑尔敏等，腹痛消，余症状时轻时重，皮疹、瘀点反复出现，时有低热。1周前开始出现肉眼血尿，经外院治疗不效，转求中医诊治。来诊时症见：臀部、两下肢皮肤可见较密集针头到黄豆大小、微高出皮肤之出血性皮疹，色紫红，压之不褪色，两侧前臂也有少量瘀点，胸背中仅见稀疏充血性丘疹，低热，无咳，无腹痛，无关节肿痛，大便稍干结，纳呆，茶色尿，舌质红，苔黄，脉滑数。目前仍服强的松20mg/d。

尿常规：蛋白（++），白细胞6~8/HP，红细胞满布，颗粒管型0~2/HP。

血常规：WBC 9.8×10^9/L，N 56%，L 40%，M 4%，RBC 4.5×10^{12}/L，Hb 126g/L，PLT 450×10^9/L。

辨证：紫癜（血热妄行，灼伤肾络）（西医诊断：过敏性紫癜合并紫癜性肾炎)。

治法:清热解毒,凉血止血。

方药:紫草15g,水牛角20g(先煎),生地黄15g,赤芍10g,丹皮10g,茜草根20g,苏叶15g,蝉蜕10g,连翘10g,小蓟15g,生甘草6g。3剂,日1剂。

二诊:服上方后皮疹、瘀点明显减少,尿色较前稍淡,但双下肢仍有少许新的出血点。效不更法,守上方4剂,同时用鲜白茅根500g,煎汤代茶饮。

三诊:皮疹、瘀点基本消退,皮肤无新的出血点。尿分析:蛋白(++),潜血(++),红细胞(++)。舌稍红,苔白,脉弦。证属邪热渐解,余毒未清,瘀阻肾络。治以活血化瘀,祛风解毒为主。方用桃红四物汤加减:桃仁10g,川红花6g,川芎6g,当归10g,生地黄15g,赤芍10g,土茯苓30g,紫草15g,茜草根30g,益母草30g,苏叶15g,蝉蜕10g。每日1剂,水煎服。

四诊:服上方14剂,尿蛋白减至(0~±),潜血(+),红细胞(±),将强的松缓慢减量至停药,守上方随证加用熟地黄、阿胶、旱莲草、女贞子等,治疗1个月,皮疹紫癜无复发,尿检多次正常。获愈。嘱禁食虾、蟹、海味等发物,以防再发。

按:患儿乃因饮食不节,湿毒聚生,化热化火,迫血妄行,外溢肌肤而成紫癜,火热炽盛,灼伤肾络则尿血。故予清热解毒,凉血止血治疗。选用犀角地黄汤(现称清热地黄汤)清热凉血,重用紫草、茜草根凉血解毒,活血止血。三诊时邪热渐解,而余毒未清,瘀阻肾络,尿血不已,继以桃红四物汤加减活血化瘀、祛风解毒。方中桃仁、川红花、当归、川芎、赤芍活血化瘀为主药;生地黄、紫草、茜根凉血消斑;土茯苓、苏叶、蝉蜕祛风除湿,益母草活血祛瘀,利尿解毒。诸药合用,风、湿、热、瘀并除。

医案五

杨某某,男,9岁,1990年8月13日因双下肢反复紫癜,伴尿血4月余来诊。

患儿1990年3月底感冒后出现四肢皮疹、瘙痒不已，几天后双下肢出现大片紫斑，并伴有肉眼血尿，外院查尿蛋白(++)，红细胞满视野，白细胞5~10/高倍视野，管型0~3/低倍视野，肾功能尚正常。曾在多家医院治疗，紫癜反复发作，尿血。来诊时症见：皮肤瘀斑稀疏，色暗红，时发时隐，五心烦热，潮热盗汗，头晕耳鸣，口燥咽干，大便干燥，血尿较长时间不消失，舌红少津，脉细数。

尿分析：蛋白(++)，潜血(++)，红细胞(++)。

血常规：WBC 7.8×10^9/L，N 62%，L 34%，M 4%，RBC 3.8×10^{12}/L，Hb 100g/L，PLT 350×10^9/L。

辨证：尿血(肝肾不足，阴虚内热)(西医诊断：紫癜性肾炎)。

治疗：滋阴降火，凉血散瘀。

方药：黄柏10g，知母10g，茯苓15g，泽泻15g，熟地黄15g，龟甲15g(先煎)，丹皮10g，女贞子10g，旱莲草10g，玄参10g，侧柏叶15g，白花蛇舌草30g，茜草根15g，益母草20g，田七末3g。每日1剂，水煎服。

二诊：服上药10剂后，尿蛋白转阴，尿红细胞消失，诸症明显好转。继服上方加减月余，尿检持续多次阴性。后曾改生脉散、参苓白术散等益气养阴加减善后，随访5个月未见复发。

按：紫癜病程日久，随着血液流失，气随血耗，或阴液受损，或因反复大量摄入强的松等类药物，可致气阴两虚，阴血暗耗。本例乃久病累及肝肾，肝肾阴虚，虚火灼络，离经之血，瘀阻肾络而紫癜、尿血迁延不愈。故治当滋阴降火，凉血散瘀。方用龟甲、熟地黄滋阴潜阳以制虚火为主，配以黄柏、知母清泄相火而保真阴，旱莲草、女贞子益肝肾、补阴血，丹皮、玄参、凉血止血，茜草根、侧柏叶、白花蛇舌草、益母草活血散瘀。同时口服田七末止血祛瘀，配合使用，收到较好效果。

肾脏受累是过敏性紫癜常见的特征之一。据报道，肾活检显示93%~100%有肾脏受累，临床上约20%~100%的患儿有不同程度的肾脏损害的表现，可表现为镜下或肉眼血尿、蛋白尿、急性肾炎综合征、肾病综合征及急性肾功能不全，严重者可导致死亡。肾脏受累的严重程度是决定本病远期预后的主要因素。过敏性紫癜性肾炎是儿科的难治性疾病之一。

过去认为本病早期应用激素可使IgA产生减少或阻止IgA沉积于肾小球毛细血管壁与肾小球系膜，减轻炎症反应，但不能缩短病程，如应用较晚，则无效。而近年来的研究表明，肾上腺皮质激素不能改善肾脏损害及其远期预后。单独使用免疫抑制剂对紫癜肾几乎无效，与激素联用疗效亦不肯定，且毒性大。目前不主张用此类药物。

有研究表明过敏性紫癜患儿存在明显高黏滞血症，支持中医学血瘀证的诊断，且肾炎型的患者血瘀程度更加明显。紫癜性肾炎以尿血为突出，黎老认为，本病治疗宜活血不宜单纯止血，虽镜下血尿亦然，以免止血留瘀，变生他患，活血化瘀是治疗紫癜性肾炎的重要治则，应贯彻始终。因此，黎老治疗本病中，尤其重视清热解毒、活血化瘀类药物。有报道提示，清热解毒、活血化瘀的治疗方法，有利于调节机体免疫功能的作用。常用的有当归、赤芍、川芎、丹参、丹皮、生大黄、益母草、紫草、茜草根、白茅根、白花蛇舌草、桃仁、红花、侧柏叶、雷公藤等。如重用紫草（15~30g）治疗紫癜性肾炎，有较好的临床效果。有研究表明，紫草中的紫草素等能降低毛细血管通透性，亦能抑制局部水肿，对炎症急性渗出期的血管通透性增高、渗出和水肿及增殖期炎症均有拮抗作用。医案四、医案五均于辨证用药中，重用活血祛瘀药而收效。

医案六

徐某某，女，7岁。1991年1月7日因反复紫癜约1年来诊。

患儿于1990年春节前发热，咳嗽，在当地医院静滴青霉素后，出现全身皮疹、紫癜，诊断为“过敏性紫癜”。经多方治疗，至今紫癜乃反复发作。来诊时症见：紫癜反复发作，迁延不愈，皮肤瘀点瘀斑隐约散在，色较淡，以双下肢为主，面色少华，神疲气短，头晕乏力，食欲不振，形体偏瘦，大便时溏时干，无腹痛，无关节肿痛，无血尿。舌淡，苔薄，脉细无力。

血常规：WBC 6.2×10^9/L，N 46%，L 52%，M 2%，RBC 3.5×10^{12}/L，Hb 98g/L，PLT 320×10^9/L。

辨证：紫癜（气不摄血）（西医诊断：过敏性紫癜）。

治法：健脾益气，养血活血。

方药：党参 15g，白术 10g，茯苓 15g，山楂 15g，黄芪 10g，当归 10g，木香 5g（后下），川芎 6g，生地黄 15g，白芍 10g，炙甘草 6g，丹参 10g。7 剂，每日 1 剂，复煎再服。

二诊：精神好转，胃纳增，皮肤无新紫斑。继服上方，随证加用阿胶、淮山药、鸡内金、旱莲草、女贞子等，治疗 1 月余，紫癜未再发，面色转红润，胃纳、大便正常，复查血常规：WBC 6.9×10^9/L，N 56%，L 42%，M 2%，RBC 4.3×10^{12}/L，Hb 120g/L，PLT 280×10^9/L。随之以参苓白术散加减调理善后。

按：此患儿乃因疾病反复发作，气血耗损，瘀阻脉络，脏腑受累，使气不能摄血，脾不能统血，血失统摄，不循常道，溢于脉外，留于肌肉脏腑之间而出现紫癜。治疗当以健脾益气，养血活血。方用党参、黄芪健脾益气以摄血，为主药；茯苓、白术健脾燥湿，当归、白芍养血和营，川芎行气活血，生地黄、丹参凉血活血，木香健脾理气，使补而不滞，山楂健胃消食，活血化瘀，甘草和中，调和诸药。

紫癜的发病与气血密切相关，风邪是主要外因之一，血热、血瘀是主要的病机，久病则见气虚、血虚、阴亏。本例初因感受风邪、药毒起病，迁延日久，气血亏虚，气不摄血。然离经之血，便是瘀血。故益气摄血同时，勿忘养血活血。本例于调理脾胃，益气养血中，佐以活血化瘀而收效。

（许华）

黎炳南教授谈小儿发热证

发热是各种疾病中的一种反应性的症状表现,可由于各种致病因素引起机体的产热高于散热而导致体温升高。在很多情况下,发热其实是机体防御的一种积极反应,但发热本身也影响机体的某些功能:影响神经系统的变化而引发惊厥;影响循环系统的变化而易诱发心血管患者心衰;影响消化酶的活力而导致消化功能减弱;也可引起肾实质的损害等各系统器官功能的变化,因而不容忽视。小儿体属纯阳,发病易于化热化火,多种疾病中均可出现发热症状,因而《证治准绳·幼科》曰:“小儿之病,惟热居多”。其表现形式多样,如骨蒸盗汗者属疳热,惊叫恍惚者称惊热,身热灼手者属壮热,邪气未尽者为余热,作止有时者称潮热,夕发旦止者称夜热,肚腹先发者属食热,烦躁不安者为烦热……

发热是各种疾病过程中的一个症状,也是致病的一个因素。发热证包括了外感六淫邪气所致的外感发热,祖国医学中有卫气营血辨证、三焦辨证、六经辨证等各种辨治方法;脏腑失调所导致的发热以五脏辨证、气血痰食辨证等进行辨证论治。发热证归纳起来为两大类:一是外感发热,二是内伤发热。凡是感受六淫邪气所致,具有致病邪气特点者,均属外感发热范畴;凡因脏腑功能或气血阴阳平衡失调,导致阴阳争胜而又无外邪存在的发热,均为内伤发热。须注意者,发热高低不能作为判断病情轻重,预后吉凶的主要依据。小儿外感发热,以及内伤发热中的伤食发热,其发热高低虽在一定程度上反映了病邪的轻重,但虽壮热而易愈,且病程较短。而内伤阴阳气血之发热,多为低热或潮热,且起病较缓,但往往病情较重,病程较长。

一、热的性质和致病特点

（一）热为阳邪，其性上炎

《素问·阴阳应象大论》说："阳盛则热"。因阳主躁动而向上，火热之性燔灼焚焰，亦升腾上炎，故属阳邪，热邪伤人，多见高热、恶热、烦渴、汗出、脉洪数等症；若热邪扰乱神明，则可出现心烦、失眠、狂躁妄动、神昏谵语等症，故《素问·至真要大论》说："诸躁狂越，皆属于火"；又因火热善于炎上，故其致病，多表现在人体的上部，如心火上炎致口舌生疮，胃火炽盛而致牙龈肿痛，肝火上逆而致头痛、目赤等。

（二）火热易伤人体阴津

火热之邪，最易迫津外泄，消灼阴液，使人体的阴津耗伤。因而在临床表现上，除了有发热症状外，往往伴有口渴喜饮，咽干舌燥，大便秘结，小便短赤等津伤液耗的症状。

（三）热易生风动血

火热之邪侵犯人体，往往燔灼肝经，耗劫阴液，使肝风内动，热极生风，出现高热、昏迷、谵语、四肢抽搐、双目上视、颈项强直、角弓反张等高热抽搐现象。此类情况多见于小儿期，故《素问·至真要大论》说："诸热瞀瘛，皆属于火"。另外，火热之邪可使血流加快，甚至迫血妄行而导致各种出血，如吐血、衄血、便血、尿血、皮肤斑疹等。火热侵入血分，不仅能迫血妄行而导致出血，且可聚留于局部，腐蚀血肉而发为痈肿疮疡。《灵枢·痈疽》篇说："大热不止，热甚则肉腐，肉腐则为脓，故名曰痈"。

二、发热的病因病机

外感发热的病因是由于感受六淫邪气，机体鼓动正气以抗邪，邪正相搏而发热。风温、湿温、暑温、秋燥及感冒等均属此范畴。小儿外感发热的特点是发病较急，病程不长，发热时伴有恶寒，且其寒虽得衣被而不减，此外，常见头痛，身疼，无汗，或汗出恶风，脉浮等。

风寒、风热或暑湿等六淫邪气侵犯机体，首先由口鼻及肌表侵入肺卫，使气机不畅、正邪相搏而出现发热、咳嗽、流鼻涕、恶风寒等肺卫表证。若此时得不到及时有效的治疗，或治疗失当，邪气化热化火，可进一步深入气分，出现发热升高，口渴，大汗出，大便秘结等气分症状。若病情再进一步深入，可致热扰神明或热入厥阴；继则可进入血分，临床上可见皮肤瘀斑、出血、鼻衄、便血等出血倾向。

内伤发热是由于脏腑阴阳、气血失调而致。其特点是起病较缓，病程较长，发热时常伴神怯气弱，倦怠无力，自汗盗汗，脉细无力等症状。部分属实证，但大多属虚证、或虚实夹杂之证。其中气虚发热者，多为脾胃气虚，中阳下陷，以致清阳不升，郁而化热。阴虚者，阳气相对亢盛，故阴虚生内热；阳虚可导致阴盛格阳，虚阳外越的现象；阴阳失调而导致阴阳争胜的现象，可见阴胜则阳衰而感微寒，阳亢则阴虚而觉微热的寒热阵发证候。气郁发热多因小儿脾经内蕴湿热而致。肝气不得疏泄，肝气郁结亦可发热。瘀血发热多由气滞日久，血行不畅导致瘀血内阻，气血壅滞，郁而化火，这也是引起发热的原因。

三、各种发热证的发病特点及辨治要点

（一）外感发热

1. 风寒

发病特点：风为百病之长，常夹寒而外犯人体。寒为阴邪，易伤阳气；寒性凝滞，容易凝闭气机而致经脉闭阻不通；寒性收引，使气机收敛，毛窍收缩，卫阳闭塞，郁而化热。

辨证要点：恶寒重，发热轻，头痛，身体疼痛，无汗或微汗，鼻塞，流清涕，口不渴，舌淡红，苔薄白，脉浮紧。

治法方药：辛温解表，疏散风寒——麻黄汤加减。

2. 风热

发病特点：热为阳邪，其性伤津耗液，与风邪互结为病。甚者可燔灼筋脉、扰动肝经而致发搐。

辨证要点：发热，微恶风寒，头痛，汗出，鼻流浊涕，常伴咽喉肿痛，口微渴，舌尖红，苔薄白或薄黄，脉浮数。

夹惊者发热较高，突见神昏，四肢抽动，双目上视。

治法方药：辛凉解表，疏散风热——银翘散加减，重证麻杏石甘汤、轻证桑菊饮加减。

3. 湿热

发病特点：湿邪为长夏主气，湿为阴邪，易阻遏人体气机，损伤阳气，湿性重浊，湿性黏滞，湿与热结合为湿热，可困滞气机，伤及脾运，其病程较长。临床上常见有外感风热夹湿，湿热痹阻经络，湿热困阻脾胃等症状。

辨证要点：外感风热夹湿：发热不扬，头痛头重，身重困倦，胸痞脘闷，口不渴或不欲饮，苔白滑或厚腻，脉濡数。

湿热痹阻经络：发热不扬，关节酸痛重着，屈伸不利，或肌肤麻木不仁，舌质略暗红，苔白滑或黄厚，脉濡数。

湿热困阻脾胃：发热不扬，头身困重，食欲不振，口腻不渴，胸闷呕恶，便溏泄泻，肤肿面黄，小便浑浊或黄浊，舌苔厚腐或腻，脉濡数。

治法方药：风热夹湿——辛凉解表利湿——新加香薷饮加减。

湿阻经络——清热利湿，宣通经络——《温病条辨》宣痹汤加减。

湿热困阻脾胃——清热化湿——甘露消毒丹加减。

4. 暑热

发病特点：暑热属阳邪，暑为夏季的主气，乃火热所化。其性炎热，致病可出现高热，烦渴，汗出等症。暑性升散，易伤津耗气，因而汗大泄，津液耗，气随津泄，可见气短乏力。暑多夹湿，暑热夹湿，可见头晕肢倦，呕恶便溏。暑热致病，发病急骤，易入心营和引动肝风。

辨证要点：夏季发病，高热，烦渴，头痛且晕，面赤气粗，多汗，舌红，苔黄燥，脉洪数或洪大而芤。

治法方药：暑热燔灼——清暑生津——白虎汤合清络饮（鲜莲叶、西瓜翠衣、银花、扁豆花、丝瓜络、淡竹叶）。

暑伤津气——清暑解表——清暑益气汤。

暑入心营——清营退热——清营汤加减。

暑入血分——凉血退热——清热地黄汤（原犀角地黄汤）加减。

5. 秋燥

发病特点：燥为秋天主气，燥为阳邪，与热结合为燥热，燥邪干涩，易伤津液，致病最易伤及人体津液造成阴津亏虚的病变，如口鼻干燥，咽干口渴，皮肤皲裂，毛发不荣，大便秘结等津阴不足之症状。正如《素问玄机原病式》说："诸涩枯涸，干劲皴揭，皆属于燥"。燥易伤肺，燥邪伤人，多由口鼻而入，故易伤肺，肺伤则宣发与肃降受阻而出现干咳少痰，或胶痰难咯，或痰中带血，喘息，胸痛等症，燥邪致病；分有温燥，凉燥之别。

辨证要点：温燥发热：发热，微恶风寒，头痛，少汗，口渴，心烦，鼻干咽燥，干咳少痰，或痰中带血，咳而不爽，舌红干，苔少，脉浮数。

凉燥发热：恶寒发热，头痛无汗，干咳少痰，口鼻干燥，舌淡红而干，苔少，脉浮略数。

治法方药：温燥——清润肺燥——桑杏汤或清燥救肺汤加减。

凉燥——轻宣肺燥——杏苏散加减。

（二）内伤发热

1. 气虚发热

发病特点：主要因脾虚气陷，清阳不升，郁而化热。故发热不高，有气虚症状而无实邪见症。

辨证要点：低热（或自觉发热而体温不高），怕风，自汗，肢倦无力，面色无华，少气懒言，食少，大便稀烂，舌淡白或淡红，苔薄白，脉虚无力。

治法方药：补气固表退热——补中益气汤加减。

2. 血虚发热

发病特点：主要因各种失血或病后失调，以致血少阴亏，虚阳独盛而发热。发热多较轻，兼有血虚症状，而无实邪见症。

辨证要点：低热，面色苍白，眼睑爪甲淡白，疲倦，头晕，心悸，或烦渴不眠，舌质淡白，苔薄白，脉细弱。

治法方药：补血退热——归脾汤加减。

3. 阴虚发热

发病特点：因阴虚津亏，阴不制阳，阳气偏亢而发热。发热不高，有阴虚的症状，多见于热病后，或久病及慢性消耗性疾病。

辨证要点：午后潮热，五心烦热，不恶寒，两颧发赤，烦躁多梦，盗汗，消瘦，咽干，舌质红，苔少或剥苔，脉细数。

治法方药：滋阴泻火退热——知柏八味丸加减。

4. 阳虚发热

发病特点：因脾肾阳虚，阴寒内盛，格阳外越，真阳浮散于外而发病。发热不甚，有阳虚证及阴格阳浮的格阳表现。

辨证要点：低热或仅自觉发热，面色苍白或面赤如妆，下部寒冷，或有下肢浮肿，舌质淡胖，苔白或少，脉微细。

治法方药：引火归原退热——附桂八味丸加减，或六味地黄汤加肉桂。

5. 阴阳失调发热

发病特点：多由于卫阳不能外固，营阴不能内守的发热，有阴阳争胜的表现。

辨证要点：阵觉微寒，阵觉微热，体倦不适，精神不振或有头痛，饮食如常，舌质淡红，苔薄白，脉缓。

治法方药:调和阴阳退热——桂枝汤或归芪建中汤加减。

6. 气郁发热

发病特点:多由脾经内蕴湿热,肝气不得疏泄,郁而化热而成。发热与情绪变化有关,有易怒过激的症状,有气机郁阻的表现。

辨证要点:阵发微寒微热,或情绪激动时身热,情绪抑郁或心烦易怒,饮食不下,或有胁痛,口苦口干,舌质淡红,舌苔白或微黄,脉弦。

治法方药:疏解气郁退热——丹栀逍遥散加减。

7. 血瘀发热

发病特点:多由气滞血瘀,郁而化热所致。发热或与外伤瘀阻有关,有瘀血内阻表现。

辨证要点:低热、不恶寒,面色晦暗,体内或有局限性刺痛,可有各种出血或皮肤紫斑、肿块,舌质紫暗或有瘀点,脉细涩。

治法方药:活血祛瘀退热——桃仁承气汤或复元活血汤加减。

8. 伤食发热

发病特点:多因饮食不当,致脾胃运化失职,气机升降失调,乳食停积,蕴生湿热而成。多为实证,亦有虚实夹杂者。

辨证要点:发热以腹部、掌心明显,纳呆腹胀,烦不安寐,大便溏臭,舌红,苔黄腻,脉沉滑。

治法方药:消导退热——保和丸或枳实导滞丸加减。

9. 疳热

发病特点:见于疳积患儿,由于脾胃受损,气阴耗伤,肝阴不足,肝火上炎,或脾病及心,心火循经上炎而致发热。

辨证要点:时见低热,形体消瘦,皮肤干瘪,口唇干燥或眼角干涩,甚则白翳遮睛,入夜视物不明,或口舌生疮,口腔糜烂,秽臭难闻,面红烦躁,舌红,苔薄黄。

治法方药:培土退热——七味白术散加减,四君子汤加减。

眼疳——养肝明目——石斛夜光丸加减。

口疳——清心泻火——泻心导赤散加减。

小儿发热之证繁多,除上述各种发热证外,尚有惊恐所致的发热,及情志所伤等因素均可导致发热。在治疗上,应注意小儿的生理特点,审证求因,及时准确用药,中病即止,还应顾护小儿的脾胃功能,以免影响其生长发育。

(黄永强　黎世明)

治麻疹当重透发、防逆证

麻疹自古以来是小儿常见的急性出疹性传染病,其为害之烈,曾与天花并列。但宋代以前,多认为胎毒所致,如钱乙《小儿药证直诀·疮疹候》曰:“小儿在胎十月,食五脏血秽,生下则其毒当出,故疮疹之状,皆五脏之液”。元代曾世荣认为“疹毒乃天行气运变迁之使然”(《活幼新书·疱疹》),明代缪希雍言:“痧疹者……殆时气瘟疫之类与!”(《先醒斋医学广笔记·卷之三》),皆认识到麻疹乃疹毒流行传染所致。至清代,虽仍有人认为与“胎毒”有关,但同时亦强调“多带时行……常令男女传染而成”(《麻科活人全书·麻疹骨髓赋》)。故宋代以后,逐渐确立了麻疹病因主要是“时行疫毒”,因而其论治、方药亦较切合临床实际,此为研读古医籍时所当注意者。

自20世纪60年代后期大力推行麻疹疫苗接种后,麻疹发病率大大下降,过去流行时大批儿童轮候就诊的景象已不复再见。近年的发病特征不再是流行性,而呈散发性;不仅冬春发病,暑夏也有发病者;发病年龄不限于8个月至5岁的小儿,年长儿甚至成人皆有发病,尚未进行预防接种的5、6个月小婴儿亦有发病者(一般8个月小儿才进行麻疹疫苗初种),临床上须引起注意,勿因漏诊、误诊、失治而导致出现逆证、险证。黎炳南教授治疗麻疹有丰富的临床经验,认为"重透发、防逆证",是辨证论治的关键。

一、病在肺胃,透发为先

麻疹的发病原因,主要由于麻毒外犯肺卫、脾胃,致"手太阴肺、足阳明胃二经之热发而为病者也"(《先醒斋医学广笔记·卷之五》)。而疹毒之清除,由内达外,由里出表,疹形显露,即为邪毒外出而解的标志。故治当因势利导,透发为先。病初邪犯肺卫,出现发热、咳嗽、喷嚏、流涕、目赤流泪等症。在此疹前期(初热期)虽未有出疹,但若发现麻疹黏膜斑(科氏斑),则可确诊,宜适用辛凉透疹之剂以助疹之透发,"疹毒从来解在初,出形毒解却无忧"(《万氏家传痘疹心法·疹毒症治歌拾》)。透疹之药,以升麻、葛根、薄荷、牛蒡子、蝉蜕、芫荽、浮萍等性凉升散者为佳。

至见形期疹点依次而出,兼见发热如潮、面赤口渴、舌红苔黄、脉数等热甚之证,此为正气旺盛,逐邪由气分外达于表之征,一般主张以清热解毒为主。但此时为邪毒外达或内陷之关键时期,可因多种原因妨碍邪泄而致邪陷入里而出现逆证、险证,故辛凉透疹之法,仍须注重,冀能内清邪毒的同时,使余邪热毒有外透之机。且纯用清热解毒之品,可冰伏邪气难于外达,故透疹之法在此当用。至疹回期热退疹收,邪毒已尽,则以养阴(血)为主,若有余热,尚可以桑叶、银柴胡清透余热。故治麻疹虽有透发、解毒、养阴三大法,但麻不厌透、以透为顺,宜当谨记。

麻疹出而贵乎透彻。其不能顺利透发者,多因风寒、热毒、血瘀、气虚、阴虚所致,应以相应的透疹法治之。

辛温透疹法:适于兼感风寒者。出疹时皮肤腠理开豁,微汗自出，则麻毒易透。若天气寒冷，患者复感风寒、外束肌表、腠理闭塞，则邪毒无从外透。其辨证要点为身热无汗，面色带青，恶寒头痛，疹色淡红而黯，或疹出一、二日即收没。治当酌加麻黄、苏叶、柽柳等辛温之品以散风寒、开腠理，使汗出邪透，而不可囿于麻为阳毒之说而忌用之。如治某男，2岁，发热4天，昨天头面、背胸均出现红疹，夜间天寒，洗澡后发热咳嗽加剧，气息微喘，喷嚏涕清，纳呆便溏，察其神疲嗜睡，面色略黄，无汗，目赤眵多而淡黄，面部及背胸疹点稀疏，淡红色黯，唇舌红，苔薄黄。此为风寒外束、邪毒不能外发而欲内陷之征。治以辛温辛凉兼施、寒热并用之法。拟方：麻黄 5g，苏叶、北杏、甘草各 6g，升麻、桔梗、柽柳各 8g，银花、大青叶、连翘各 10g，葛根 12g。2 剂，复煎，分服。2 天后复诊，疹点密布全身，手心、足心亦可见数个红疹，疹色红润，虽壮热（39.1℃）而神识清醒，咳而无喘，身有微汗，面色红赤，手足温暖，舌红苔白。知风寒已解，邪毒炽盛而能外透。乃以上方去麻黄、苏叶，加柴胡 8g，毛冬青、板蓝根各 15g，辛凉透表与清热解毒同施。越二日，热退，红疹消退过半，咳嗽减少，乃以清热、养阴、化痰之剂善其后。

凉营透疹法及活血透疹法：适于气营热盛血瘀之证。热毒炽盛、壅遏气营、血气凝滞，麻毒亦难以外透。其辨证要点为壮热烦渴，面赤舌绛，疹隐而紫黯。治宜重用紫草以凉血解毒透疹，配用青天葵、生地黄、玄参以助其效；用石膏、黄芩以清气分之热；仍须配合辛凉透疹之品，使邪毒有外透之机。治血者，以西藏红花最佳，其味甘而性寒，能活血兼清热毒，民间有但见麻疹而辄用此药者。但其货少价昂，非热盛血瘀者，不宜滥用。此外，丹皮、赤芍亦可用于凉血活血。尝治一 5 岁男孩，刚从山区迁居广州，从未接受预防接种，出疹 2 天后壮热（40℃）无汗，嗜睡谵语，疹点稠密，紫黯不起，舌红绛而干，脉细数，此为邪在气营、热郁血瘀之证。治以清气凉营、活血为主，兼以辛凉透疹。拟方：西藏红花 1.5g（另以茶杯多次焗服），紫草、黄芩、银花各

12g,丹皮、赤芍各10g,升麻8g,葛根、大青叶各15g,石膏20g(先煎),甘草6g,2剂,复煎。2天后复诊,发热减轻(38.7℃),疹色鲜红,遍布全身,面部红疹色淡欲收,神疲而无谵语,微汗肢暖,舌红略暗。病有转机,邪毒内消外透。乃以上方去西藏红花、石膏,加石斛8g,紫草减量为8g,续进2剂。三诊时热退,红疹大部分消退,神清气爽,乃转以清热养阴法调治。

益气透疹法与养阴透疹法:分别适用于气虚、阴虚者。邪居于里,必赖正气旺盛,方可托毒外出,若素体气虚,或阳气受伤,则邪不外透而有内陷之虞。其辨证要点,为面色苍白,发热不甚,神倦肢凉,疹点色淡,舌淡脉弱。治方中宜加党参,黄芪以托里透疹。若素体阴虚或热甚伤阴,发汗无源,邪毒不能随汗而解,亦致疹出不畅,可选加生地黄、麦冬、花粉养阴生津,以助透疹。临证有见气阴两虚者,可气阴两补,扶正透疹。如治某女,2岁,5天前发热咳嗽,某医院疑为支气管炎,予静脉滴注青霉素4天,仍发热不退,昨天起咳嗽加剧,头面出现红疹。现症发热,(38.2℃),咳嗽痰鸣,气息略促,便溏,察其面色萎黄无华,头面、背胸可见稀疏淡红疹点,目略红赤,无汗,四肢不温,口唇干燥,舌淡红剥苔。此为气阴两虚,无力透邪,疹毒欲陷之证。治以益气养阴、解毒透疹、宣肺化痰为法。拟方:党参、沙参、五指毛桃根各15g,花粉、麦冬、浙贝各10g,麻黄、甘草各5g,连翘、蚤休各8g,北杏6g。2剂,复煎,分服。复诊时发热(38.6℃),咳嗽减轻,无明显气促,疹点出至四肢,未及四末,疹色红润略淡,此为正气恢复,麻毒外透之象。守上方再进2剂,疹点遍及手足,发热咳嗽减轻。继以润肺化痰、清解余热之剂调治而愈。

此外,肺与大肠相表里,若大便秘结,腑气不通,可影响皮疹透发,宜于方中酌加胖大海、火麻仁、玄参以润肠通便,此为润下透疹法。

麻疹透发不畅,常与肌腠不能开泄有关,可辅以外治透表法。常用麻黄15g、柽柳30g、鲜芫荽30g,煎水后加白酒50g,趁热浸洗全身（注意穿衣要快，勿感风寒），常有立竿见影之效。

二、宜识顺逆，防邪内陷

麻疹顺证易治，若调护得宜，甚至可勿药自愈。本病见证甚多，关键在于识其顺逆，若无逆证，应着重治本，只需透发、清解肺胃二经之热毒，则诸症自退，而不需见一症用一药，以致轻重不分，本末倒置。

出汗：麻疹有汗自出，是正气旺盛、逐邪外出之征。正如《麻科活人全书·微汗自汗大汗》所曰："麻初出至未收之时，皆宜微汗。有微汗则皮肤通畅，腠理开豁，而麻易透。发热之际，有自汗者，则有发散之义，乃为常候。盖麻遇自汗，则毒从汗解，元府开而麻毒透，卫中之表邪则从之散矣，不可遽止，亦不可复用升发之剂"，故无汗者，宜助其发汗透疹。而微汗出者，则忌用辛散发汗之品，过汗可致气耗阴竭而令邪毒内陷。

发热：麻疹发热是气旺而能透邪之兆，发热如潮，则疹随热出，疹出而毒解。出疹之时不发热，是当热不热，此为逆候。故《麻科活人全书·不热》曰："麻疹透出全凭热，身不热兮疹不出，潮热平和方为福，症逢不热大非吉"。一般的规律，初热及疹没后宜微热；正出疹时宜大热，此时切勿见壮热而急投退热药，体温在39℃左右不必退热，至40℃可用少量退热药使体温略降1℃左右即可，切不可降温太快或用冰敷、酒精擦治法，否则极易致肺炎喘嗽之变。出疹后热退又复热，是当退不退，须警惕逆证之发生。

咳喘：咳嗽为正气逐邪外出之征，《痘疹大成·麻疹集成摘要》曰："疹喜咳，咳则毛孔开而疹易出，不咳毒难尽透"。故不可见咳止咳，以致毒陷于肺。但顺证当咳而不喘，若见气喘，是麻毒闭肺之象，必为逆证。疹未出尽而喘者，易治，因正气尚未大伤，此时加麻杏石甘汤效好。而疹尽出或疹没后发喘者，为难治之恶候。因其气阴多已耗伤，复为毒气内迫而作喘，此时不可纯用宣肺清热之剂，宜加麦冬、玄参、沙参、花粉等滋养肺胃，攻补兼施，以力挽其危。

泄泻：麻疹不忌泻，患儿常伴轻度腹泻，此亦正气祛邪之征，可使阳明之邪热得解，有表里分消之作用，故《幼科全书·原疹赋》有“清便自调，邪气行而无壅……利不必止，毒以利松”之说。万勿早用补涩之药，以致留邪生变。但麻疹忌大泻，因可致气随液脱、脾虚气陷而麻毒不能清解。若泄泻过多，可加升麻、葛根、扁豆、茯苓以升清阳、利水湿；大便臭秽者，加黄连以清肠热，泄泻多可减轻。

鼻衄：麻疹发出过程中，若遇鼻衄不必惊慌，《痘疹大成·麻疹集成摘要》称：“此毒随血解也，与瘟病红汗同，当自愈。”若鼻血溢出过多，可加侧柏叶、水牛角以凉血止血。

麻疹证分三期，分别治以透发、解毒、养阴三大法，但在初热期、见形期，须始终不忘透发为先，疹出不畅，则据证助以辛温、凉营、活血、益气、养阴、润下、外治诸透疹法，以透发、清解肺胃二经热毒为本，恰当处理出汗、发热、咳喘、泄泻、鼻衄诸症，用药忌过于辛热、寒凉，忌早用补涩，则能顺应病势，清透邪毒，防止逆证的发生。

（黎世明）

黎炳南教授治疗百日咳经验

百日咳是儿科较为难治的一种呼吸道传染病。临床以阵发性痉挛性咳嗽和伴有鸡鸣样的吸气回声为特征。祖国医学称为“顿咳”、“疫咳”、“鹭鸶咳”等。黎老在治疗本病方面，积累了丰富经验，下面仅就黎老对本病的病机分析、分型辨治经验，作一简介：

一、治疗特点

黎老治疗百日咳的特点：首先是异中寓同，同中有异。所谓异中寓同者，是指抓住本病痉咳频频这一主症，自订“百马汤”（百部、马兜铃、炙甘草、大枣）作为治疗本病各期的基础方，随症加减，常获显效。马兜铃味苦而微辛，性寒。苦辛可宣降肺气，寒能清泄肺热，其性轻扬，故能入肺，除热化痰，长于治咳逆连连不止之症；百部甘苦微温，擅于温肺润肺，止咳降逆。近代实验证明，二药均有较广的抗菌功效，且马兜铃有舒张支气管和祛痰作用；百部能降低呼吸中枢的兴奋性。二药相配，同为主药，一寒一热，可依临证需要而加味调配，或存其性，或取其用，故各类型百日咳皆可投之，运用得法，于痉咳阵阵之症颇有捷效。炙甘草、大枣既可补中润肺，又能调和诸药。盖因马兜铃味苦难咽，且性寒易伤胃气。而病者咳逆频频，时日迁延，必耗肺气，故二药扶正、调味，于方中独当一面，与主药相伍，相得益彰。临床上不管证属何型，只要阵咳之症尚存，皆可以“百马汤”为基础，加减施治。

所谓同中有异者，即不拘泥于一方一法，而于临证中审证求因，辨证施治。黎老认为，把本病分为初咳期、痉咳期和恢复期，可以有助于了解病情的进退；但更重要的，还必须对病因病机作进一步的了解。病位有表里之分，亦有在肺、脾或肝、肾之别；病邪可有风、寒、湿、燥、热、痰之异；正气又有强弱之殊，凡此等等，均应细察详审，从而区分不同证型，作为处方用药的依据。（详见病案举例）

黎老治疗本病的另一特点，是非常强调注意患儿的体质特点。因小儿为脏腑柔嫩之体，本病日久迁延，咳逆不止，肺气易为耗泄，甚则子病及母致脾气虚弱，或金不生水而累及肾脏。而元气亏损，又是本病缠绵难愈的重要原因之一。加之百日咳好发于体弱小儿，因而临床所见，虚实并见者往往较多。故黎老喜用标本兼顾之法，如见有虚象存在，随证配以健脾益气或养阴补肺等法，而不局限于何证何期。正不复则邪不去，故曰：对体虚者，能否果断而又恰如其分地治以攻补兼施之法，是速愈本病的关键所在。

再者，黎老对药量的轻重，寒热的调配，尤为切当。例如马兜铃性寒而味大苦，婴儿服之往往吐出，故其运用此药，常以轻剂取效，一般用3~4g，并配甘和之品，以调其味。体属虚寒者，更助以温补之品，故药量虽小，而收效则大，常获事半功倍之效。

二、辨证分型及治法

（一）外感风邪，痰热束肺

发病特点：由于小儿脏腑娇嫩，卫外功能未固，易受外邪所袭。肺司呼吸，主皮毛，风寒犯肺，邪毒闭郁，又易化热，致肺气不宣。表现为发热、流涕、咳嗽、痰黄、夜咳较甚等症。

治法：祛风镇咳，清热化痰。

方药：百马汤加麻黄、防风、前胡、大青叶、连翘、蚤休。

病例一

金某某，男，2岁，1979年11月2日初诊。患儿发热2天，体温38℃，鼻流清涕，咳嗽有痰，夜咳较甚，每晚阵咳10次左右，咳时面红流泪，口干唇红，舌苔薄白，脉滑数。有百日咳密切接触史。血象：白细胞12×10^9/L，淋巴0.68，单核+粒细胞0.32。处方：防风、前胡、百部、桔梗各6g，连翘、大青叶各10g，马兜铃3g，花粉8g，甘草5g，大枣4枚，3剂。

11月5日二诊：热退，咳嗽减，每晚阵咳仅1~2次，口干减，但出汗多，胃纳欠佳。处方：马兜铃3g，百部8g，党参15g，茯苓、沙参、白术各10g，炙甘草5g，法半夏、五味子各6g，大枣4枚，服4剂病愈。

按：本例初起类似外感风邪，故佐以疏解清热之品，使邪从外泄。但当热退邪却后，由于素体虚弱，标去而本虚，故即转用健脾养肺之法，以培土生金，令正气恢复，其咳自愈，不宜继用清解。

（二）痰浊互结，肺络受阻

发病特点：痰浊久恋化热，咳嗽不已，肺络受阻，宣降不利。症见咳嗽阵发，连续不断，面红发憋，涕泪俱出，痰液稠黏，不易排出，咳甚呕吐黏痰或伴食物。

治法：宣肺镇咳，化痰通络。

方药：百马汤加苏子、葶苈子、鹅管石、沙参、地龙。

病例二

邝某某，男，3岁半，1979年11月26日初诊。患儿咳嗽3个多月，时现气促，近月来咳嗽加剧，表现为阵发性咳嗽，痰多，夜间尤甚，每晚十余次，咳甚欲呕。前用四环素、庆大霉素、非那根止咳合剂等，均未收效。检查：肺呼吸音稍粗，未闻干湿性啰音，苔薄黄，脉细数。血象：白细胞9.7×10^9/L，淋巴0.65，单核+粒细胞0.35。处方：麻黄4g，党参、鹅管石各15g，白术、百部、茯苓各10g，苏子、炙甘草、葶苈子各6g，马兜铃3g，大枣4枚，共服7剂。

二诊：咳嗽大减，偶尔晚间阵咳1~2次，且每晚延续时间甚短，痰量减少，胃纳及二便正常，舌苔白，脉细滑。处方以陈夏六君子汤加马兜铃、百部、麦冬、沙参、五味子，以健脾益肺，继进4剂后，数月之咳嗽随之消失，家人喜甚。

按：此例由于久咳未愈，中气大虚，痰浊内停，肺络受阻，宣降不利，故用百马汤治其痉咳，加陈夏六君汤、苏子、葶苈子、鹅管石以温中化痰浊，并用麻黄宣肺化寒，则顽痰除，浊邪消，复其清肃之权，故咳乃愈。

（三）肺阴不足，正虚邪恋

发病特点：病久日延，耗伤肺阴，余热留恋不去，低热不退，咳嗽昼轻夜重。

治法：润肺镇咳，清解余热。

方药:百马汤加青黛、海蛤粉、沙参、麦冬、花粉。

病例三

王某某,女,5岁,1979年3月23日初诊。患儿反复咳嗽5月余,夜间增剧,为阵咳状,喉中有痰,但不易咯出,咳甚则欲呕,近月来午后低热,体温在37.5℃左右,经中西药治疗,收效甚微,舌质红苔白厚,脉细数。处方:马兜铃、青黛各3g,百部6g,海蛤粉、沙参各15g,麦冬、法半夏各8g,党参10g,陈皮、炙甘草各5g,大枣4枚,4剂。

二诊:体温已正常,咳嗽较前减少,胃纳转佳,知药中病机,乃守上方继服7剂而愈。

按: 长期反复咳嗽,气阴受损,故咽红口干,痰难咯出,潮热,舌红,治以清金养肺为主。方用百马汤合黛蛤散加沙参、麦冬,又以党参、陈皮、法半夏健脾燥湿,使其寒热相须,清补相益,温润得宜,故顽疴痼疾,乃迎刃而解。

(四) 中运不健,肺脾两虚

发病特点:平素体质虚弱或病后正伤,症见面色萎黄,咳嗽无力,痰白清稀,纳呆食少,大便稀溏,自汗盗汗。

治法:健脾补肺,镇咳除痰。

方药:百马汤加党参、白术、法夏、陈皮、鹅管石。

病例四

甄某某,女,3岁,1979年11月19日初诊。平素体质虚弱,易患感冒。二旬前发热咳嗽,经治疗后热退,但咳嗽延今未愈。来诊时,面色萎黄,形体消瘦,每天阵咳20次左右,夜间尤多,胃纳呆滞,咳时面赤,痰鸣辘辘,汗自出,痰白,唇色淡,苔白,脉细弱。血象:白细胞3.7×10^9/L,单核+粒细胞0.24、淋巴0.76。处方:马兜铃3g,麻黄、陈皮、甘草各5g,法半夏8g,党参20g,白术、茯苓、百部各10g,予服4剂。

二诊:咳嗽渐减,胃纳好转,卧睡盗汗,舌脉同前。处方:马兜铃3g,百部、白术各10g,陈皮、甘草各5g,党参20g,当归、法半夏各 8g，龙骨、牡蛎各 15g，五味子 6g，进服 7 剂。服后阵咳次数每晚仅 1~2 次，精神胃纳均较前好，出汗较少，后仍用上方继续调理而愈。

按：形体素虚，中气不运，而致生化无权，加上久咳伤肺，故本证表现气血俱损，肺脾两虚。其痰浊虽盛，但正气大虚，故处理之法，先以马兜铃、百部、麻黄攻其邪，陈夏六君扶其正，继则重用调补气血，健脾益肺，佐以五味、龙、牡固肾纳气，而获显效收功。

（本文刊于《新中医》1984 第 1 期）（谢昭亮）

慢性乙型肝炎治从脾胃

慢性肝炎（慢肝），是指由肝炎病毒感染引起的慢性肝损害性疾病。临床上多见于乙型、丙型、戊型肝炎，其中尤以乙型肝炎最为多见。乙型肝炎是由乙型肝炎病毒感染的，以肝损害为主要表现的疾病，发病后多呈慢性病程，称为慢性乙型肝炎（以下简称“慢乙肝”）。乙型肝炎在全球以亚洲，尤其是东南亚地区的发病率最高，当中又以我国为发病之最。据统计，我国乙肝病毒感染率达到 10%，亦即每 10 个中国人中即有一人感染乙肝病毒，其中发为慢性肝炎者达 25%，其数目之大，令人瞠目。乙肝感染者，尤其是慢性活动性、迁延性乙肝患者，具有很强的传染性，容易通过血液、母婴传播以及密切生活接触等途径进行传染，且得病后不易治愈，容易向慢性病情转变。甚至有研究指出，慢性乙肝病毒感染与肝硬化、肝癌有着密切关联，即所谓“肝炎三部曲”，其危害极大，严重影响患者及其家人的工作、生活。

对于本病的发病机制，现今尚未完全明确。西医药的治疗以抗病毒、降酶护肝及提高细胞免疫功能为主，但疗效不确切，即使是价格高昂的干扰素治疗，其有效率亦仅为30%~50%，且容易复发，故不易推广。许多患者因此转而寻求中医药治疗或中西医结合治疗。黎炳南教授曾接诊多例经西医药治疗多时无效的患者，根据自己独特的见解进行辨治，获得较好的疗效，本文特将其心得体会总结如下，为慢性肝炎的诊治提供一点临床思路，供同道参考。

一、慢性肝炎主要病位不在肝，而在于脾

对于慢性乙肝，中医古籍无此病名。临床上患者亦多无明显的特异见证，每于体检时通过化验血液而得知，因此，无相类似的文献记载以作参照。临证一般根据病程中可出现全身面目发黄、尿黄等急性肝炎的表现，认为慢性肝炎乃由急性肝炎发展而来，其病因病机应相类，故将其归于“黄疸”范畴，认为其病位在肝胆，属外感湿热疫疠之邪所致，治疗以大量清热解毒利湿之品，若合并肝脏增大、质地变硬，伴面色晦暗，甚或腹部胀大如鼓者，则按“癥瘕”、“臌胀”论治，配以活血祛瘀利水之品进行治疗。

黎老认为此种辨治思路有所欠妥，一者，慢性肝炎大多不经急性肝炎病程即可发生，即使经由急性肝炎演变而成，其病理亦会随病情发展而变化。中医治病，贵乎辨证，切不可刻舟求剑，生搬硬套，否则常谬之千里。随着现代医学以及显微技术的迅猛发展，发现了许多以前不为人知的疾病，临床上若无明显见证者，亦难以从文献中找到相关记述，对此我们可沿用西医病名，而采用中医辨证论治，此亦不失为现代中医发展之一途；二者，历来对肝炎辨证偏重于肝胆，似有把中医“肝”的概念与西医学上的“肝”相混淆之嫌。诚然，中医学的“肝”与西医学的“肝”在解剖学上有相类之处，如《医学入门》所言：“肝之系者，自膈

下着右胁肋，上贯膈入肺，中与膈膜相连也。”然就其生理功能而言，两者则不尽相同。中医学中的“肝”，主疏泄，助脾运，与“胆府”相表里，促进胆汁的排泄，并与冲任二脉相连，影响人之生殖及妇人之经带产乳。因此，其功能除与西医学“肝”的分泌胆汁、帮助消化等功能外，还与神经内分泌等系统的功能有关；西医学上的“肝”，属于消化系统，统管蛋白质、糖、脂肪的代谢，是多种药、食物的解毒器官，并产生胆汁，促进食物的消化吸收。因此，其功能既涉及到中医“肝”的泌胆汁功能，还涉及中医“脾主运化”的消化吸收等功能。可见，中医的“肝”与西医的“肝”是不尽相同的两个概念。同理，西医学上的“肝炎”亦不能等同于中医的“肝胆湿热”，中医治病，务求辨证论治，“炎症”未必属“热”，“肝炎”病位亦未必在“肝”，须察其临证表现以辨别寒热虚实及病位之所在。对于“慢性肝炎主要病位不在肝而在于脾”，黎老认为有以下论据：一者，本病临证所见，多无特异的肝胆定位症状，如发黄、右胁肋疼痛等，反每见神疲、乏力、易倦怠、胃纳欠佳或恶心呕吐，及大便溏烂、舌淡边有齿印，苔白厚等症，此皆一派脾虚湿困之征，虽时可兼口苦、口干、舌苔略黄厚，脉滑略数等，亦属湿郁化热或兼感湿热，与单纯肝胆湿热之面目、全身皮肤皆黄染鲜明如橘子色，尿黄，发热，口苦，舌红苔黄厚，脉弦滑数等症迥异，须加明辨；二者，部分慢性肝炎是由急性肝炎演变而来，临床上曾出现上述之全身皮肤发黄、恶寒、发热等实热见证，现代教材一般将其归于“黄疸”肝胆湿热型，黎老认为此种提法亦不完善。根据历代医家对黄疸病因病机的论述，对临床上急性肝炎出现的实热性黄疸表现，亦认为其病位主要在脾。如《诸病源候论·小儿杂病候》提出：“黄疸之病，由脾胃气实，而外有温气乘之，变生热。脾与胃合，候肌肉，俱象土，其色黄。胃为水谷之海，热搏水谷气，蕴积成黄，蒸发于外……皮肤、面目、齿爪皆黄，小便如屋尘色，著物皆黄是也。”明确指出了黄疸的主要病位在脾胃。又如《活幼心书·明本论》

曰:“凡黄病者,不可一概而论。标本不同,证治亦异。故《婴孩宝书》云:黄病皆因胃热为。由是观之,乃脾胃气虚,感受湿热,郁于腠理,浸于皮肤,蕴积成黄,蒸发于外,故有此证。”此处更直接指出,所谓“肝胆湿热”之发黄,实乃因脾胃内虚,湿热之邪乘虚侵袭,与积热互结,郁蒸肌肤而成。可见,古人对黄疸病位的认识,亦重在脾胃,认为脾胃气虚才是发病之根本。此即“正气存内,邪不可干;邪之所凑,其气必虚。”之意。因此,《小儿时行疾病·黄疸》指出:“理本病者,理脾胃也。治黄以理脾胃为本,此为治黄之关键。”又如《金匮要略·脏腑经络先后病脉证》所言:“见肝之病,知肝传脾,当先实脾,四季脾旺不受邪”,亦属此意。三者,临床实践上,对于慢乙肝的治疗,若仅着眼于肝,一味予以清热解毒利湿治疗,效果往往欠佳;相反,若给予益气扶脾等治疗,疗效明显提高。可见,在肝炎的发病过程中,无论是急性肝炎还是慢性肝炎,脾胃气虚的病理贯穿始终,是发病之本。尤其在慢性肝炎的发病中,脾胃气虚的病理比急性肝炎更为明显,在病程中起着主导的作用。

对于慢性乙型肝炎的病因病机,黎老有以下见解:慢性乙肝的发生,与急性肝炎的发病一样,均由脾胃气虚,兼感湿热邪气而成。然邪气致病,每因个体体质的差异而有不同的临床表现:若患者脾胃气虚不重,体内素有积热,感受湿热后,两阳相得,郁于肝胆,疏泄失司,胆汁外溢则可见以“肝胆湿热”为主的标急实证之发黄,临证与现代医学之急性黄疸型肝炎相类;然若患者素体脾胃气虚较甚,湿浊内蕴,湿热外袭后,正虚无力抗邪外出,则可形成邪气久居不去之慢性病程。此时,慢性肝炎的发生多不经急性肝炎演变而成。若由急性肝炎演变而致者,多因久患肝病及脾,或过用苦寒之品伤伐脾胃,令脾虚而无力祛邪外出所致。可见,在慢性肝炎中,正虚、尤其是脾胃气虚,是发病的主要矛盾。因此,黎老以“正虚邪伏”四字来概括慢乙肝的病理:正虚者,以脾气不足为主,可兼肾阴(阳)亏虚,肝阴不足;伏邪者，以湿热邪气为主，可并见气滞血瘀之证。具体病机详述如下：

（一）正气不足，以脾为主

在慢乙肝的发病过程中，脾气不足是发病的基础及主要矛盾。黎老认为，治病祛邪，无论用药与否，必俟正气强旺，方可达邪于外。本病始因湿热外感，湿热二邪中，惟湿邪黏腻难祛，故治湿热者，主于治湿。脾主运化水湿，故祛湿者，必赖脾气畅旺方可达之。若脾虚不甚，湿热外受，郁蒸肝胆，发为黄疸，但正气仍可奋起抗邪，故随着邪气祛除，黄疸消退，病可痊愈，预后较好；但若脾气亏虚，健运失司，祛湿无力，则可成脾虚而湿热久居之慢性病势。对于脾气不足的成因，黎老认为有以下途径：一者，患者素禀脾虚湿困之体质。此种情况尤多见于南方卑湿之地。是故本病亦好发于南方地带。或曰：南方之地多热多湿，南方人得病后多应呈湿热内盛之实热证，何脾虚体质之有？黎老认为此言差矣。南方气候炎热多湿，暑热盛者，耗伤气阴，湿盛者，伤伐脾气，且其人近年多贪凉饮冷，或常喜服苦寒清利之凉茶，均可直接伤伐脾胃。脾气虚耗，不能运化水湿，则可成脾虚湿困之体质。此与传统认为“南方之人多湿热”的说法可谓截然不同。另外，若患者素嗜肥甘厚味之品，或贪杯嗜酒，均可致脾胃更伤，湿热内蕴，因此，平素常外出应酬之人亦易罹患本病；二者，脾气不足可出现在急性肝炎后期，肝病及脾所致；或过用苦寒清利之药物，造成脾胃受伤，正虚不能祛邪外出，亦可转成正虚邪伏之慢性病程。由此可见，脾气不足在慢性乙肝的发病过程中是确实存在并起着关键性的作用，是故湿热之邪常有，然有发病与不发病之分者，乃脾气盛衰之体质不同使然。其脾虚的临证表现为：面色萎黄或苍黄，精神疲倦，少气懒言，纳呆，恶心，呕吐，便溏，舌淡有齿印，苔白腻，脉细濡等。

除了脾气不足，“正虚”的表现尚可见肝阴不足及肾阴（阳）亏虚。肝阴不足者，乃因于湿热之邪久居肝胆，热邪属阳，易耗阴津，故日久可兼见肝阴不足之证，临证表现为咽干、目涩、视物昏花等；兼有肾虚者，在慢乙肝的病程中亦较为常见，此因先天素禀肾阴（阳）不足；或脾气不足，日久损及肾气（阳）；或因肝肾同源，肝阴不足，日久肾阴亦亏等，均可致临证在脾虚的基础上，兼见肾虚的表现，如：面色黧黑、腰膝酸软、女子月经不调、不孕，男子不育等，若肾气（阳）不足者，每可兼见畏寒肢冷、下半身冷感、自汗、男子阳痿早泄，女子月事后期、量少、色淡、或夹瘀块，舌淡胖苔白，脉沉迟，尺脉无力等症；若肾阴亏虚者，可兼头晕眼花、耳鸣耳聋、盗汗、遗精、手足心热、舌红少苔，脉细数等；若因于先天禀赋肾阴（阳）不足者，发病每有家族史，此在临床上亦较为常见，亦为慢性肝炎难治的原因之一。值得一提的是，肾虚的情况在慢性肝炎的发病中普遍存在，有较大的临床意义。如临证在培补脾土的基础上，适当配合运用补肾填精之品，每可获事半功倍之效。

（二）邪气内伏，以"湿、热、瘀"为要

本病除了"正气不足"外，尚有"邪气内伏"的一面，此乃导致本病发病之"元凶"。其中，初期以湿热之邪内伏肝胆为主，表现为面目、全身皮肤黄染，尿黄，恶心呕吐，纳呆，口臭，口苦，舌红苔黄厚腻，脉弦滑等；肝主疏泄，以条达为顺，邪气内伏，每致气机郁而不达，临证可兼胸胁胀满、心烦易怒、善太息等肝气郁滞之证；若肝郁化火，更可兼见胸胁满痛、口苦咽干、目赤头痛、烦躁易怒等；又肝主藏血，邪气久郁，气机不畅，气滞则血瘀，故可致血液瘀滞不行之证，轻者可出现面色黯晦，右胁刺痛固定、唇舌紫暗，或有瘀点、瘀斑等，甚者并可出现右胁下肿块坚硬固定等"癥瘕内结"之症；若瘀血内阻，血液不循经而行，或肝郁化火迫血妄行，或脾气虚亏，不能统摄血液，又可致血液离经而出现呕血、吐血、便血、肌衄（如肝掌、蜘蛛痣）等；脾主运化水湿，肾主水，肝主气，若脾肾虚亏，主水不能，肝气郁滞，瘀血内停，均可导致"气滞、血瘀、水停"三种病理并存，出现腹部胀大如鼓、青筋暴露之"臌胀病"。如此种种，均须详辨。

二、治疗以扶正为主，助以祛邪，攻补有先后

基于以上认识，可知本病乃因“正虚邪伏”而致的多种病理并存的复杂的慢性病程。其主要病位在脾，涉及肝、胆、肾。本病缠绵难愈者，不仅因于邪气之黏腻难祛，更重要者，乃因正气虚弱，无力驱邪于外所致。因此，正气不足乃本病发病的主要方面，治疗亦应以扶正为主，助以祛邪为法。黎老认为，本病病机复杂，多种病理并存，涉及多脏，处方若要兼顾各方面，药物势必庞杂；同时，本病病程较长，需要长期服药治疗，并非一、二日可速愈之证。故对虚多实少者，若攻补兼重，易造成药物之间互相制衡，则扶正与驱邪之力均有不逮。与其如此，不若宗于“急则治标，缓则治本”之训，分先后重于一法而力专效宏。本病以正气不足为主，病势较缓，若先予攻邪，则邪气未必能祛，而正气首先受伤，病更难愈。故可先予补气扶正为主，令正气强旺，祛邪外出，同时亦能堪得一攻，为其后的攻逐邪气奠定基础。此亦如临阵御敌作战，敌我势均力敌，情势较缓，而士兵又疲累不堪，此时即使予以精良装备，强攻猛打，亦未必能战胜敌方，反而重伤元气；不如稍事休整，养精蓄锐，而后一鼓作气抗敌来得有效。因此，黎老主张采用先补后攻的“序贯疗法”治疗本病，其具体做法是：先与补气扶正之品治疗一段时间，令正气强旺，托邪外出，当出现邪气内盛之时，即采用攻逐邪气之品治疗，直至再次出现正气内馁之时，再重复上述疗程，如环序贯，直至病愈。其优点是扶正与祛邪分开主次，药力较强，同时，祛邪在扶正之后，防止攻逐之品更伤正气，对于正虚邪伏，病势较缓者尤宜。现就此“序贯疗法”分扶正期、祛邪期详述如下：

（一）扶正期

1. 辨证论治　对于扶正期的治疗时机，一般以正虚而邪不盛为要。但由于本病临床多无明显症状，故难以从症状上把握“虚证”。为此，黎老反复强调应紧紧抓住“无实便为虚”进行辨

证，即临证无明显实热见证，如发热、黄疸、口苦、咽痛，大便秘结，舌红苔黄厚，脉滑数等症时，即可辨为虚证为主，进行扶正期的治疗。

临床症状：神疲乏力，少气懒言，面色萎黄或略带黯黑，头发稀黄无华，纳呆，恶心，呕吐，便溏，腰膝酸软，舌质淡红有齿印，苔白厚腻，脉细濡缓，尺脉无力。或虚证不明显但无实证表现者。

证候分析：脾气不足，气血生化乏源，故见神疲少气，面色萎黄；肾精亏虚，故见面色黯晦，头发稀黄，腰酸腿软；脾肾虚亏，无力托邪外出，湿浊内蕴，故见纳呆，恶呕，便溏等症。舌淡有齿印，苔白厚腻，脉细濡缓，尺脉无力，均为脾肾不足，湿浊内蕴之征。

证型：脾肾不足，湿浊内蕴。

治法：补脾益肾，兼化湿浊。

方药：慢肝扶正Ⅰ号方。

党参 15g　白术 12g　茯苓 20g　甘草 8g　五指毛桃根 25g　熟地黄 20g　制首乌 12g　桑寄生 15g　当归 10g　白芍 15g　柴胡 10g　枳壳 15g

（本方剂量适用于 7~12 岁小儿，7 岁以下或成人酌情加减。）

煎服法：上药以水 3 碗，文火慢煎至 1 碗，复煎，分 2~3 次空腹温服。

方义：方中四君子汤健脾益气，兼以除湿；五指毛桃根，又有“南方黄芪”之称，功效与黄芪相类，补中益气而又甘润不温燥，可加强四君子汤补脾气之力；熟地黄、制首乌、桑寄生补肝肾，益精血，合当归、白芍二药，既可补血活血，又收养血柔肝之效；佐用柴胡、枳壳，分入肝、脾二经，起到疏理肝脾气机之功，防止滋补之品壅滞气机。全方补脾益肾养肝，兼顾三脏，切合本病以脾气不足为主，兼有肝肾不足的病机。同时，方中配用活血、化湿、行气之品，令补中有通，补中有攻，体现了黎老“扶正不忘祛邪，扶正所以祛邪”的整体治疗观念。另外，在药物的选用上，黎老强调由于本期服药时间较长，故应尽量避免使用过于温燥之品，以防正气未复，邪火已生，一者影响补气药的继续使用，二者邪火更可灼砺真火，反伤正气，所谓“少火生气，壮火食气”是也。

加减法：

脾虚甚者：临证每兼见面色苍黄，气短乏力，四肢欠温，口淡乏味，大便溏薄等症，可加黄芪、干姜等以加强温补脾气之功。

脾肾阳虚者：每可兼见畏寒肢冷，下半身冷感，自汗，便溏或五更泻，男子阳痿早泄，女子月事后期、量少、色淡、或夹瘀块，舌淡胖苔白，脉沉迟，尺脉无力等症，可加淫羊藿、补骨脂、杜仲以加强温补脾肾之功。

肝肾阴虚者：可兼头晕眼花，目涩咽干，耳鸣耳聋，盗汗，手足心热，男子遗精，女子月经先期、量少、色红等症，治疗可加用杞子、女贞子、旱莲草等加强补肝益肾，滋阴降火之效。

2. 其他疗法

穴位注射法：以黄芪注射液、当归注射液交替穴注双侧足三里穴，每次每穴注射 2ml，每周 1~2 次。进针应尽可能深入，并一边注入药液，一边进行缓慢提插，针感以患者自觉局部酸麻胀重，并向足底部放射为宜。足三里，属足阳明胃经穴位，功效补中益气，强身健体，乃“保健之要穴”，民间尚有“若要身得安，三里常不干”之说。本疗法采用黄芪、当归注射液穴注足三里，既利用了药物的补气养血之功，又通过深入缓慢提插的补法手法，强烈刺激穴位，二者作用叠加，增强了扶正强体之功。

电针疗法：取章门、期门二穴进行电针，频率选取疏密波，针感以患者自觉右胁肋部酸胀感为宜。章门、期门属足厥阴肝经穴位，在解剖上位于肝区，运用电针配合疏密波强刺激该穴，能疏通局部经气，增强局部反应性以起到健肝之效。

扶正期的治疗，一般没有一定的时间限制。原则上视正气的恢复情况、以及"实证"的有无而决定是否转入祛邪期治疗：若正虚不甚，经扶正治疗一段时间后，患者面色转红润，精神转佳，胃纳增加，大便成形，甚或出现一些实热见证，如口苦、口臭、心烦失眠、胸胁胀痛、烦躁易怒、大便秘结或溏臭，舌红苔黄厚，脉弦滑数等时，说明正气恢复，邪气渐盛，此时即可转入攻邪治疗；若正虚甚者，扶正期则需相对延长，在时间的比例上，采用二补一攻，甚或三补一攻。

（二）祛邪期

1. 辨证论治　经过扶正期的治疗，患者实热内蕴的征象往往开始突显，而此时正气又得到一定的恢复，堪得一攻，故可转入本期治疗。

临床症状：面色稍红，口苦，口干，口臭，纳呆，恶呕，心烦易怒，胸胁胀痛或刺痛，失眠多梦，甚或头面痤疮，大便秘结或溏臭，舌边尖略暗红，苔略黄厚，脉弦滑数。

辨证分析：湿热内蕴，热盛于湿，则见面红、口苦、口干、大便秘结，热毒盛者，更可见皮肤痤疮；湿重于热者，则见纳呆，恶心呕吐，大便溏臭；湿热困阻，肝气受郁，气滞血瘀，故见胸胁胀痛或刺痛；肝郁化火，上扰心神，故见心烦易怒，失眠多梦。舌边尖暗红，苔黄厚，脉弦滑数，均为湿热内蕴，气滞血瘀之证。

证型：湿热内蕴，气滞血瘀。

治法：清热解毒利湿，佐以疏肝理气，活血祛瘀。

方药：慢肝祛邪Ⅱ号方。

黄芩 12g　贯众 15g　栀子 12g　大青叶 15g　板蓝根 15g　虎杖 12g　绵茵陈 20g　大黄（后下）10g　枳壳 15g　柴胡 10g　当归 12g　白芍 12g　三棱 8g　甘草 6g

（本方剂量适用于 7~12 岁患儿。）

煎服法：上药以水 3 碗，煎至 1 碗半，饭后温服。可复煎，每日 1 剂。

方义：方中黄芩清热燥湿，合大青叶、板蓝根、贯众泻火解毒；栀子泻火除烦，合绵茵陈泄热利湿；大黄、虎杖清热解毒泻下，前者并有活血祛瘀之功；四逆散疏肝理脾，并防止苦寒之品凝滞气机，配合三棱破血行气，以通行气血之滞；当归补血活血，在全方清泻之品中起到扶助正气之效，防止苦寒泻下之品重伤正气。全方合用共奏清热解毒除湿，疏肝活血行气之效。其中，对于大黄的用法，黎老重点指出：若患者素来大便秘结或黏腻，性味臭秽者，乃湿浊热毒内蕴之象，大黄宜后下，加强清热泻下之功，并收活血祛瘀之效，令湿热毒邪随大便排出，此亦仿效“茵陈蒿汤”中大黄的用法；若药后患者大便日解2~3次，质地稍烂，无腹痛，亦无明显头晕、心悸、气短等症，此为适度，若泻下不止，或伴腹痛及上述头晕等见症时，属泻下过度，大黄应改同煎或减量用。

加减法：

肝气郁结：兼见胸胁胀满、心烦易怒、善太息等，可加郁金、川楝子等加强疏肝理气解郁之功。

肝郁化火：兼见胸胁满痛、口苦咽干、烦躁易怒，甚或头晕眼花、目赤等证，可加龙胆草、桑叶、菊花等以清泻肝胆郁火。

气滞血瘀：轻者可出现面色黯晦，右胁刺痛固定、唇舌紫暗，或有瘀点、瘀斑等，宜加丹参、田七、丹皮等活血祛瘀；甚者可出现右胁下癥块坚硬固定等“癥瘕内结”之症，可加莪术、穿山甲、水蛭等以活血破瘀。值得一提的是，活血行气之品，尤其是破血行气之品不可多用久用，否则容易耗气伤血；对于气虚而兼有血瘀者，更应慎用或禁用，否则正气重伤，血瘀更难祛除，或随去随生，得不偿失。因此，活血破血之品，应短期使用，并适当配合益气养血之品，令祛邪而不伤正。

出血症：症见呕血、吐血、便血，衄血、肌衄（如肝掌、蜘蛛痣）等，若因于血热所致者，出血鲜红而量多，可加白茅根、侧柏叶、地榆、槐花等以凉血止血；若因于气虚不摄所致者，出血色淡而量少，可加白及、紫珠草、仙鹤草等收敛止血，并配合益气扶脾之品，以补气摄血；若因血瘀所致者，血色暗红，或夹瘀斑、瘀块，可加茜草根、田七、藕节、蒲黄、血余炭等以化瘀止血。

臌胀病：应根据临床辨证，分别给予行气、活血、逐水等治疗。

2. 其他疗法

穴位注射法：以香丹注射液穴注双足三里，每次每穴 2ml，每周 1~2 次。进针后，一边注入药液，一边进行快速提插。香丹注射液，以绛香，丹参为主要组分，功效活血行气，配合快速提插的泻法手法，可促进气血运行，使内伏之邪气得以透解。选取足三里穴，亦取其“强体”之功。在祛邪期配合使用该疗法，可加强祛邪之功，并令攻邪而不伤正，

电针疗法：参见“扶正期”。

三、验案举隅

病案一

何某某，男性，14 岁，因“发现乙肝‘大三阳’伴转氨酶反复升高 5 年”于 1998 年 9 月 16 日初诊。患者 5 年前体检时发现乙肝病毒表面抗原（HBsAg）、乙肝病毒 e 抗原（HBeAg）、乙肝病毒 c 抗体（HBcAb）均为阳性，伴谷丙转氨酶（ALT）、谷草转氨酶（AST）、谷氨酰转肽酶（GGT）升高。当时患者无明显自觉症状，无黄疸，在外院诊为“慢性活动性乙型肝炎（大三阳）”。曾在多间医院肝炎专科求治，予肝泰乐、联苯双酯、肌苷、维生素等治疗，转氨酶仍时有升高，自行停药后 ALT 更升至 360U/L。1997 年 2 月转至我市较为有名的肝病专科医院诊治，予正规干扰素疗程治疗：每次以干扰素 5000U 肌注，每周 2 次，每疗程为 1 个月，连用 3 个疗程。用药期间，患儿转氨酶仍反复升高，伴低热、畏寒、脱发、乏力、疲倦、纳呆、消瘦、腰酸腿软等症。1997 年 5 月疗程结束，复查乙肝两对半：HBeAg 转阴，呈“小三阳”改变，但肝功能 ALT 仍高达 360U/L；次月，两对半又复呈“大三阳”改变，ALT 升高至 372U/L，之后两对半一直维持为“大三阳”，ALT

徘徊在 167~320U/L 间，曾多次复诊治疗，病情改善不明显，医者欲尝试超常规加大干扰素用量再治疗半年，但碍于昂贵的医药费、不确切的疗效、以及较大的副作用，患者家长拒绝尝试治疗，万般无奈下，转而寻求中医中药治疗。

初诊症见：精神疲倦，少气乏力，易疲劳，畏寒（时值南方初秋，天气仍酷热，患者即需长衣裹身），口淡，纳呆，时有恶心欲呕，腰酸腿软，易脱发，便溏，右胁部无不适。查体：形体消瘦，头发稀黄，面色萎黄，略带黯黑无华，无发热，无黄疸，舌淡、暗红有齿印，苔白略腻，脉沉细尺脉无力。全身无蜘蛛痣，无肝掌及出血点。腹平软，肝脾肋下未及，肝区无叩痛，腹水征阴性。最近化验结果：乙肝两对半呈“大三阳”改变，肝功能 ALT 198U/L，AST 186U/L，GGT 148U/L，总胆汁酸 TBA 48U/L，乙肝病毒 DNA 定量 4×10^8 拷贝 /ml（正常值≤1.0×10^3 拷贝 /ml），相关抗原阴性，B 超呈慢性肝炎改变。

中医辨证：脾肾阳虚，湿瘀互结。西医诊断：慢性迁延性乙型肝炎。

治法：采用序贯疗法，先予温补脾肾为治。

方药：党参、熟地黄、桑寄生各 20g，黄芪、五指毛桃根、制首乌各 30g，补骨脂、杜仲、淫羊藿、当归各 15g，白术 12g，茯苓 25g，甘草 8g。上药以水 3 碗，文火慢煎至 1 碗，空腹温服，复煎再服。每日 1 剂，共 14 剂。另予黄芪注射液穴注双侧足三里，每次每穴位 2ml，每周 1 次。

9 月 30 日复诊，患儿面色稍红润，畏寒感明显减轻，脱发减少，胃纳稍增，但大便溏烂稍臭，仍时自感恶心欲呕，腰酸乏力，口微苦，咽稍痛，心烦易怒，头额部出现痤疮，少许痒感，无红肿热痛。查体：咽稍红，双扁桃体不大，舌质略红，苔微黄，脉沉细略滑。黎老诊后指出，患儿经温补脾肾治疗后，出现口苦咽痛，心烦易怒，大便溏臭，恶呕等症，乃正气渐复，邪热渐盛之征，但此时邪热尚未盛，此由头额部虽有痤疮而无明显红肿热痛可知。故可继续予以扶正治疗，但用药切忌过于温燥，防止邪热化火，阻碍补脾肾之品的继续使用。遂于上方去淫羊藿，加川断15g，加强补肾壮腰之功。先后继进45剂。

11月17日再诊，患儿面色较红润，精神好转，畏寒感消失，头发较前乌黑稠密，腰膝酸软减轻，但仍时觉疲劳，胃纳一般，上述之口苦、口干、咽痛、心烦易怒、大便溏臭等症状更为明显，伴胸胁胀闷不适，难寐多梦、头额部痤疮红赤有脓头，舌红苔黄厚，脉细滑略数。复查乙肝两对半，仍呈“大三阳”，肝功能ALT升至678U/L，AST 327U/L，GGT 189U/L，总胆汁酸TBA 82U/L，乙肝病毒DNA定量18×10^{10}拷贝/ml，甲胎蛋白380U/L。治疗后转氨酶不降反升，是否辨证失误所致？黎老曰：治疗前患者脾肾阳虚，无力驱邪于外，正虚邪恋，故转氨酶虽属异常，但仍不算太高；现经温补脾肾后，验单上表现为转氨酶升高，乃正气来复，与邪气激烈抗争之征，故反属佳象。同时，此时伴见口苦、咽痛、心烦易怒，痤疮成脓等症，亦示邪气亢盛，而正气渐复，故现可转入祛邪期治疗。拟方：贯众、虎杖、大青叶、板蓝根、黄芩、栀子、枳壳各15g，绵茵陈30g，大黄（后下）10g，柴胡12g，白芍18g，三棱8g。上药以水3碗，煎至1碗半，饭后服。每日1剂，共3剂。另予香丹注射液穴注双足三里，每次每穴位2ml，每周1次。

11月20日来诊，患儿自诉服上药后出现腹稍痛，腹泻，大便日解5~6次，质稀如水，伴少许头晕、心慌、乏力。遂将上方大黄量减至6g（后下），继进3剂。

11月23日来诊，诉药后已无腹痛，大便日解2~3次，质地稍烂，无明显头晕、心悸、乏力等症，遂嘱守上方继进，共服上药25剂。

12月18日来诊，患儿诉少许疲倦乏力、气短、自汗、恶风、纳呆、口淡、腰酸，夜尿清长，1~2次，大便溏烂无臭。察面色稍萎黄，舌淡红有齿印，脉沉细，尺脉无力。复查乙肝两对半：“大三阳”，肝功能 ALT 326U/L，AST 214U/L，GGT 121U/L，总胆汁酸 TBA 56U/L，乙肝病毒 DNA 定量 8×10^8 拷贝 /ml，相关抗原转阴。考虑攻邪后，现出现明显的正虚症状，而邪气内盛之象不明显，转氨酶下降，故此时应再转入扶正期治疗，防止攻邪太过。遂按照上述扶正期的治疗再调治 1 个月，至患儿再次出现邪热内盛之证时，复查肝功能 ALT 升至 476U/L，AST 323U/L，GGT 169U/L，总胆汁酸 TBA 81U/L，乙肝病毒 DNA 定量 1×10^9 拷贝 /ml。遂又转入攻邪期治疗。如是者调理 1 年余。

2000 年 5 月 19 日，患儿经治疗 1 年半，复查：乙肝两对半转成“小三阳”改变，肝功能 ALT 42U/L，AST 36U/L，GGT 23U/L，总胆汁酸 TBA 20U/L，乙肝病毒 DNA 定量阴性，相关抗原阴性。之后再按上法序贯调理近 1 年，期间肝功能稳定在正常水平，乙肝两对半维持“小三阳”，乃停药。随访 1 年半，肝功能未再出现异常。

按语：本例患者属典型的慢性迁延性肝炎，经予西药治疗多年而未获效，甚至使用干扰素后，疗效仍不明显，反而出现严重的脾肾阳虚症状。黎老谨守病机，在邪气未盛之时先予温补脾肾治疗，拟方在慢肝扶正Ⅰ号方的基础上去四逆散，加黄芪、补骨脂、杜仲、淫羊藿等，以加强健脾补气，温壮肾阳之功。配合黄芪注射液穴注足三里，更加强了补气强体之效。药进 14 剂，患儿开始出现邪气渐盛的诸种表现，然黎老执简驭繁，抓住“皮肤痤疮仅有痒感而无明显红肿热痛”，断为“虽有热而热不盛”，可继续予温补治疗，但“用药切忌过于温燥”，以防反助邪火，阻碍扶正药物的使用，故去淫羊藿，加川断继进。1 个半月后，患儿出现明显邪热内盛之征，复查转氨酶不降反升，黎老没有被表象所惑，睿智地指出“此反乃佳象”，为正气来复，激烈抗邪外出所致，结合邪热内盛之征，提出可转入祛邪期治疗，处方在慢肝祛邪Ⅱ号方的基础上去当归，令攻邪之力更专更强，配合香丹注射液穴注足三里穴，更起到活血行气之效。药进 3 剂后，患儿出现腹痛、泻下及头晕心慌等正气内虚之证，黎老即予大黄减量再用，直至大便通下而不伤正为度。攻邪治疗1个月后，患儿正气不足之征开始明显，而邪气已衰，故又及时转入扶正治疗。如此经过扶正托邪——攻逐邪气——再扶正——再攻邪的序贯治疗后，患者正气逐渐恢复，邪气逐渐清除，最终使肝功能稳定于正常水平。其间，我们不难看到黎老在本病的治疗中对于正气的细心照护：在扶正期，对于温补脾肾药物的选用，力求温而不燥，以求"少火生气"，药后即使出现邪热渐盛之征，亦因邪气未盛而照用温补之品；而在攻邪期，用药则以攻邪而不伤正为度，一旦出现泻下过度，或正虚渐显之时，即予减药或停药，转入扶正期治疗，此亦体现了本病以正虚为主，治以扶正为要的治疗原则，药证相合，自有奇效。

病案二

患者陆某，女性，27岁，因"发现慢性乙型肝炎伴转氨酶反复升高3年"，于1998年12月7日来诊。患者5年前开始供职于某外贸公司，当时乙肝两对半均为阴性，转氨酶正常。但由于工作需要，经常外出饮食，3年前于某次体检时发现乙肝两对半呈"大三阳"改变，ALT 86U/L，AST 68U/L，GGT 72U/L。遂在我市某权威肝病专科医院求治，诊为"慢性活动性乙型肝炎（大三阳）"，嘱先行休息1个月，并口服肝泰乐、联苯双酯、肌苷等药。经治1个月后，患者转氨酶降至正常，但二对半仍呈"大三阳"。之后维持上药治疗，约3个月后开始慢慢减少联苯双酯的用量。当减至每次10mg，每日3次时，患者自行停药。1个月后复查，ALT升至196U/L，AST 126U/L，GGT 86U/L。遂再次复诊治疗，开始予胸腺素肌注，每次10mg，每周2次，同时恢复服用联苯双酯等药。经如此治疗半年后，患者转氨酶又降至正常，但二对半仍维持"大三阳"。之后联苯双酯逐渐减量，1年后用量仍维持每次10mg，每日3次的用量，一旦再减量，转氨酶即反跳。1998年初，患者遭遇婚变，精神大受打击，情绪低落，转氨酶因而反复升高，加量用药后仍无济，经人介绍，于1998年12月7日转诊于黎老。

来诊时诉：精神倦怠，乏力少气，右胁部胀痛不适，伴乳房胀痛，善太息，上腹不适，嗳腐吞酸，胃纳差，时齿衄，血色淡红，口淡，失眠多梦，大便溏烂。体查：精神抑郁，面色萎黄，暗晦无华，无发热，无黄疸，舌淡暗红有齿印，苔白滑，脉细弦无力。全身无蜘蛛痣，无肝掌及出血点。腹平软，肝脾肋下未及，肝区叩痛阳性，腹水征阴性。最近化验结果：乙肝两对半呈“大三阳”，肝功能ALT 98U/L，AST 86U/L，GGT 68U/L，总胆汁酸TBA 48U/L，乙肝病毒DNA定量2×10^6拷贝/ml，相关抗原阴性，B超呈慢性肝炎改变。

中医辨证：肝郁脾虚，湿瘀互结。西医诊断：慢性迁延性乙型肝炎。

方药：党参、黄芪各25g，白术、当归、枳壳、木香（后下）、素磬花、田七片各15g，柴胡、郁金各12g，白芍18g，酸枣仁30g，甘草8g。上药以水3碗，文火慢煎至1碗半，复煎，温分三服。共15剂。同时停用联苯双酯及胸腺素，加用黄芪针2ml，穴注双侧足三里穴，每周1次；另嘱家人配合心理辅导及情绪疏解，鼓励患者参加适当的文娱体育活动，以排解心情抑郁。

12月22日复诊，患者精神好转，情绪稍开朗，已能开玩笑，面色较前稍光润，自诉右胁部及乳房胀痛较前明显减轻，无上腹痛及恶呕反酸，纳眠转佳，大便时溏。考虑已无上腹不适，眠佳，故于上方去木香、酸枣仁，加淮山、五指毛桃根各30g，继进15剂。

1999年1月6日复诊，患者精神明显好转，情绪开朗，谈笑风生，面色较前红润，无乳胀及胁痛，无上腹不适，胃纳可。但时感口干口苦，咽痛，伴心烦、多梦，时齿衄，血色鲜红，量少，大便时干结。舌边尖略红，苔薄黄，脉弦细略数。复查肝功能：ALT升至114U/L，AST 96U/L，GGT 88U/L，总胆汁酸TBA 68U/L，乙肝病毒 DNA 定量 8×10^6 拷贝 /ml。考虑此乃经补脾益气治疗后，正气渐复，邪热渐盛之象，故转入攻邪期治疗。拟方：贯众、虎杖、大青叶、黄芩、赤芍、田七、栀子、枳壳各 15g，大黄（后下）12g，柴胡 12g，白芍 18g，甘草 8g。上药以水 3 碗，煎至 1 碗半，分 2 次饭后服。每日 1 剂，共 3 剂。另以香丹注射液穴注双足三里，每次每穴位 2ml，每周 1 次。

1 月 9 日复诊，患者诉药后无腹痛，大便日解 1 次，质软。遂于上方加大黄量至 15g（后下），继进 3 剂。

1 月 12 日复诊，患者诉药后约半小时后轻微腹痛，便后痛减，大便日解 2~3 次，质稍烂，无头晕、心慌等不适。考虑大黄用量适中，遂先后守上方继进 25 剂。

2 月 6 日复诊，患者精神稍倦，气短乏力，口淡，胃纳减，大便稍烂，日解 2~3 次。舌淡红有齿印，苔白滑，脉细弦无力。复查肝功能：ALT 84U/L，AST 68U/L，GGT 66U/L，总胆汁酸 TBA 46U/L，乙肝病毒 DNA 定量 6×10^6 拷贝 /ml。考虑此时正虚症状渐显，故又转入扶正期治疗 1 个月，待再次出现邪热炽盛的症状，而正虚不明显时，又转入攻邪期治疗。如是者调理约 1 年余。2000 年 3 月，患者在扶正治疗 1 个月后，不慎外感出现高热（据说患者已有数年未曾出现高热），体温达 39.9℃，遂与疏风清热之品治疗，3 天后，患者热退。1 周后复查：HBeAg 转阴，乙肝两对半呈“小三阳”，肝功能 ALT 48U/L，AST 40U/L，GGT 40U/L，总胆汁酸 TBA 28U/L，乙肝病毒 DNA 定量 2×10^4 拷贝 /ml。之后再按上法调治 1 年，期间肝功能维持正常，乙肝病毒 DNA 定量转阴，两对半维持“小三阳”，停药半年未再复发。

按语：本病属于慢性乙型肝炎，发病始因经常外出应酬，过食肥甘厚味或嗜酒贪杯，导致脾胃受伤，湿热内蕴。后又因遭遇婚变，情绪大受打击，肝气郁结不舒，乘伐脾土，脾胃更伤，故来诊时一派肝郁脾虚，湿瘀互结的见证。此时虽然虚实夹杂，但总以脾气不足为主，此由面色萎黄无华，神倦乏力，少气纳差，齿衄色淡，口淡，便溏，舌淡红有齿印，苔白滑，脉细弦无力等可知，虽兼有肝气郁结，但实热之证不显，故可用扶正期的治疗；同时，本证肝郁证候势急而明显，若专于补脾，则更加重肝气郁结不舒，反伤脾土，形成二者恶性循环。故在扶正期的治疗中，兼以疏肝解郁之品，拟方在慢肝扶正Ⅰ号方的基础上去补肝肾之熟地黄、寄生、首乌，加郁金、素馨花、木香、田七、酸枣仁以加强疏肝理脾安神的功效。药进15剂，患者肝郁症状明显减轻，故去木香、酸枣仁，加淮山、五指毛桃根以加强补脾益气之功。经用药1个月后，患者虚证不显，邪热渐生，由于本例患者正虚不甚，故可采用一补一攻的方法，转入攻邪期治疗，拟方在慢肝祛邪Ⅱ号方的基础上去板蓝根、绵茵陈、当归、三棱，加赤芍、田七以加强活血凉血止血之功，予药3剂，乃试探性用药，防止用药过度。及至患者反馈“药后无腹痛，大便日解1次，质软”，此大黄用量不足，遂加量至15g后下，直至“药后轻微腹痛，便后痛减，大便日解2~3次，质稍烂，而无头晕、心慌等不适”为适度，守方继进，直至出现正虚之证而邪热不显时即转入扶正治疗，如此序贯治疗，正气渐复而邪气渐祛，故在外感后，正气能与外邪激烈抗争而表现为高热反应，同时HBeAg、乙肝病毒DNA转阴，肝功能正常而告愈。

（黎凯燕　整理）

黎炳南教授谈小儿饮食摄生法

一、婴幼儿护养法

儿童时期、特别是婴幼儿时期，是人生发育最迅速的阶段。

但因其脏腑娇嫩、阴阳稚弱，且卫外未固、饮食不能自调，也是人生最易发病的“多事之秋”。黎炳南教授素怀“如护风烛，心常凛凛；若惜掌珠，意惟拳拳”(《万氏秘传片玉心书慈幼儆心赋》)之心，认为对婴幼儿悉心护养，是防病、治病过程中的重要环节。不但为父母者要注意，为医者亦有责任授其正确的调护方法。古代医家对小儿护养法多有精辟之论，结合现代的条件，黎老认为要注重以下几个问题。

(一) 衣着

初生小儿肌肤娇嫩，贴肤穿的衣裤最好用柔软的旧棉布。因新衣多质硬，仍残留部分化工染料，对小儿皮肤不利。若用化纤衣料，可致瘙痒、瘾疹等皮肤疾患。许多父母认为：小儿从母腹暖处而来，不耐外界之寒，故多以厚衣襟被裹之。其实这是错误的做法。小儿衣着应以保暖为度，但不可太暖。隋代巢元方曾言：“小儿初生，肌肤未实，宜旧絮护其背，不可太暖”。保暖过度，令其汗湿衣衫，或冬卧电热毯之上，皆可致阴液耗伤；在发热期间，甚至可变生高热惊厥等症。

如何着装，才保持小儿衣着暖而不过？明代王大纶总结为：“一要背暖；二要肚暖；三要足暖；四要头凉；五要心胸凉”(《婴童类萃·调理五法》)。他认为：背部有肺俞二穴，若伤风受寒，使皮肤毛窍闭塞，易变生咳嗽、喘促、呕哕、吐逆、胸满、恶寒、高热等症，故宜保持背暖；肚为胃之所居，胃为水谷之海，若受凉则传化不利，食入之物不能腐化，易出现肠鸣腹痛、呕吐、泄泻等，故宜保持肚暖；足阳明胃经绕足而过，足影响着整个胃经经络，常言道：寒从下起，故宜保持足暖；而头部“乃六阳之会，诸阳之所凑”及“髓之海”，过热则“髓溢汗出、或颅囟肿起、或颅囟开解、或头疮目疾”，故宜保持头凉；“心属丙火，若外受客热，内接心火，则内外俱热”，轻者可出现口干舌燥，重者可引起惊叫抽搐，故宜保持心胸凉。王氏之说，颇值深思。正常情况下，小儿衣服比成人多一件薄外套或背心即可。活动时或进食时衣服酌减，静坐当风时宜加衣，多汗者勤换衣服或背部垫以毛巾，咳喘者重在护其背，泄泻者重在护其肚，凡此种种，可举一反三。

（二）饮食

古人言“忍三分饥，吃七分饱”，可谓至理名言。对于乳儿，乳母宜饮食清淡，少吃辛辣肥腻、炙煿厚味之物，亦不可贪凉饮冷，且宜调情志、节六欲。“否则，阴阳偏胜，气血沸腾，乳汁败坏，必生诸症”（《幼幼集成·初生护持》）。乳食宜定时，初生婴儿可2~3小时哺乳1次，3个月后则可延长至4小时1次。常见一些妇人但见婴儿啼哭，不管其为何啼哭，即予哺乳。岂知婴儿啼哭有因过热，有因寒冷，有因口渴，有因尿布湿，有因蚊叮肤痒，甚至抱恙不适等，哺乳过多，毫无规律，反致饮食积滞，损伤脾胃。脾为后天之本，脾胃伤则百病由生。

要使小儿脾胃健，饮食宜清淡，不宜过食肥厚甜腻、辛辣香燥之物，不宜以煎炸之快餐代替主食，不宜多饮碳酸饮料；亦不可过饱，食得八分饱、使之下一餐前有饥饿感，此为饮食得宜的标志。部分家长在孩子病后，立即予食补品及高蛋白食物，希冀尽快补充由于疾病、少食所损失的营养。结果往往使疾病死灰复燃，或引起呕吐、泄泻、伤食积滞等，徒生烦恼。

（三）服药

广东常有家长认为婴儿初生，内蕴胎毒，用清热解毒药泻其胎毒，可防其日后生疮、发热；亦有家长以为小儿经常发热是由于热气太重，故擅自给小儿频服“凉茶”。有些家长则希望藉参、芪之类的补药能增强小儿体质。这些都是错误的观点。小儿乃稚阴稚阳之体，易虚易实。易虚，指正气易虚；易实，指邪气易实。常用寒凉药物，损伤小儿正气，邪必凑之，可使疾病接踵而至。常服参、芪等补药，则阳气偏亢，易发热，甚至有早熟之虞。故其服药越多，疾病越多，此应引以为戒。有是病则用是药，无病则不可轻服药，体弱者日常服药调理，亦必符合辨证论治的原则。

(四)住行

巢氏曾言:小儿“宜数见风日,则血气刚强,肌肉致密。若藏于重帏密室,或厚衣过暖,则筋骨软脆,不任风寒,多易致病”(巢元方《诸病源候论·小儿杂病诸候·凡二十九例》),真乃至理名言。婴儿满月后就宜多出来晒太阳,稍大则应多到户外活动,劳其筋骨,益其心智。万勿养尊处优,四体不勤,此非爱儿,实则害儿。

二、常见病的食疗

中医向来重视食疗,早在《黄帝内经》就提出:“毒药攻邪,五谷为养,五果为助,五畜为益,五菜为充,气味合而服之,以补精益气”(《素问·脏气法时论》)。在许多医著中,如《备急千金要方》、《太平圣惠方》等,专设有“食治”门,可见中医对食疗的重视。黎老从事临床多年,对食疗亦颇有心得。他认为药食同源,治病非独靠药物,食物亦具有四性五味,可辅助治疗疾病。

(一)感冒

若因淋雨、受凉等原因触冒风寒,出现发热恶寒,全身酸痛,喷嚏、鼻塞流涕者,可予生姜数片、红糖适量、葱白3~4根,煎水当茶饮,可祛风寒。饮后予喝热粥、温复取其微汗出,效果更佳。

若因感受风热,出现发热,微恶风寒,咽痛,流涕者,可以鲜芫荽15g、芦根10~15g(新鲜者尤佳,用量25g)、竹蔗或甘蔗50g煎水频服。

(二)咳嗽

若感受风寒,出现咳痰白稀有泡,咽痒,鼻塞,流清涕,舌淡苔薄白者,以鲜柑皮10~15g、北杏6~10g煎水服。

若感受风热,咳嗽痰黄,流涕黄浊,或伴咽痛,舌红,苔黄者,可以干剑花15g、北杏6~10g、罗汉果1/4个煲汤饮服。罗汉果又名“拉汗果”、“假苦瓜”，为葫芦科植物罗汉果的果实，产于我国南方，性味甘凉，具“清热润肺，滑肠通便”(《广西中药志·果实、种子、孢子类药材》)的功效，故亦可用于燥咳。

若秋季感受燥邪，干咳无痰，声音嘶哑，口渴咽干或咽痛者，可用雪梨1个洗净，不去皮，切成块状，与川贝8~10g同煎，梨熟后加冰糖适量，常饮汁水吃梨。此亦适用于风热咳嗽无痰者。

若咳久不愈，面色青白，自汗或盗汗，精神疲倦，舌淡苔薄白者，可以白果6~8g，鲜柑皮1块，鲜胎盘1/3~1/2具共煎，饮服汤汁。

若阴虚肺燥，出现形体消瘦，干咳无痰，或痰黏稠难咯，痰中带血，伴声嘶、潮热、盗汗，舌红苔少，脉细数者，可予沙参15g，南杏10g，白果6~8粒，加猪肺适量，煲汤饮服，有润肺止咳化痰之功。

(三)哮喘

哮喘发作期若因感受寒邪，症见咳嗽喘促，喉间痰鸣哮吼，痰稀白，多泡，形寒肢冷，流清涕，舌淡红，苔白腻者，可予白果8粒，生姜2~3片，鲜柑皮1块煎水频服。

若哮喘发作期，症见气喘咳嗽、痰鸣哮吼，痰色黄稠，咽红，便秘，舌红，苔黄腻，辨证为热性哮喘者，可以白萝卜100g，白果8粒，鲜柑皮1块，与猪肺适量煲汤饮服。唐代苏敬《新修本草·莱部》谓白萝卜“味辛甘温，无毒，散服或泡煮服食，大下气，消食去痰癖。”与猪肺同煎，可清热化痰止咳。

哮喘缓解期肺脾气虚，面色苍白少华，喉间有痰，倦怠乏力，自汗，食少，易感冒，脉无力者，可以鹌鹑1只，五指毛桃根15g，淮山10~15g煲汤，饮汁吃肉。鹌鹑性甘平，《本草求原·禽部》言其可“补土续气，调肺利水湿，治腹大如臌，泻痢，疳积。”便溏、肢冷者加芡实15~20g、干姜少许共煲，分多次服用。

若脾肾阳虚，症见面色苍白，畏寒肢冷，气短乏力，纳呆便溏，舌淡脉弱者，可予蛤蚧 10g、五指毛桃根 15~20g、瘦猪肉适量煲汤，饮汤食肉，有健脾补肾纳气功效。年长儿阳虚甚者，用小公鸡 1 只，加当归 6g、熟地黄 15g、白酒 20ml 文火熬汤，饮汤食肉后每见面色转红、手足复暖。

若肺肾两虚，症见颧红潮热，动则心悸气促，口渴咽干，自汗盗汗，遗尿或夜尿多，舌嫩红，苔少或剥苔，脉细无力者，可予无病产妇之新鲜胎盘 1/2 具，洗净后，加南杏 10g，玉竹 12g，生姜少许（去腥味），煲汤饮服。亦可以胎盘与冬虫夏草炖服。

（四）便秘

现代城市中，许多小儿未曾吃过母乳，自小以奶粉喂养，且常服钙剂，大便往往燥结、难解，数日一行，有些甚至出现肛裂。由于害怕疼痛而不敢大便，更加重便秘。对此类婴幼儿，可取胖大海（大者）4~6 枚，以开水 150ml 泡 15 分钟，再加新鲜蜜糖少许饮服。每日吃适量大蕉亦可。

较大小儿由于过食燥热之物或常吃高蛋白食物，但又不愿吃青菜、水果而引起大便难解者，应纠正其不良饮食习惯，宜让其多饮水，进食含粗纤维的食物，如青菜、红薯等，另可以莱菔子 10g、白芝麻 10~15g 煎水服。

（五）泄泻

小儿“脾常不足”，因饮食不节、饮食不洁、感受外邪等都可引起腹泻。

若因饮食不节，内有积滞，泻下大便酸臭，腹胀腹痛，伴嗳酸腐气或呕吐，舌苔厚腻者，可予鸡内金 2~3 个、薏苡仁 15g、鲜柑皮少许，粳米 30g，熬稀粥作正餐服。

若因感受湿热之邪，腹泻水样或蛋花样，伴发热，烦渴，尿黄，舌红苔黄腻者，可予赤小豆、薏苡仁各 15g，鲜柑皮少许，粳米 30g 煮稀粥，少量分次进食。

若脾虚久泻不止，大便不臭，面色萎黄，食少倦怠者，可予粳米适量略炒，与腊鸭胗（或鲜品）1 个、淮山 10~15g、薏苡仁 15g、芡实10~15g共煮粥服。

（六）水肿

阳水初起尿黄少，甚至无尿，皮肤浮肿，按之凹陷即起者，可用冬瓜60~120g，赤小豆10~15g，薏苡仁10~20g，共煎水当茶饮。或可将鲤鱼、冬瓜共煲，去渣取汤服。此期宜禁吃酱油、咸菜、榨菜等含盐多的食物，少吃肉食。

阴水全身浮肿，呈凹陷难起，舌淡胖，苔白滑，脉沉细或沉迟无力者。可予鲫鱼1条，合黄花菜干10~15g共煎（不放盐），饮汤。《本草备要·鳞介鱼虫部》曰："鲫鱼甘温，诸鱼属火，独鲫属土，土能制水，故有和胃实肠行水之功。"黄花菜又名金针菜，《云南中药资源名录·被子植物门·单子叶植物纲》载其性味甘凉，"养血平肝，凉血，利水消肿。治头晕，耳鸣，水肿，尿路感染，小便不利，淋浊，带下，黄疸，鼰衄血，便血，崩漏，乳痈。"

对上述阴水亦可将老鸭半只，黄芪10~15g，黑豆、白扁豆各15~20g，作料少许（不放盐）共煎，饮汤食肉。鸭肉性甘、咸、微寒，《本草纲目·禽部·第四十七卷》谓："鸭肉补虚除客热，利脏腑及水道，疗小儿惊痫，解丹毒，止热痢"。配合甘温之黄芪补气利水，可制其寒而取其利水道之用。

（七）遗尿

小儿超过3岁仍出现睡中小便自遗，醒后方觉者，称为遗尿，多由于肾气不足、下焦虚冷或肺脾气虚所致，可用猪膀胱1个，洗净切开，内放益智仁10~15g，胡桃肉10~15g，姜少许，炖烂，空腹饮汤食肉。同时，忌食冷冻食物，睡前不可饮水太多。此处以猪膀胱治疗遗尿，乃取其以形补形之意。《本草备要·禽兽部》亦言："猪脬，治遗尿疝气，用作引经"。

（八）夜啼

夜啼多见于婴幼儿，常由于脏寒、心热、惊恐所致。可将蝉蜕去翅、足，焙干研末，每次1~1.5g，冲服或加入稀粥中，1日3次。无论虚实均可用。早在明代薛己《保婴撮要·夜啼》即有

“安神散”以“蝉蜕四十九枚，只用后半段，截去前半段并去足翅，上为末，分四服，用钩藤汤调下。”心热者，可予灯心草 1~2 扎、百合 10~15g（鲜者 20~30g），煎水服。

（黄钢花　刘华）

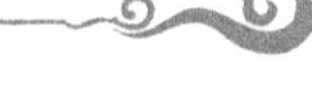

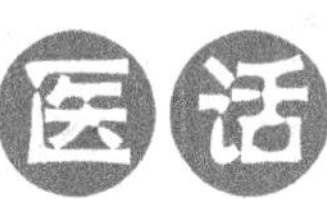

选录

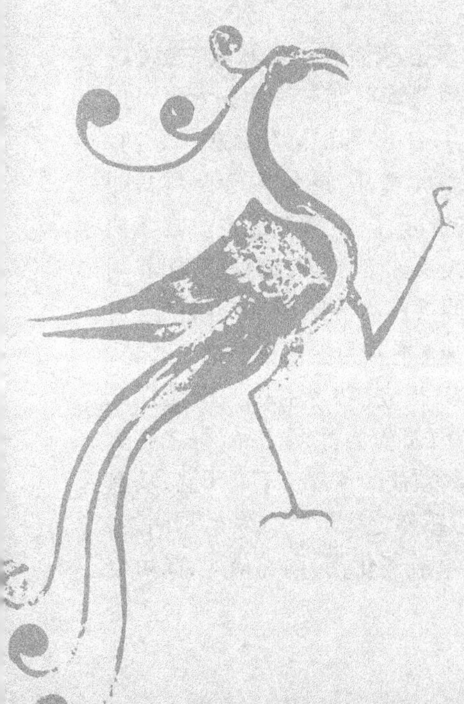

咳喘

咳喘为临床多见之证，部分气阴虚咳嗽及小儿喘息性支气管炎，病情较顽固，治之不易。兹有自拟两方，若能据证恰当加减运用，其效颇佳。

一、黛麦养肺止咳汤

组成：青黛 5g、海蛤粉 30g、党参 20g、麦冬 15g、五味子 10g、细辛 3g、炙甘草 10g。（小儿用量酌减。）

功能：益气生津，清咽止咳。

主治：气阴虚咳嗽（外感后咳嗽、慢性咽喉炎、气管炎等）。

用法：水 3 碗煎取 1 碗，药渣重煎 1 次，共分 2~3 次服，每日 1 剂。

方解：本方为黛蛤散合生脉散加味而成。生脉散方载《内外伤辨惑论》，有生津养阴之效，对热病后期气津两伤者每可广泛应用。黛蛤散方载《卫生鸿宝》，有清咽除热、化痰去烦之功。方中人参味甘、微苦、性温，能补益元气，固脱生津，李杲称其能补肺中之气，肺气旺则四脏之气皆旺，肺主诸气故也。党参功效相近，而药性平和，故以之易人参。麦冬，气味甘凉，能养阴润肺，清心除烦，是治阴虚咳嗽的要药。五味子，味酸性温，可敛肺生津，治咳逆上气，《本草求原》指其为治诸种咳嗽之要药。以上三味，一补、一清、一敛，相辅相成，功效益彰。青黛性味咸寒，有清热、凉血、解毒之能。海蛤粉为性寒之品，得之则火自降，痰结自清，善治热痰、老痰、顽痰。细辛，气味辛温，功在搜剔阴络之邪，祛风止喉痒，增强镇咳之效。咳久者邪据阴络，深潜难除，投之每获捷效。炙甘草益气化痰，调和诸药，尚可合五味子以酸甘化阴。各药合奏益气养阴、清咽除痰、祛风止咳之功。

加减运用:痰多而稀白、纳呆苔白者,加白术、陈皮、法夏;咽红、扁桃体增大者,加射干、板蓝根、金银花;其中兼便结者,再加胖大海;素有喘咳(哮喘、喘息性支气管炎)、气逆痰多者,加麻黄、桂枝、苏子、葶苈子;若见阵发痉咳,状若百日咳者,加百部、马兜铃;时有低热者,加青蒿、鳖甲;自汗、盗汗明显者,可加黄芪、防风;咽痒甚者,加僵蚕、胆南星,细辛用量酌加;血虚心悸、舌淡脉细者,酌加当归、熟地黄、丹参。

方歌:黛麦养肺止咳汤,气阴虚咳效著彰;
参味蛤粉细辛草,生津益气又清咽。

按语:久咳不愈,常见于素体虚弱,或外感病后,此多因气阴不足、正虚邪恋故也。小儿阴阳稚弱之体,尤易罹患。其症见气短神疲,面色苍白,久咳不止,甚或呛咳频频,痰难排出,纳呆多汗,舌淡或嫩红,脉细无力。施治之要,在于扶正祛邪。长期咳嗽者,咽部常见充血,但多呈暗红,与外感风热有所不同。若误投苦寒,愈服清凉,则其咳愈甚。本方以清养肺胃为本,令气津得复,正旺而邪祛;配合清解余热,搜风剔邪,以理其标,寓有攻补兼施、标本同治之意,正复邪去,咳嗽自愈,服后每见显效。

典型病例:

霍某某,男,25岁,1991年6月5日初诊。

反复咳嗽半年。年初因感冒发热后,一直咳嗽不愈,喉咙发痒,有痰难咯,夜晚较甚,常因频频咳嗽而致整夜辗转难眠;曾拍胸片,显示双肺清晰。在这期间,进服清热解毒、止咳化痰、活血化瘀等中药及多种抗生素,均未能收到满意效果。就诊时大便干结,2日一行,咽稍红,咽后壁滤泡增生,双肺听诊未闻干湿性啰音,舌薄白,脉细数。诊为咳嗽,属气阴虚型,拟用养肺止咳法。方用:海蛤粉30g、青黛5g、党参20g、麦冬

15g、五味子 6g、细辛 3g、炙甘草 6g、胖大海 10g、射干 10g、毛冬青 15g。

上方连服 4 剂，咳嗽顿减，喉咙异物感消失，大便通畅，继服上方 6 剂痊愈。

二、小儿止咳平喘汤

组成：麻黄 5g、北杏仁 6g、苏子 6g、葶苈子 5g、海蛤粉 15g、蚤休 6g、毛冬青 15g、五味子 6g、白术 5g、甘草 5g。（以上为 2~3 岁小儿用量，其余酌情加减。）

功能：宣肺平喘，清热化痰，扶正祛邪。

主治：小儿喘息性支气管炎（痉挛性支气管炎）。

用法：清水 1 碗半，煎取半碗，药渣重煎 1 次，共分 2~3 次服。每日 1 剂。

方解：麻黄味辛性温，功能发表散寒，为定喘要药。本病发病时常见气喘汗多，不必因此而忌用麻黄。汗多者，乃肺气失宣、表卫不固之过。方中配用五味子、白术，可防过汗。且麻黄宣肺定喘功著，随着喘息渐平，其汗自可渐止。或谓麻黄会“加快心率”，故对气喘心悸者疑而不敢用之。实际上，在复方中以麻黄配伍其他宣肺平喘、化痰通络之品，令其气顺血和，则其喘自平、心悸自息。北杏仁、苏子、葶苈子、海蛤粉、甘草能降气化痰，可助止咳平喘。其中葶苈子擅于泻肺消痰，以痰声辘辘、肺部听诊有湿啰音者，其效尤佳。毛冬青、蚤休略苦而性寒，其清肺之功不亚黄芩，兼能化痰止咳，祛瘀通脉，于本证甚为适合。五味子敛肺治咳止汗，白术健脾护正固表，寓散中有收、攻中有补之意。

加减运用：唇周发绀、舌质晦暗者，加丹参 8g、当归 4g；咳频痰多者，加僵蚕 6g、法夏 6g；面赤舌红苔黄者，去白术，加连翘 8g；其中兼发热者，再加青蒿 6g；多汗者，加龙骨 15g；面色苍白、手足不温者，去蚤休加当归 4g、细辛 2g。

方歌：小儿止咳平喘汤，苏葶北杏共麻黄；

蛤粉蚕休毛冬青，五味白术甘草尝。

按语：小儿喘息性支气管炎，过去认为是婴幼儿的一种特殊类型的支气管炎，以咳嗽气喘，肺部出现哮鸣音为主要临床表现，病因为患儿对感染过敏而致支气管痉挛，故又称痉挛性支气管炎。现认为其与变态反应关系密切，是支气管哮喘的初期阶段，或可诊断为"疑似支气管哮喘"。本病以3岁以下发病者居多，其中虽不乏消瘦体弱者，而平素"虚胖"多痰者，尤为多见。其病每因受寒饮冷而起，又常夹痰、化热，临证多有虚实互见、寒热错杂之象。气闭喘促之时，脉络为之瘀滞不畅。活血通络之品，宜早投用，势所必然，不可待唇绀舌暗方用之。本方之特点，在于散寒之中，兼以清热；攻邪之时，不忘护正；降气宣肺，与活血通络并举；发散外邪，与敛肺固表同施。随证加减运用得宜，每有卓效。

典型病例：

郑某某，女，2岁，1991年11月20日初诊。

患儿反复咳嗽半个月，加重2天，伴气喘。曾屡用中、西药物治疗未效。现咳嗽气促，夜间为甚，痰鸣辘辘，流涕清稀，多汗，查面色苍白，咽稍红，舌淡红，苔白略厚，脉细数。双肺听诊闻喘鸣音及痰鸣音。证属小儿喘咳（喘息性支气管炎），乃外感风寒，痰郁化热，卫气不固所致。治以散寒平喘，清热化痰，益气固表。拟方：麻黄5g、北杏仁6g、苏子6g、毛冬青15g、连翘8g、海蛤粉15g、五味子6g、白术5g、法夏8g、桔梗6g、僵蚕6g、细辛2g、甘草6g。上方连服3剂，喘止，咳嗽大减，痰少，肺部啰音消失。继以上方加减调服3剂而愈。

（本文刊于《名医名方录》，中医古籍出版社，1993年，第232~236页）

（谢昭亮　黎世明　整理）

哮喘治法之活用

支气管哮喘，为国际上公认的“难治性疾病”，前贤早有“此为宿疾，不可除也”之叹，而顽固性哮喘，治之尤难。须在三脏（肺、脾、肾）同治、攻补兼施、寒热并用、收散并行等治法基础上，根据病情变化，采用变通治法。

曾治一病情极顽固之哮喘患者陈某某，女性，35岁，因反复发作哮喘4年于1991年6月入院（住院号55863）。其病情之顽固实属罕见。患者30岁前身体健壮，作为一名女电工，能敏捷爬上电线杆操作，据其家人称，曾被评为“广州市三八红旗手”。后因产后失调，继发哮喘。近年发作频繁、严重，经常处于哮喘发作持续状态，用大量氨茶碱、激素、肾上腺素均不能明显缓解，舒喘灵气雾剂对之亦无多大作用，曾由某呼吸道疾病研究所行胸导管引流术罔效。到各大医院住院7~8次，近年基本上未能离开医院病房，即使出院亦往往旋即复发而重新入院。此次住院期间，经与病房同仁共同调治数月，终能使其病情趋于缓解，并大大减少西药用量。其治疗除用一般基本治法外，尚据患者体质、心理、病理以及节气之特点，配合一些变通治法，兹分述如下。

一、重用温阳

入院初期，患者喘促不能平卧，甚至气短不能言语，咳嗽痰白，汗出怕冷，眩晕胸闷，手背足背浮肿，面色红紫晦滞，舌淡暗，苔白，兼见剥苔，脉数乏力，据此可知其病机以脾肾亏损，气血不调为主，患者虽有体胖面红以及脉数等表现，但前者是长期使用激素所致之“热证”假象，“脉数”则是久喘气郁，以致心血瘀阻,心阳不振的结果。故治以温补脾肾、降气除痰、养血行瘀为主,因虑其沉寒凝痼,非重用大热之品不能振其阳气,故打破常规,重用肉桂(焗服)、吴茱萸各8g,以暖其脾肾,同时,配甘润之熟地黄、当归以和之,此"温而勿燥"也。此后,但凡见有怯寒肢冷、手足浮肿、自汗、口淡、舌淡、脉弱诸症,皆投肉桂、吴萸或熟附子、桂枝、紫河车,每有满意之疗效。

二、行气调经

初诊时,患者已有3个月未见来经(以往月经先期,量少色淡),此乃天癸枯涸,经气郁结所致。黎老认为,气结于下,亦影响肺气之宣降,治疗时不可忽视之,故方中加入香附15g,艾叶6g以行气通经,其中艾叶本为止血之品,但其兼能温经,故对宫寒经闭者,又可通过温经而达调经之效。且其亦有一定的平喘化痰作用,此时用之甚宜。以上二药配合滋补脾肾,益气扶脾之归、地、参、术,加上温阳之肉桂、吴萸,服药3剂即见月事来潮,哮喘亦逐渐减轻。此后因气血瘀滞而出现停经,则用桃仁、红花、当归或川芎、赤芍,配补气养血之品,每有良效。由此可见,哮喘之轻重,与月事之通调与否有关。经闭则通之,可为平喘的辅助疗法。治病贵在因人而异,灵活施治,不拘常法,方能切合病机。

三、解郁舒肝

患者住院初时,因久病不愈,情绪低落,加上家庭失和(住院数月,从未见其丈夫探视),故其对前途极为悲观,曾言及死后要献出遗体供医学研究之用。如此精神不振,甚至崩溃绝望,则正气极难重振,且肝气郁结不舒,亦可反侮于肺,加重哮喘病情,故查房时每临病榻,必谆谆善诱,亲切安慰、开解,处方酌加柴胡、白芍以疏解肝郁、调畅气机。随着病情好转,患者终于渐展愁容,信心大增,积极配合治疗。

四、疏散暑热

时至大暑,患者自觉胸内翳热,喘促加重。治病须察天时,现常人尚觉闷热难当,何况困卧病床一隅之患者!其闷热气塞,必令病情加重,故嘱开风扇以散热,并在坚持治本——温补下元的同时,加入青蒿12g。本品苦寒而辛香,功擅解暑清热,一般气喘多汗者不宜多用。现于大队温补药中加入12g,可使暑热有疏散清透之机,并无发汗伤正之虞,因时制宜,勿可轻忘也。

五、降气通腑

患者证属顽固性寒喘,有时气郁上逆,诸药难于见效。此时可加用沉香(后下),其作用一可降气平喘,二可合补肾药温肾纳气。但其用量宜大(成人8~12g),效力方著,亦可试用旋覆花、代赭石等降气之品。

患者若兼腹胀便秘时,则用枳实、川朴降气通腑。伴苔黄厚或口臭时,加用牛黄解毒片,以大便畅通为度,不宜久用,免伤正气。肺与大肠相表里,腑气不通,则肺气不降,临床宜加注意。

六、投用虫类

顽喘者,常有胶痼之痰阻于肺络,或风邪深潜阴络,或脉络瘀滞不通。但凡络脉不通,皆使肺气难于宣通而上逆为喘,可选用全蝎、僵蚕、地龙等虫类搜剔络脉、祛风除痰、去瘀解痉。僵蚕咸平,善祛风化痰,地龙咸寒,长于祛风通络而能平喘,二物同用,对于顽喘者不论寒热,均可使用。全蝎辛、甘、温,能祛风镇痉,搜剔阴络之邪。若炙后嚼服或研末吞服(每日2~3g,同煎时加倍),其效更佳。虚喘者可加用蛤蚧,其性味甘平,有益肾补肺,纳气定喘之功。尤以蛤蚧尾功效更强。一般药用其全体,但须去头足。

七、升降并用

喘为气逆，一般慎用升提。但若脾虚气陷，且气喘不重者，亦可益气升提与降气定喘并进。如该患者曾出现咳嗽而喘轻，自觉气短，口渴而不欲多饮，舌苔花剥等症，此为中气不升之象。中气不能上荣，口舌乏津则干涸欲饮而不能多饮，至于痰湿内停而致口渴者，当渴不欲饮，且兼见舌苔腻，此为鉴别之要。今患者中气既不能升，故方中重用黄芪30g、当归15g，配升麻10g、柴胡10g，以补气升提，另配麻黄、苏子以降气平喘。升降配合得宜，每有相辅相成之妙。或问升提之用升、柴，一般用量宜小，现其各用10g，是否偏大？其实药量之大小并无绝对界限，要看全方药物用量的比例。在重用芪、归的同时，用升、柴各10g，并不为多。若其用量过少，则升提之功不著。

八、温下清上

患者下元虚寒，常见喘咳痰白，手足不温，夜尿、多汗，月经量少色淡。有时感受外邪，亦每兼见咽红、涕黄等“上热”症状。对此，可用补骨脂、巴戟天、当归、熟地黄以温补下元，又选用蚤休、黄芩、毛冬青以清上热，二类药物共用，并不相互抵消，因其各有归经，故能温下清上，各取其功，见效尤捷。若见“热”而妄投大苦大寒之剂，往往令痰浊益多、喘咳加剧，临床宜慎之。

九、宣通鼻窍

患者时有鼻痒、流涕、晨起喷嚏、肤痒，此乃肺虚而风盛，常为哮喘发作之征兆。故在补肺脾的同时选加辛夷花12g、苍耳子12g、白芷8g、细辛6g。若涕浊而黄、舌苔偏黄，为风夹热，可选加苦参10g。其苦寒清热，兼能祛风止痒，可短时用之，虚人不宜久用。

（黎世明　整理）

腹 胀

尝治一4岁男孩,因腹胀、消瘦10多天由农村来广州求治。患儿2周前发热、腹痛腹泻、便下脓血,在当地医院诊断为"急性细菌性痢疾",经用抗生素3天后热退、泻止,但腹部渐见膨胀,继用抗生素未效,形体日见消瘦,乃转求中医诊治。当时见患儿腹部胀满,但无明显腹痛,叩之如鼓,按之不痛,伴纳呆,食后作呕,大便稍溏,察其面色苍黄,精神萎靡,形体瘦削,舌淡红,苔白腻。乃拟诊腹胀(脾虚气滞),予健脾行气消胀之方剂调治。5天后症状稍减而未见显效,查其血分析、大便常规、大便细菌培养均无异常。在病例讨论中,有医者认为中医无"腹胀"病名,据其明显消瘦的临床特点,应诊断为疳证。实则早在宋代钱乙的《小儿药证直诀·脉证治法》中,已列有腹胀此证候,而近代文献多将其作为见于诸证的一个症状,而不作为一个独立病证看待。现拟将小儿腹部胀满为主症的病证,作为"腹胀"论治,而出现于其他病证某一阶段的腹胀,则按原发病论治,似较适当。

大而言之,腹胀之为病,无非虚、实二类。《小儿药证直诀·脉证治法·虚实腹胀》曰:"虚实腹胀,腹胀由脾胃虚,气攻作也。实者闷乱喘满,可下之,用紫霜丸、白饼子。不喘者虚也,不可下。若误下,则脾气虚。"指出实证腹胀,以"闷乱喘满"为辨证要点,此因腹中气机壅滞,母病及子,压迫肺气上逆而致,故治用下法可愈。但据临床所见,有些患儿大便尚调,用降气消滞法即可奏效,未必动辄采用下法。如治某儿,6岁,因端午节进食2个粽子,次日腹胀如鼓,纳呆,矢气臭秽,大便溏臭,舌红,苔厚微黄,乃用降气、清热、消滞法治之。方用川朴、枳实、连翘各10g,藿香、神曲各12g,谷芽、火炭母、茯苓各15g,甘草5g,服2剂而愈。若大便秘结，则不得不用下法。若舌干苔白者，用火麻仁、胖大海润下即可；舌红苔黄者，可暂用大黄、玄明粉下之，中病即止。钱氏所用紫霜丸、白饼子均含巴豆，似不宜轻用。

虚证腹胀，应无“闷乱喘满”见症，而多兼见面黄神疲、纳呆、大便不化、舌淡、脉弱等脾虚症状。脾虚不能健运，气机壅塞，故腹为之发胀。治以健脾益气为主，但须补而不滞，可选用太子参、党参、白术等平补药物，配以枳壳、厚朴、神曲等行气、除满、消食之品。用药勿过寒过热，因“小儿易为虚实，脾虚不受寒温，服寒则生冷，服温则生热，当识此勿误也”。(《小儿药证直诀·脉证治法》)

虚证腹胀，若伴形体消瘦较快者，应与疳证鉴别。本文开头所述患儿，在十多天内迅速消瘦，易被误为疳证。疳证以形体明显消瘦、出现脾胃功能失调症状及精神动作异常为主要临床特征，这些症状的出现往往是缓慢的、渐进的。虽然《活幼口议·议胀》有“疳气胀、疳极胀、疳积胀”之称，但急性出现的消瘦、腹胀还是不轻下“疳证”诊断为好。上述患儿症状表现比较符合“腹胀”的诊断，但治疗效果欠佳，最后借助“B超”检查，发现其肝内有3个大小不等的肝脓肿，估计在肠道感染中，细菌循血流侵犯肝脏而致。患儿乃转为中西医结合治疗。由此观之，腹胀患儿因脏腑功能障碍而致者，以中医辨证论治效果甚佳。若不应，则应警惕占位性病变、器质性病变的存在。

(黎世明　整理)

滞　颐

婴幼小儿，常有口角流涎不止者，家人多不经意，故至来诊者,多已迁延时日。殊不知俗称“流口水”者,亦为一病证。小儿口中经常流涎,浸渍两颐,祖国医学称为“滞颐”。最早的有关记载,见《灵枢·口问》:“胃缓则廉泉开,故涎下。补足少阴。”而滞颐病名,最早见于《诸病源候论·小儿杂病诸候·滞颐候》:“滞颐之病,是小儿多涎唾流出,渍于颐下,此由脾冷液多故也。脾之液为涎,脾气冷,不能收制其津液,故令涎流出,滞渍于颐也。”以上所论,指出本证多由脾气虚寒,不能收摄津液所致。后世医家指出脾经实热,亦可使廉泉不能约制而出现流涎。寒热殊途,辨证之要,首辨其涎,若涎液清澈,量多而无臭,证属脾冷,多伴见面色不华,啼声低弱,小便清长,大便溏薄,舌质淡,指纹淡。若涎液黏稠、略带臭味,证属胃热,多伴面色红赤,啼声响亮,口干多饮,小便短赤,大便臭秽,舌红苔黄,指纹色紫。

脾冷者,临床最为常见,多因脾气虚寒而致,治以健脾补气为主,佐以收涩涎液,标本兼治,其效益彰。如治赵某,男,2 岁,因口角流涎 1 个半月来诊。患儿 1 个半月前因感冒发热,服用抗生素数天。热退后时见唾液自口角流出,经服中西药未效,迁延至今。现涎液清而量多,时自口角流出,浸渍口边、下颌,湿染衣襟,伴不欲饮食,烦躁不安,多汗,大便稀溏而臭轻。察其形体略胖,面色苍白,舌质淡,苔薄白,脉细,指纹淡红。此为脾虚气寒所致之滞颐证。小儿脾常不足,复为外邪及药物所伤,气阳受损,不能摄纳涎液,乃见此证。治以健脾益气、升阳摄纳为法。拟方:黄芪 10g、党参 12g、白术 5g、茯苓 8g、升麻 5g、五味子 6g、龙骨 15g、益智仁 6g、砂仁 3g、鸡内金 8g、麦芽 15g、炙甘草 6g。3 剂,复煎。嘱忌食寒凉生冷之物。3 天后复诊,诉服上药后流涎减少,胃纳好转,出汗不多,精神较前活泼,大便成形,小便正常。此乃脾阳渐复,摄纳有权,故服药后流涎渐减,脾虚的其他见症亦减轻。治守前法,守上方再进 4 剂。服药后基本无流涎,精神胃纳均佳,二便自调,乃以异功散和生脉散加减再进 4 剂,以巩固疗效。

脾冷者虽多属虚证，但亦有部分患儿因饮食生冷，或误用苦寒之剂，致脾胃受寒，不能收制津液而发病者，其病程多不长，涎液稀而无脾虚见证，治以温脾摄涎为主，不必急用补剂（病例见本书“收涩法临证运用别议”）。

胃热致病者，以清泄胃热为治。药选性味平和者为佳，大苦大寒如《医宗金鉴》清胃汤（石膏、黄芩、黄连、生地黄、丹皮、升麻）之类，小儿难于服用，久服则易伤胃气，宜慎用之。如治区某某，女，1岁半，因口常流涎1周来诊。其涎液略稠，浸湿其胸前围巾而发臭，口气臭秽，大便干硬，2至3日一解，察其面色略红，舌红苔黄干，指纹紫滞，知为腑气不通、胃热上壅，致廉泉失约而发病。乃治以清胃通腑法。拟方：连翘、火炭母各8g，独脚金、栀子、车前子各6g，知母、花粉各10g，胖大海7g，生地黄、冬瓜仁各15g，甘草4g。3剂，复煎。嘱饮食宜清淡，勿进食煎炸、甜腻之物。服药后流涎减，大便前硬后软，每日一解，舌苔转淡黄。守方再进3剂而愈。

治疗本证时须注意，若婴幼儿出牙期间流涎略多而无寒、热兼症，可勿药自愈。若兼见口疮、鹅口疮、牙龈红肿等症，可先治此类口腔疾病，则流涎亦可随之而愈。

（黎世明　整理）

唇　风

仲夏某日，一个12岁的女孩因口唇周围干燥脱屑，甚则皮肤皲裂3个月来诊。患儿3个月前无任何诱因而出现口唇周围潮红、略肿、瘙痒，甚至疼痛，曾自搽红霉素软膏无效，继到当地医院治疗，反复口服抗生素1月余，未见寸效。外搽皮炎平霜，瘙痒可暂减,停用则复发如故,乃转求中医诊治。来诊时口唇周围干燥、暗红,略有脱屑、皲裂,时觉瘙痒、甚至疼痛,以上唇周围为甚,口干喜饮,大便干结。察其形体偏瘦,皮肤干涩,面略潮红,舌嫩红乏津,少苔,脉细略数。

此类病证较少见,辨证当首定其病之所属。《素问·五脏生成篇》曰:"脾之合肉也,其荣唇也",且脾开窍于口,故唇口之病证,多从脾胃论治。今患儿唇干作痒,脱屑皲裂,乃脾阴不足,化燥生风之征。阴虚则体瘦、肤燥、口干、便结、舌嫩红少苔、脉细。虚风内动,则口唇作痒。审证求因,据因论治,治以滋养脾阴、润燥息风为主。拟方:生地黄、白芍各 15g,玄参、麦冬、菊花各 10g,太子参 12g,五味子、枳壳各 8g,蝉蜕 5g,生牡蛎(先煎)30g,炙甘草 6g。3 剂,复煎。嘱饮食宜清淡,忌食辛辣燥热之物。

3 天后复诊,口唇干裂瘙痒减轻,已无疼痛,渴饮不甚,大便条状。舌嫩红略润。方药对证,病情已有转机,治宜谨守前法。按前方去麦冬,加石斛 8g,继进 4 剂。

再过 4 天后复诊,诸症明显减轻,唇周皮肤由暗红转为淡红色,稍干燥,已无脱屑、皲裂,亦无痒感,胃纳二便均佳,舌淡红,苔薄白。脾阴渐复,风、燥自除。仍守上方再进 4 剂,诸症悉愈,随访 2 个月无复发。

患儿来诊时起病已久,其治疗始终坚持以滋养脾阴为主,方用增液汤合生脉散为基础。并注意以下几个方面。一是阴阳互根。阴虚者,多有不同程度之气虚,而气复则津生,故须酌用益气之品,以促进阴津之恢复。但过用温补则有伤阴、化燥之虞,故坚持选用太子参为主,缓补、平补,不宜峻补。二是选好润燥熄风之药。蝉蜕、菊花为甘凉之品,均兼熄风之效,生牡蛎育阴、潜阳、熄风,亦为适宜之选。而辛燥之全蝎、蜈蚣等,则须慎用。三是选药要滋而不腻。生地黄、麦冬、白芍、玄参、石斛等滋养脾阴而不碍脾胃之运化,加上枳壳之用,自无滋腻之虑。

本证初期,多见素体阴虚,兼风火热毒蕴结阳明经脉而发病。症见唇周潮红，瘙痒作痛，甚至皲裂、流水，伴大便干结，舌质红干，苔少或略黄，脉象细数。治宜疏风清热为主，佐用养阴生津。不可但见唇风，辄以滋阴为法。

（黎世明　整理）

龂　齿

临床上常有病家询及小儿夜间磨牙之事，曰其夜间阵发磨牙，如吃炒黄豆般“嘎嘎”有声，令人不安。民间流传此为蛔虫证之说，于是家人自购驱虫药予服，往往未能改善症状。

夜间磨牙，中医称“龂齿”，《灵枢·热病》曾称之为“啮齿”，亦有不少医家称为“咬牙”。《诸病源候论·牙齿病诸候》曰：“龂齿者，是睡眠而相磨切也。此由血气虚，风邪客于牙车，筋脉之间，故因睡眠气息喘而邪动，引起筋脉，故上下齿相磨切有声”。指出其发病原因为血虚风动。而《保婴撮要·咬牙》论之较详，指出其病因有心经之“虚热”“实热”、肝经之“虚热”“实热”、“肺经热”、“肺感风寒”、“肾虚”或“肾经虚热”、胃经“实热”“虚热”等。《幼幼集成·齿牙证治》曰：“梦中咬牙，风热也，由手足阳明二经积热生风，故令相击而有声也。必在梦中者，风属阳，动则风行于阳，静则风归于里也。”而近代常称病由蛔虫证而起，如《中医儿科学》五版教材在“四诊概要”中说：“睡中龂齿，多为蛔虫证”。证诸临床，似以陈复正所言“手足阳明二经积热生风”，尤以足阳明胃经之风热最为多见。

临证遇龂齿小儿，若细细观察，常可发现轻度之龂齿龈肿，或口腔微红，欲发溃疡，或咽喉略红，患儿虽无所苦，但已提示胃热之渐生，宜及时调治，以防微杜渐。这些症状一经治愈，往往龂齿随之消失。《灵枢·经脉》载:“胃,足阳明之脉……入上齿中,还出挟口环唇……循喉咙”,可见上述症状,均与阳明胃热有关,积热生风,至夜间静而风归于里,故出现龂齿阵作。治以清胃疏风为主,可用连翘、菊花、蝉蜕、淡竹叶适量煎水饮服,因证属小恙,不必径投黄连、石膏等大苦大寒之品。亦有偏虚热者,可用知母、生地黄、蝉蜕等,以养阴清热祛风。部分小儿大便秘结,亦可导致龂齿。《灵枢·经脉》载:“大肠,手阳明之脉……入于下齿中,还出挟口”,便秘者积热上攻,故可发生龂齿。有是证则必用清热通下法,以胖大海、冬瓜仁、火炭母等清肠缓下,不必用大黄、芒硝等峻下之品。阴虚便秘者,用生地黄、玄参、胖大海润肠通便即可。民间常误认便秘必属肠热、往往自购“凉茶”饮服,致虚者愈虚,宜于医嘱中告诫之,以配合治疗。

至于龂齿是否多属虫证?实则不然。令龂齿者进行粪便检查,往往经二、三次镜检而未能发现虫卵。而部分属蛔虫证兼见龂齿者,予驱虫药治疗,待排虫后多次粪便镜检虫卵转阴,询其龂齿情况,部分患儿此症状消失,亦有部分患儿龂齿如故。因此,蛔虫证仅是龂齿之部分原因,故不能一叶障目,而忽略检查其胃经、大肠经之症状。

（黎世明　整理）

尿　白

某男2岁,近2天无故出现小便白浊,静置片刻更为明显,乃急携来求治。小儿以小便混浊,色白如米泔为主症者,多属“尿白”证,亦称“溲白”、“溺白”。该证小便时一般无痛感。若尿时涩痛,尿色乳白、如脂如膏者,多为“乳糜尿”、“膏淋”之类,不可混淆。

关于尿白的有关记载，最早见于《素问·至真要大论》，曰："诸转反戾，水液浑浊，皆属于热"。指出水液浑浊，多因热而致。最早提出尿白病名的，是宋代医家杨仁斋。《保婴撮要·白浊》曰："仁斋曰：小儿尿白，久则成疳，此因心膈伏热，或乳哺失节伤脾，使清浊不分故也。"《全婴方》云："小便初溺微赤，良久白浊者，乃热疳之症也。初溺黄白，良久白浊者，冷疳之症也。"其总结前人经验，指出尿白的病因有心膈伏热、乳哺失节伤脾，证分"热"、"冷"两大类。后世医家的治疗方法，多宗其说。

尿白之"热证"，其尿微赤或有臊臭，良久小便转为白浊，如米泔状，多兼面赤口苦、舌红、苔黄腻、脉滑数等湿热见症，或纳呆、腹胀、便溏等食积见证。其发病原因为积滞伤脾、脾气失司，或湿热下注，气化不利，均可致清浊不分而出现小便混浊。其治疗可以程国彭《医学心悟·赤白浊》之萆薢分清饮为基础，其原方药物有：川萆薢、黄柏、石菖蒲、茯苓、白术、莲子心、丹参、车前子。方中川萆薢分清去浊，善治下焦湿浊所致之小便混浊，得茯苓、车前子之助而其效益彰。莲子心、黄柏分别清上、下焦之热，石菖蒲芳香化湿、和中健运，均有助于去除病因。丹参活血，白术健脾燥湿，以作佐使。湿热较重者，可加黄芩、白茅根以清热利湿。病因乳食积滞所致者，加枳壳、陈皮、神曲以消食导滞。运用《医学心悟》萆薢分清饮的前提，是必见湿热证候。"若止见溺白而别无烦热脉证，则但节其生冷水果及甘甜等物，不久自愈，切不可因其溺白而过用芩连栀子之类，多致伤脾而反生吐泻等证"(《景岳全书·小儿则·溺白》)。

尿白之"冷证"，其尿色白而无臭，久置则白浊如米泔，多兼见面黄倦怠、纳呆便溏等脾虚见证，或面白神疲、畏寒、肢冷、舌淡、脉弱等肾虚见症。其病因肾虚不藏或脾虚气陷，以致精微不能固摄而下泄。故其治疗应以《丹溪心法》之萆薢分清饮为主。其原方药物有：川萆薢、益智仁、石菖蒲、乌药。此方仍以川萆薢为主药，取其分消化浊利湿之效。益智仁温肾缩尿、乌药温肾化气，石菖蒲化浊和中利窍，合奏温肾利湿，分清化浊之效。肾虚者加巴戟天、菟丝子，脾虚者加党参、淮山。

上述患儿除见小便白浊外，平时尿频而短少，无尿痛，夜尿频多，一夜达6次之多，口干多饮，胃纳尚可，大便如常。察其形体消瘦，面色苍白，精神萎靡，舌色淡，苔白厚，脉细弱。此为肾虚夹湿见证。肾虚不能闭藏，精微下泄，乃见此证。治以温阳固肾利湿为先，以丹溪萆薢分清饮加减，拟方：川萆薢、益智仁、补骨脂、泽泻各8g，石菖蒲、枳壳各6g，茯苓、苡仁、淮山各12g，神曲7g，甘草5g。3剂，复煎，温分三服。嘱戒食寒凉及肥腻之食物。服药后，患儿尿转清，无尿频，夜尿减至每夜2~3次。家人以为病已痊愈，无复诊。停药2天后，小便稍见白浊，遂再来诊，察其证候与前相近而较轻，药中病机，效不更方。守上方先后再服8剂。小便无复见白浊，无尿频，夜尿仅1次，精神活泼，面有血色，乃停药观察。随访3个月未见复发。

（黎世明　整理）

水疝

水疝，为疝证的一种类型。元代曾世荣《活幼心书·阴囊肿》曰："巢元方论曰：诸筋会于阴器，邪客于厥阴少阴之经，与冷气相搏则阴囊肿痛而引缩经中，虽分四证，曰肠癞、气癞、水癞、卵癞。然小儿患此，若治之不早，则成癎疾。"其所指"水癞"，即为水疝。《古今医鉴·癞疝》更明确指出其临床特点："水疝者，阴囊肿大，阴汗时出，囊肿如水晶"。本证以阴囊肿大，光照之透亮如水晶为特点，与现代医学之睾丸鞘膜积液（积水围绕睾丸，故扪之不能触及睾丸或附睾者）或精索鞘膜积液（积水在睾丸上方，扪之能触及睾丸而其上方有一囊性肿物）相类。产生水疝的原因，有先天性的，如《婴童百问·阴肿疝气》曰："又有疝气名偏坠……小儿生下亦有如此者，不疼不痛"，多属腹膜与鞘膜囊沟通的交通性鞘膜积液，其特点为卧位时囊肿可逐渐缩小甚至消失，起立时则复肿；而后天性的多为非交通性鞘膜积液，其特点为体位改变而囊肿不改变，此多因外伤、感染，致血瘀络阻，水液不行所致。

本证的病因病理，由前述《活幼心书》之论可见，其发病与"厥阴少阴"（肝肾）有关，邪气多与"冷气"相搏为病，故疾病性质多为寒证。据临床所见，其主要病理产物，为"积水"，此与肾虚水泛固然有关，但后天发病者，亦往往为脾虚不能制水所致。故治疗方法，可归结为温补脾肾、渗利水湿、疏肝行气、祛瘀通络。临床须抓住病机之关键，灵活施治，肾虚者重于温肾利水，脾虚为主者重于健脾渗湿，有外伤者重用祛瘀通络，兼下焦湿热者宜清利湿热，气郁者配以疏肝行气。坚持治疗，部分病人可彻底治愈。若按现代医学的要求，几乎所有病人都要手术治疗，若手术处理不好，尚有可能复发。故不少患儿家长为免小儿手术之苦，转而求治于中医。而中医治疗之成败，在于能否正确辨证、用药，且须坚持治疗1~3个月以上。

如治佛山某男，10个月，因发现右侧阴囊肿胀1个月而来诊。患儿于1个月前洗澡时偶然发现右侧阴囊肿胀，初时不以为意。半月后见阴肿如故，乃到医院外科治疗，诊为"右侧睾丸鞘膜积液"，告之必须手术治疗，此外无药可治。家人踌躇再三，乃转求中医治疗。来诊时患儿胃纳、二便正常，精神活泼，惟察其面色稍苍白，手足欠温，舌淡红，指纹偏红。右侧阴囊可扪及3cm×2cm囊性肿物，触之未见痛苦表情，以光照之透亮。乃诊为水疝（脾虚湿聚），治以健脾渗湿，疏肝通络为法。拟方：五指毛桃根15g，茯苓、泽泻、猪苓各12g，穿破石、铁包金各10g，黄皮核、橘核各6g,川楝子4g,甘草5g。7剂,复煎分服。方中五指毛桃根健脾益气,茯苓、泽泻、猪苓淡渗利水,穿破石、铁包金善于祛瘀通络,黄皮核、橘核、川楝子均入肝经,有疏肝行气之功用。全方攻补兼施,气血同调,利水而不伤正,且性味平和,婴幼小儿易于服用。患儿1周后复诊,病情无明显变化,守方再进7剂。三诊,患儿右侧阴囊肿物稍缩小,约2.5cm×1.7cm,透光试验阳性,余无异常。水湿积聚渐减轻,治方减少利水之品,加强补气之功,乃按上方去泽泻、川楝子,加太子参12g、枳壳5g,再予7剂。四诊,患儿右侧阴囊肿胀消失,与左侧相比无明显增大,两侧睾丸大小一致。乃续以参苓白术散7剂,隔日一剂,用健脾、益气、利水法以巩固疗效。1年后随访,患儿发育正常,病无复发。本病案以脾虚湿聚为主,故初期治疗以健脾渗湿为主,以绝积水之源。配以疏肝行气,气行则水行;佐用祛瘀通络,血脉畅通而水不留积。后期阴肿消退,则用益气利水法以善其后。治法紧扣病机,选药精当,故能速愈其疾。

亦有证属湿热者,如《婴童类萃·疝气偏坠论》所言:"又有阴肿及囊肿,光浮可畏,此皆湿热为疾",可以清利湿热法治之,但注意勿伤脾肾。一俟热去,则仍以益气利水、疏肝通络为主。

(黎世明 整理)

汗 证

小儿平素出汗过多,为临床所常见,虽非重病,亦不可因其病轻而忽略之。一方面,小儿阴阳稚弱,腠理不密,本来较易出汗,但出汗过多,则显示其气虚不能固表。另一方面,出汗过多又进一步耗伤正气,《灵枢·营卫生会》曰:"营卫者精气也,血者神气也，故血之与气，异名同类焉。故夺血者无汗，夺汗者无血。”可见，“夺汗”者，必耗伤气血致体质愈虚，部分小儿反复患感冒、咳嗽、甚至哮喘反复发作，常与其平素多汗有关。现代医学对小儿多汗鲜有专论，而祖国医学早已将其列为“汗证”进行专门的辨证论治，此为古代医家高明之处。

汗证有自汗、盗汗之分。一般把睡中汗出，醒即汗止者，称为盗汗，从阴虚论治。而不分寤寐，无故汗出者，称为自汗，从阳虚论治。据临床观察，盗汗有兼阳气不足者，自汗亦有兼阴血不足者，不可一概而论。而因胃热等原因导致多汗者，较为少见。部分患者既无实热见症，亦无显著的虚象，无实则为虚，故可作虚证处治。总体而言，阴阳互根，患者以兼见气阴不足最为多见。气旺则阴津易复，治疗当以益气固表为主，兼以养阴敛汗。张介宾曰：“汗之根本，由于营气，汗之启闭，由于卫气。若小儿多汗者，终是卫虚所以不固。汗出既多，未免营卫血气愈有所损，而衰羸之渐，未必不由乎此，此所以不可不治也。大都治汗之法当益气为主，但使阳气外固，则阴液内藏而汗自止矣”(《景岳全书·小儿则·盗汗》)，此确为临证之指南。

据此，自拟固表止汗方治疗虚证自汗，疗效颇佳。药物组成：党参、五指毛桃根、麦冬、五味子、防风、龙骨、牡蛎、山萸肉、炙甘草。方中以玉屏风散合生脉散加减为基础，取其益气固表、养阴敛汗之效。其中以五指毛桃根取代黄芪，是因其药性平和，不温不燥，四季可用。龙骨、牡蛎益阴潜阳，敛汗之效颇佳。山萸肉滋补肝肾，为敛汗要药。全方合奏益气固表、养阴敛汗之功。若兼见面色潮红、手足心热、舌干剥苔、脉象细数等虚热见症，加黄柏、知母以清其虚热；脾虚便溏、舌淡脉弱者，去五指毛桃根，加黄芪、白术以加强健脾补气固表之功；肾虚肢冷、尿频遗尿者，加益智仁、补骨脂温肾扶阳；心血不足而见面白、心悸、眩晕、舌淡、脉细者，加当归、浮小麦以养心止汗。

尝治一7岁男孩，2个月前因发热而静脉滴注抗生素4天，热退后出汗不止，兼见纳呆、便结。家人以为大便干结为胃热所致，多次予服“凉茶”，而汗出益多。现症动辄汗出，夜间汗出淋漓，衣衫湿透，一夜需更衣 4~5 次，倦怠乏力，胃纳不佳，大便干结如羊粪，2~3 日一解，小便清长，夜尿每晚 2~3 次，间有遗尿，察其面色苍白，头发湿润，四肢不温，舌质淡白，脉细弱。此为肺脾气虚、肾阳不足之自汗证，治以温肾健脾、养阴敛汗为法。拟方：巴戟天、山萸肉、益智仁、胖大海各 8g，黄芪、党参、浮小麦各 15g，麦冬 12g，五味子 6g，炙甘草 5g，防风 3g，龙骨、牡蛎各 30g（先煎），四剂，复煎，分服。复诊时汗出稍减，大便每日一解，稍干结。守方再进四剂。三诊时出汗明显减少，每夜仍换衣 1 次，大便条状，夜尿仅 1 次，无遗尿。按前方去补骨脂、黄芪、胖大海，加五指毛桃根、熟地黄各 20g，枳壳 7g，继服 1 周，患儿自汗止，二便调，精神胃纳明显好转，面有血色，手足温暖，舌转淡红，已复如常人无异。本证肺脾肾俱虚，气血虚弱，初诊重用温阳补气，佐以敛阴止汗，见效后改用平补，以防矫枉过正。若一味用敛汗药，只能见效一时而不能长久，必标本兼治，方能根治。

西医对小儿多汗，往往认为“缺钙”所致，仅以钙剂或加鱼肝油治疗，疗效常不明显。实则汗证病涉五脏及阴阳气血，其病因远非单纯“缺钙”所能概括。中医论治本证经验丰富，疗效显著，自有其独特优势。

（黎世明　整理）

小儿暑疖

疖者，是发于皮肤、范围较小的化脓性疾病，故有“疖者节也，故形小”之说。本病是儿童最常见的外科病之一，四季可见，而以夏秋为多。《医宗金鉴·外科心法要诀》称之为“暑令疡毒小疖”，一般简称“暑疖”。因其为红肿无头而软的脓疱，乃属“软疖”，与红肿硬结、中有脓头之“石疖”有别。

暑疖之发病机制及临床特点，以《小儿卫生总微论方·软疖》所论较详，其曰：“小儿头上生软疖者，由风邪冷热之气客于皮肤，搏于气血，壅滞经络，蕴结而生。亦如身上生疖无异。但生在头上，始则赤肿而硬。其邪微者，散则自消；其邪甚者，肿赤内搐（通“蓄”—编者注），溃脓作痛。以头上皮紧，至熟多不能去脓。根中有恶汁不尽，因而复发。或在根边别生，连续不瘥，常常生脓”。说明本证因风邪暑热壅滞经络而起，久则肉腐成脓，脓血内蓄而有复发之变；或连续旁生，头皮串穴，则演变成蝼蛄疖，亦称蟮拱头。故暑疖初起虽小，勿以寻常小恙视之，若不积极治疗，有复发连绵逾月不愈者。体虚患儿，尤多此变。

暑疖之治，多以清热解毒为原则，方用五味消毒饮之类，此已为人所熟知。但部分患儿体质虚、病程长，虽屡用清热解毒法罔效，有时往往要用攻补兼施法方能奏效，此类情况值得进一步探讨。某年仲夏，遇一10个月之女婴因患头疖、发热来诊。患儿半个月前头部出现数个小疖，家人予涂红霉素软膏而未到医院治疗。6天前开始发热，头疖增多，随即壮热不退（39~39.8℃）。曾到某医院治疗，注射青霉素、庆大霉素，服用清热中药，未见退热。血象：血红蛋白77g/L，红细胞数1.95×10^{12}/L，白细胞数5.8×10^{9}/L（分类：杆状0.01，中性粒细胞0.16，淋巴细胞0.83）。来诊时壮热（39.2℃），头疖密布，皮色淡红，部分溃破，脓液稀白略黄。观其面黄肌瘦，精神萎靡，舌淡苔薄白，脉细数无力。患儿壮热而面不红，疖溃而脓非稠黄，结合其舌脉、血象（中度贫血，中性粒细胞明显减少），足证为气血虚弱之候。而同时暑夏酷热，暑气邪毒郁于肌表，故壮热不退、暑疖蔓生。其治疗之关健，在于整体气血之恢复，元气为抗邪之主，气血旺而后能逐邪外出。此前之治，仅注重抗菌、清热，而忽略于体质之虚,反招虚虚之弊。故用攻补兼施、培元托毒法治之。拟方:黄芪15g、当归6g、人参须9g(另炖)、蒲公英9g、紫花地丁9g、连翘6g、甘草3g、土茯苓9g、穿山甲9g、皂角刺6g、白芷4.5g,2剂。方用人参须、当归、黄芪以大补元气;兼投蒲公英、地丁、连翘、土茯苓化毒消疖;佐以白芷、穿山甲、皂角刺消肿散结,冀有元气渐复,疖消热退之效。药进2剂,体温渐退至38℃,微汗出,疮疖皮色转红,气色亦有所好转。知其元气渐复,热势已挫,乃守方再进3剂。服药后体温降至正常,疮疖基本消退,精神好转,胃纳始增,舌质转淡红。虑其邪热已退,气血尚虚,乃去清热之药而专注于补虚,拟方:人参须6g(另炖),黄芪、党参各9g,当归4.5g,白芍6g,制首乌12g,炙甘草3g。3剂。经随访,药后诸症悉愈,精神气色明显好转,头疖无复发。暑疖与暑热邪毒外袭有关,但气血旺者,不易为其所侵。故患儿兼见气血虚弱者,实不少见。但见其气色不佳,头疖红肿不甚,其脓稀而色淡,即可大胆投用攻补兼施之剂,每有捷效。

(黎世明　整理)

手足口病

时值清明、谷雨之交,一个2岁半之患儿因手足发出疱疹2天来求治。该患儿2天前无何诱因而见手足出现小疱疹,以为是皮肤感染,乃自用红霉素软膏外搽2次,未见寸效。又以为是皮肤过敏,外搽皮炎平霜。越一日,疱疹越出越多。乃来医院求治。观其皮疹,密布于手腕、足踝以下,掌背均有;少量散布于手腕、足踝以上10cm内。总数达数十个之多。而身体其余部位皮肤光滑,未见1个疱疹。其皮疹呈圆形(略小于一般水痘),质稍硬，疱浆尚清亮，疱疹周围红晕不显著。近日发现有数个类似病例，都伴见口腔病变。察其口，果见右颊黏膜及上腭、舌边共有 6 个疱疹或溃疡。

此类病人以手、足、口腔出现疱疹为主，现代医学称为“手足口病”。中医文献未见明确记载，对其病因病机的认识及治疗方法，亦无前贤经验可鉴。

现代医学研究表明，本病为肠道病毒感染所致，多由柯萨奇病毒 A16 型引起。在世界各地出现散发或流行发病，1986 年始在我国被证实，病发多在夏季，4 岁以下儿童发病率最高，年长儿及成人也可被感染。传染途径主要为消化道。临床症状多像上述患儿那样在手、足、口先出现斑丘疹，后转为疱疹，伴口痛，纳呆，半数患儿可有低热，而少有其他见症。病情一般于 1 周痊愈，不留瘢痕或色素沉着，但少数重症病人可引起无菌性脑膜炎、脑炎、瘫痪性疾病。

按祖国医学理论分析，其病邪性质为湿邪（病变以疱疹为主）、热毒（皮肤斑丘疹、可伴发热），且有流行性，故其病因可称为“时行湿毒之邪”。脾主四肢，开窍于口，而发病部位主要在四末、口腔，故病位应以脾为主。

时行湿毒之邪由口入胃，内郁于脾，外发于四末、口腔，故见斑疹、疱疹先后出现。其中湿重于热者，斑疹色淡红，疱疹周围红晕不著，口病较轻，可无发热，舌淡红苔白。若热重于湿，则斑疹色红，疱疹周围红晕显著，口腔肌膜潮红，口病较甚，多有发热，舌红苔黄。

治疗原则以清热解毒利湿为主。湿重于热者，治以清热利湿。上述患儿，即属此类型，按此治法拟方：升麻 6g，葛根、藿香各 10g，苡仁、滑石各 15g，茯苓、火炭母各 12g，佩兰、银花、连翘各 8g，甘草 5g。组方特点：一是所选药物均入脾、胃经，以期能直达病所。二是清中有透，在清解湿热的同时，使病邪有外透之机。其中升麻、葛根辛凉解热，兼能升举阳气，透疹外出。银花、连翘亦清热而兼透表。三是清而不寒，慎用黄连、黄芩、石膏等苦寒沉降之品，以免冰伏湿毒之邪。四是清利其湿，慎用苍术、川朴等温燥之品。化湿用藿香、佩兰，其性平或微温，可作首选。利湿用苡仁、茯苓、滑石。化湿利湿同用，其效更佳。上药进服2剂后，四末之疱疹缩小，其色转暗。口腔疱疹缩小，另有二处溃疡未愈，其色尚赤。乃守上方去滑石，加赤芍8g，嘱以喉风散喷口腔患处。越2天，疱疹基本消失，口腔溃疡明显缩小。按前方去升麻、葛根，加丹皮6g、麦冬10g，继进3剂后诸症悉愈。

若患儿为热重于湿者，治以解毒利湿为主。可以上方去藿香、茯苓，加毛冬青、板蓝根以加强清热之功，其疗效亦不错。

现代尚有一些新发现的病种，前人未有论及。有待我们继续以祖国医学理论加以分析、治疗，不断总结新经验，以利于中医事业的发展。

（黎世明　整理）

治蛔虫非独驱虫

蛔虫证是一种古老的病证，早在2000多年前，《灵枢·厥病》便有“蛟蛕”、“虫瘕”的记载。蛔虫，古代又称“蚘虫”、“蛕虫”、“长虫”，其寄生于肠道，扰乱气机，劫取营养，损伤脾胃，耗伤气血，甚至可窜入胆道，引发“蛔厥”，或盘结肠道，形成“虫瘕”，对人体影响甚大。其中小儿发病率最高，对患儿之健康及发育影响极大。

近年驱蛔之西药日多，其疗效颇佳，副作用较少，且服用方便，临床上运用中药治蛔日渐减少，《中医儿科学》六版教材亦已不载此证。但祖国医学多年的治蛔虫经验，仍有现代医学不可取代之处。但见寄生虫便用驱虫药，虫去则治疗结束，这是只辨“虫”而不辨“病”，只治“标”而不治“本”之法。祖国医学认为，“虫”为外邪，必因机体功能不健，方予其可乘之机。《景岳全书·诸虫》曰：“虫之为病……或由湿热，或由生冷，或由肥甘，或由滞腻，皆可生虫，非独湿热而已，然以数者之中，又惟生冷生虫为最”，并同时指出“气强虫自不生”。可见，湿热、生冷、肥甘、滞腻，皆可引起脾胃功能紊乱、甚至气弱而导致抗病能力下降，此为虫体能寄生于肠道的首要条件。现代研究表明，感染性蛔虫卵（指受精蛔虫卵发育成内含感染性幼虫的卵）被吞食至人体，在小肠内孵出幼虫，幼虫穿过小肠壁，经血液先后经过肝脏、心脏、肺泡，再经气管、会厌回至小肠内发育为成虫，历时约2~2.5个月。在此期间，人体气强则虫无生存之机。故在相同的生活环境下，有的小儿患虫证，而有的小儿不患虫证，其原因在于其正气之强弱有异，这是虫证发病的重要内因。而把感染虫卵作为发病的惟一原因，是片面的。自显微镜发现虫卵的存在，证实虫证发病通过感染虫卵而起后，有人据此嘲笑中医“湿热生虫”、“生冷生虫”之说，此为“一叶障目，不见树林”的浅薄之议。

气强则虫自不生。即使有虫，“若脏腑气实则不为害，若虚则能侵蚀，随其虫之动，而能变成诸患也”（《诸病源候论·九虫病诸候》）。故驱虫之时，必先察其正气之强弱，体弱者可补脾与驱虫并施，羸弱者应先补养脾胃，后驱其虫。

如治谭某某，男，6岁，因粪便检查发现蛔虫卵阳性而来诊。询其生后40天即反复出现皮肤紫癜，血小板曾低至40×10^9/L，服强的松2年多，近1年停用激素，又反复出现紫癜。现胃纳欠佳，间有腹痛，多汗，大便干结，余无不适，察其面色苍黄，形体消瘦，腹部平软，双下肢少许红色斑点，压之不褪色，舌淡，苔薄白，脉细。查血小板92×10^9/L，红细胞2.94×10^{12}/L，血红蛋白90g/L。此为气血虚弱、蛔虫内生之证。治以攻补兼施之法。拟方:使君子15g(打),川楝子、当归、槟榔各10g,乌梅4枚,白芍、鸡血藤各15g,黄芪20g,甘草8g。3剂。驱蛔药物多有毒副作用,其中苦楝根皮驱蛔力强,但苦寒、有毒,故体虚者慎用。而使君子功专驱杀蛔虫,且味甘、兼能健脾消积,故方中重用之,作为驱蛔虫主药。另佐以副作用较小的苦楝子、槟榔,以增强驱蛔之效。此三药的驱蛔作用主要是麻痹虫体,故必须通畅其大便,以尽快排出虫体。而患儿大便干结,故选用槟榔,取其尚能泻下排虫之意。苦楝子兼能行气止痛,合乌梅、白芍有安蛔之效。患儿气血虚弱,重用黄芪、当归、鸡血藤温补气血,可避免驱虫时"虚虚"之弊。全方有扶正驱虫、驱邪而不伤正之特点。3天后复诊,谓服药后排出8条蛔虫,大便调,腹痛止,而余症同前。中病即止,故停用驱虫药,专以补气摄血法治其紫癜证。

驱虫时除要察其体质之强弱外,尚需察其有无兼症,湿热者应兼以清热利湿,胃寒则兼温中散寒,积滞者兼消积导滞,总以恢复脾胃肠道的正常功能、营造不利于虫体存活的内环境为指导,以杜其病源。否则,一味以驱虫为治,则其虫旋逐旋生,终非上策。

(黎世明　整理)

急性瘾疹用补法

瘾疹以皮肤不时出现隆起性红色风团块且瘙痒较剧为其临床特征。因其发病骤然时隐时现,故名之"瘾疹",亦称"痦瘟","风斑","风丹"等。本病古已有之,于今为烈。早在《素问·四时刺逆从论》即指出:"少阴有余,病皮痹瘾疹";《金匮要略·中风历节病脉证并治》曰:"邪气中经,则身痒而瘾疹"。近代环境污染严重，加上西药的致敏作用，使本病发病率愈高。其急性期发病多以风为主，如《诸病源候论·风瘙瘾疹候》所言："小儿因汗，解脱衣裳，风入腠理，与血气相搏，结聚起相连成瘾胗，风气止在腠理浮浅，其势微，故不肿不痛，但成瘾胗，瘙痒耳"。临床表现常夹热、夹寒或夹湿，其治疗原则以祛邪为主，或祛风清热，或疏风散寒，或疏风祛湿。但部分患者气血本虚，致表卫不固，营卫不和，易为风邪所侵。若在祛邪的同时兼以补虚，使其表卫固、营卫和，则易达邪外出，其效更捷。

如治某8岁男孩，其因皮肤反复出现风团10余天来诊。初病时无明显诱因，亦无发热，但见全身多处出现鲜红色风团，瘙痒剧烈，伴咽喉疼痛，先后服过扑尔敏、息斯敏、维生素C，亦服过多剂祛风清热之中药，未见显效。现症风团时隐时现，瘙痒，烦躁不安，纳呆，大便稍硬。询其平素动辄出汗，晨起喷嚏，易患感冒。察其面色苍白，背部及双下肢可见散在风团，大小不一，淡红，压之褪色，咽稍红，舌淡，苔白，脉细无力。审症求因，知其病初风团鲜红，咽喉疼痛，为风热外袭之征。但现察其面白，多汗，易患感冒，舌淡脉弱，是肺气虚弱之象。气虚不能固表，风热留连不去，故见风团色淡，时隐时退。乃诊断为肺气虚弱，风热留恋之瘾疹，治以补肺固表，清透余热为法，方用玉屏风散加味：黄芪15g、白术8g、防风8g、豨莶草15g、苍耳子6g、荆芥8g、蝉蜕5g、毛冬青15g、连翘10g、炙甘草8g。3剂，复煎。嘱避风寒，戒食辛热之物及虾蟹鱼腥发物。药进3剂，风团基本消失，无瘙痒，出汗减少。风热已去，乃以治本为主。拟方：黄芪15g、当归8g、白术8g、豨莶草15g、党参15g、蝉蜕5g、陈皮5g、防风8g、淮山15g、炙甘草8g，4剂。以补肺固表为主，少佐祛风之品，以巩固疗效。随访半年无复发。

又治邓某某，女，49岁，因全身皮肤出风团3天来诊。患者3天前进食鲜草菇后全身瘙痒，搔抓后出现风团，曾服息斯敏等药无效。现皮肤瘙痒甚剧，风团以面部、四肢明显，无发热，胃纳尚可,大便通畅,小便正常。平素常感头晕。察其形体肥胖,面色稍苍白,面部目睑浮肿,四肢可见片状风团,颜色淡红,压之褪色。舌质淡,苔白略厚,脉细。思其以皮肤出现风团、瘙痒为主症,乃风邪为患。风性主动,善行数变,故风团反复出现,瘙痒不止。其面目浮肿,当为风湿相搏,上泛于头面所致。而其面色苍白,时觉头晕,且舌淡,脉细,显为血虚之象。阴血不足,故风团颜色淡红。乃诊断为风湿相搏,阴血不足之瘾疹。治以祛风除湿,养血通络为主。拟方:豨莶草30g、防风15g、荆芥10g、蝉蜕6g、苍术12g、木通12g、当归10g、玄参10g、泽泻20g、茯苓20g、毛冬青30g、甘草15g。3剂,复煎。嘱饮食宜清淡,忌食草菇、虾蟹等发物。3天后复诊,诉服药后风团逐渐减少,至昨晚风团全部消失,无瘙痒,面部、眼睑浮肿已消,胃纳二便佳。察其舌淡,苔白而不厚,脉细。知风邪已去,湿浊亦消,乃治以益气生血,固表和营为法。拟方:防风10g、白术10g、黄芪15g、党参15g、麦冬10g、五味子8g、生牡蛎30g、丹参15g、当归10g、陈皮6g、炙甘草6g。3剂,复煎。医嘱同前。随访1年无复发。

瘾疹在现代医学称为“荨麻疹”,公认为变态反应性疾病,祖国医学称“禀赋不耐”是发病的基本原因,亦认为其发病与过敏体质有关。但从临床上看,患者对某种物质的过敏,往往仅在某一段时间存在,而不一定终生不变,说明“禀赋不耐”与机体脏腑气血调节密切相关。前述两病例分别有气虚,血虚表现,仅投“治标”药物疗效不佳,而分别用补肺固表,养血通络法后,即见显效。故对本证急性期的治疗,不能仅着眼于“祛邪”,若其阴阳、气血有所亏虚、失调,可及时调补之,此对疾病的迅速向愈有所裨益,对其远期疗效的巩固亦当大有帮助。

气虚者,可选用黄芪或玉屏风散,黄芪益气走表,有固表而托邪外出之功。血虚者可投以当归,其补血而活血通络,瘾疹者皮肤红肿而成团块状,多兼脉络壅滞,用当归最宜。同理,风热者亦最好选用既能清热、又能活血之毛冬青,兼血热者则用赤芍、丹皮。祛风之品，用消风散内之荆芥、防风、蝉蜕效佳。蝉蜕有“异性蛋白”之嫌，有人恐其反致过敏而忌用之，实则该药性味平和，祛风止痒效良，小儿用之甚宜，若无不良反应，可放胆用之。另有豨莶草，其味苦而微寒，善于祛风湿，通经络，用治瘾疹效果亦好，轻者用 15g，重者可用至 30g，儿童酌减。此为上述病例组方选药之特点。

（黎世明　整理）

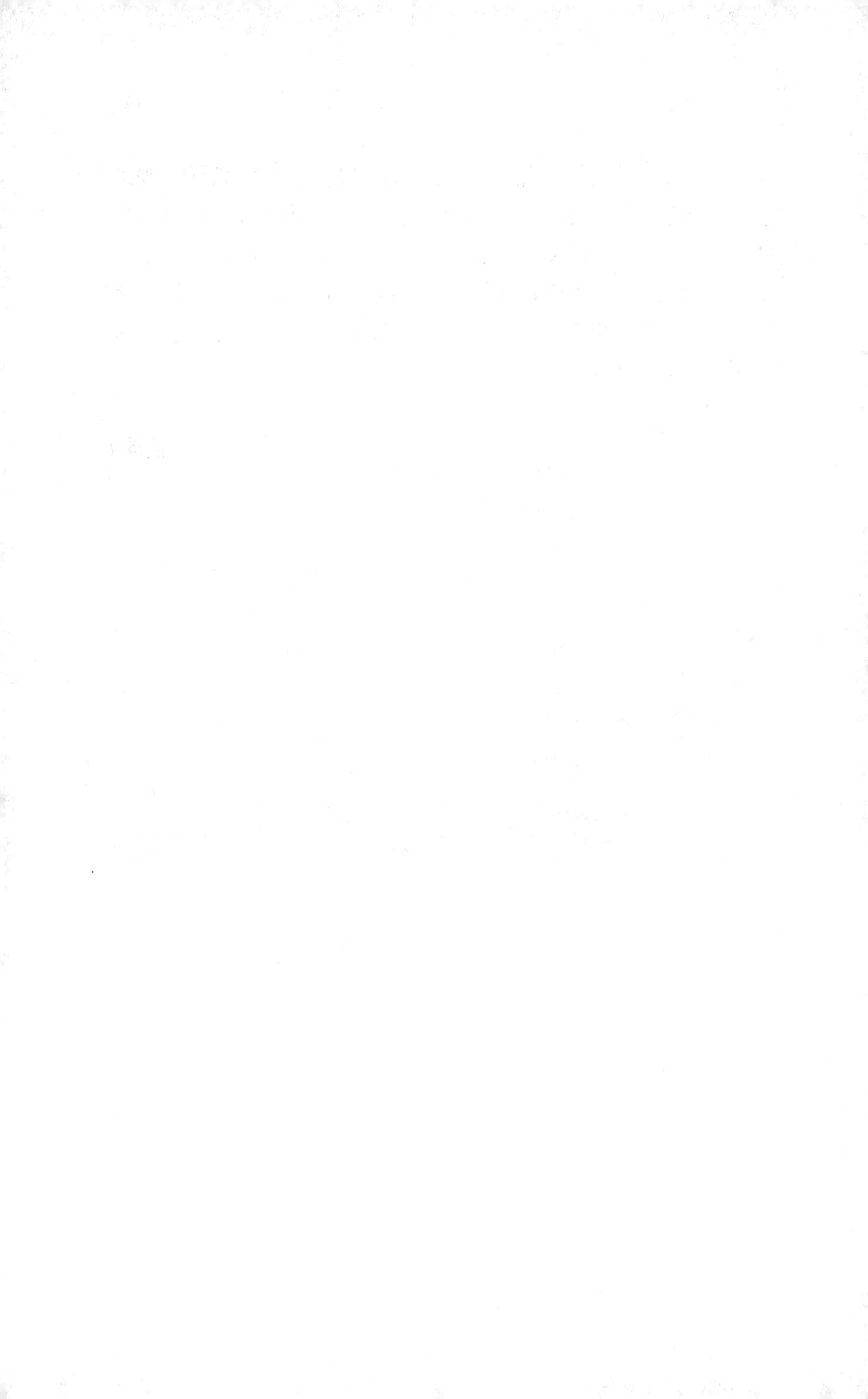

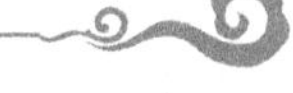

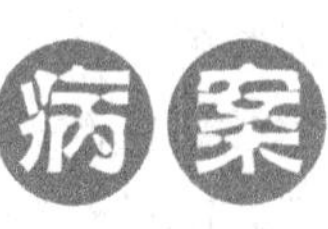

评析

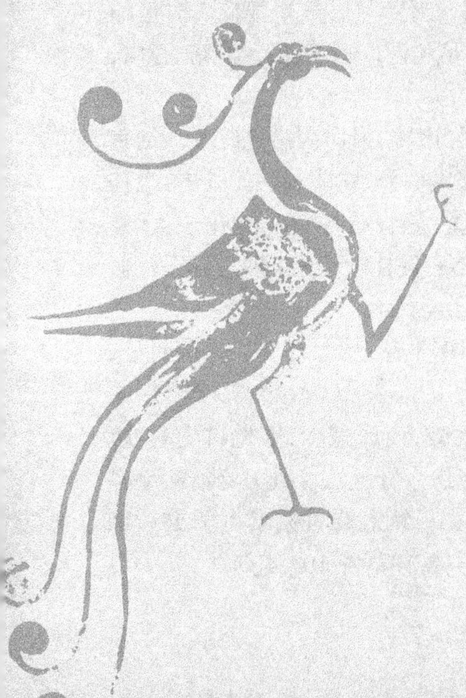

顽固性咳嗽

钟某某,女,40岁,1991年7月29日初诊(住院号39779)。因咳嗽1个月于7月13日入院。曾屡服中西药及针灸等治疗罔效。入院时咳频,咳甚则呕吐、小便自遗,痰少而黏,恶寒,多汗。咽稍红,心肺正常,三大常规检查及X线胸片、血沉等均无异常。抗“O”阳性。中医诊为咳嗽,西医诊为上呼吸道感染。经用健脾化痰治疗半月,症状未见明显好转。

7月29日邀黎老会诊时,咳嗽已逾1个半月,咳仍频,以下半夜至清晨为甚,痰稀色白,咽痒,怯寒怕冷,遇风则咳,胸翳闷,时自汗,易鼻塞,喜喝热饮,每晚夜尿2~3次。病前曾多饮绿豆糖水。近几年来,时觉胸部紧束感,走路无力。月经常提前8~10天,量少色淡。查面色苍白,神倦乏力,气短声低。时值酷暑(气温35℃),仍着长衣2件,手足欠温。咽暗红,舌淡暗、苔白,脉弱无力。

黎老据证分析,认为此乃下元虚冷,风潜阴络之咳证。治宜温阳散寒,填补下元为主,佐以祛风搜邪、化痰利咽。处方:肉桂(焗)8g,当归、防风各12g,熟地黄、鹅管石各30g,五味子、辛夷花各10g,白芍15g,细辛、青黛各5g,炙甘草10g,4剂。每日1剂,复煎,分3次服。

8月2日复诊:咳嗽减轻,咽痒不甚,怯寒好转。方药对证,仍守上方,再进4剂。

6日三诊:咳嗽减轻,怯寒大减,夜尿减少,惟觉口干喜饮。此为阳复寒去之征,乃去温阳之品,余守上法。处方:党参、毛冬青各20g,麦冬、当归、北杏仁各15g,熟地黄30g,女贞子12g,细辛、青黛各5g,马兜铃4g,五味子、炙甘草各10g,4剂。

4剂服毕,咳嗽已止,无咽痒,亦无恶寒,已如常人穿短衣、吹风扇。续按前药加减调理。

出院时患者面有华色,精神、体力明显好转,走路轻松,胸部紧束感消失,随访半年,未见复发。

[**按**]本例顽咳辨证论治,有几个要点:

详询病史,抓住虚寒本质。病由多饮寒凉引发,胸感紧束,为素体虚寒,"寒主收引"所致。咳嗽以夜为甚,痰稀色白,肢冷怯寒,渴喜热饮,夜尿频多,舌淡暗,脉弱,足见下元虚冷无疑。

病在下虚,治咳非独治肺。下寒犯上,乃至肺气上逆,咳嗽频作,咳而遗溺。其本在肾,其标在肺。治得其本而标证自除。

直击肯綮,大胆重用辛热。时值大暑,《内经》有"用热远热"之戒。然阴寒凝痼,非辛热刚烈之品,不足以破其沉寒。故重用肉桂8g以温阳散寒,伍熟地黄、当归、白芍填补下元,阳复血充,阴霾渐散,肺气得平,诸症乃减。

症有兼挟,佐用搜风除痰。咽喉作痒,遇风作咳,入夜更甚,乃风踞阴络致咳之特征。故重用善搜阴邪之细辛,配防风等祛之,又投鹅管石温肺化痰,合五味子敛肺纳气,因其咽呈暗红,虽下寒而上热未尽,故少佐青黛以清咽除热。全方抓住主症,兼顾全面,药证合拍,乃有良效。

(黎世明　整理)

哮喘病案三则

病案一

肖某,男,60岁,退休工人。久患哮喘,近来日见严重,发作无时,每发常须送医院急救。于1976年初夏来诊。现症患者咳嗽频频，气逆哮喘，不能平坐、痛苦异常。痰多稀白呈泡沫样，面色晦暗，神疲体倦，纳少便溏，舌淡嫩，苔白腻，脉弦细而滑。

[诊断] 哮喘发作。乃肺气不降，肾不纳气，脾失健运，阳气衰微，寒饮上泛，盘踞于肺而致。

[治法] 温补脾肾，宣肺散寒。

[方药] 麻黄 9g，桂枝 18g（后下），熟附子 9g，干姜 3g，党参 24g，法夏 9g，炙甘草 6g，大枣五枚。4 剂，每天 1 剂。

二诊：服药后，哮喘减轻，且能平卧，药已奏效，谨守原法，续进 4 剂。

三诊：哮喘大减，仍少许咳，痰多色白，脉仍弦滑，苔白腻。仍拟温补脾肾，宣肺散寒法。处方：麻黄 6g，桂枝 12g（后下），法夏 12g，茯苓 15g，陈皮 6g，党参 24g，白芥子 3g，鹅管石 30g，炙甘草 5g。4 剂，每天 1 剂。

四诊：药后气顺痰少，哮喘已平，脉转和缓，舌较红润，腻苔转薄。知邪气已衰，正气渐旺，标证已告平息，转入治本为主。处方：熟附子 9g，桂枝 15g（后下），当归 9g，何首乌 15g，党参 24g，茯苓 15g，白术 12g，五指毛桃根 30g，法夏 9g，炙甘草 6g。按上方加减调治一段时间，患者形体渐丰，纳佳卧安，面色红润，二便如常，随访 1 年多无复发，患者欣喜异常。

病案二

李某某，男，47 岁，某出版社干部。1977 年初来诊。自诉 1960 年患哮喘，近几年血压升高。哮喘自 1974 年后发作频繁，每于气候变化则发，每发则中西药难显效，静脉注射氨茶碱亦未见改善，持续不休，近来尤甚，气逆难于平卧。视其人，形体长硕，肌肉丰腴而面色萎黄无华，肥肿难分，胃纳欠佳，食后腹胀，大便溏烂，舌质淡胖，边有齿印，苔白而滑，脉沉而细。

[诊断] 哮喘发作。病属中气衰馁，健运无权，食不化精，反为痰浊，上干于肺，肺气闭郁，肃降失职，发为哮喘。

［治法］健脾化痰,降气定喘。

［方药］法夏 9g,茯苓 12g,陈皮 6g,炙甘草 6g,苏子 9g,莱菔子 15g,白芥子 3g,桂枝 12g(后下),党参 15g。4 剂,每天 1 剂。

二诊:药后喘咳少,气紧亦减,舌脉如前,照上方续进 4 剂,每天 1 剂。

三诊:病有起色,守上方再进 4 剂。

四诊:气喘平,咳嗽止,纳食转佳,舌苔转薄,但大便仍烂,夜尿偏多,血压不稳定。乃拟健脾利气化痰,兼顾血压。处方:党参 24g,法夏 9g,茯苓 15g,陈皮 5g,炙甘草 6g,桂枝 15g(后下),白芍 12g,补骨脂 9g,怀牛膝 12g,毛冬青 12g。共服 8 剂,每天 1 剂。

五诊:近来天气冷热异常,亦未见哮喘发作。大便已成条,胃纳增加,血压稳定,中气暂复,健运有权,生痰之源已杜,肺之闭郁已解,临床症状基本消失。令再服陈夏六君汤加怀牛膝、生牡蛎、毛冬青兼顾血压,以资巩固。

病案三

余某某,男,7 岁,广东台山县人。哮喘五年,反复发作,经当地医院治疗,未见显效而来诊。其母代诉:病孩哮喘日久,现复发 4 天,呼多吸少,每动则喘甚,咳嗽则痰多,气候变化更甚,喘促以夜间为多。胃纳欠佳。察其发育不良,面青肢凉,舌质淡,苔薄白,脉沉细。

［诊断］气血虚弱,病久及肾,肾虚不纳所致。

［治法］调补气血,摄纳肾气。

［方药］紫河车 30g,制首乌 15g,当归 9g,党参 12g,法夏 6g,陈皮 3g,补骨脂 6g,五味子 6g,龙骨 30g,苏子 9g,沉香 30g(后下),炙甘草 5g。3 剂,每天 1 剂。

二诊:药后哮喘已减,胃纳转佳,精神好转,二便如常,照上方续进 3 剂,每天 1 剂。

三诊:哮喘已止,夜睡安静,纳可神清,舌较红润,脉转细缓,病告渐愈,嘱继续调治,巩固疗效,以防复发。

［按语］黎老认为,哮喘的临床特征为喘咳痰鸣、反复发作,元气必然大伤。故久喘多虚,寒者固属虚中之寒,热者亦属虚中之热。治宜抓住病之本质所在,准确辨证,灵活施治。

病案一为脾肾阳虚、寒饮犯肺所致,故方用熟附、干姜、党参、大枣、炙甘草温补脾肾,以麻黄、桂枝、法夏宣肺定喘、散寒化饮。俟阳光一振,阴霾自散。所选药物精简而效宏,直击要害之处。见效后守法加减调治,令多年频发之顽疾得以缓解,且随访1年多无复发,此为药证合拍之功,亦与坚持调治有关。若喘止即停药,则其正气未复、其病邪仍内伏,则每遇感而发,而治愈无期矣。

病案二为脾虚痰盛、壅遏肺气所致。故方用异功散(钱乙《小儿药证直诀》方)加减以健脾化痰,合三子养亲汤温肺化痰降气,配桂枝以温肺散寒,全方温化痰浊,且清除其产生之源,故肺气复得肃降而喘咳渐平。若仅知治痰或畏于血压高而不敢用温补之药,则喘咳难止、血压也无法平复。

病案三之小儿于2岁起病,反复发作竟达5年,以致面青肢凉、发育不良,一派气血虚弱、脾肾亏损之象。故方中重用紫河车30g以补肾填精,以制首乌、当归、党参大补气血,伍以补骨脂、五味子、龙骨温肾纳气。对上逆之气,因虑其体质极差,故慎用发散之麻黄,选用沉香、苏子以降气平喘。沉香辛、苦性温,入肺、脾、肾经,擅于降气、调中、暖肾,对气逆喘咳而体虚者甚为适合。在本方中作为降气之主药,用量宜大,加上苏子、当归的降气平喘作用,故能力挽沉疴,投药6剂即令其喘止气平。

(本文刊于《新中医》1978年第6期,原题为:“黎炳南老师治哮喘经验”)

(曾德寰　整理)

乳儿腹泻

[病案] 刘某某,男,8个月,于1976年11月1日因腹泻4天就诊。患儿于10月27日起病,初有发热(体温38.5℃),腹泻,日达20余次,水样、黄色,时有呕吐,口干烦渴,尿短少。先后在某人民医院及儿童医院治疗,诊断为急性消化不良,伴轻度至中度脱水。前后服过痢特灵(呋喃唑酮)、新霉素各2天,并配合其他对症处理,口服复方樟脑酊及氯化钾溶液等。治疗后发热虽退,但病情加重、泻下不止,故于11月1日晨转来我院门诊。当时患儿大便日解20多次,如蛋花汤样,时伴呕吐,小便短赤,时有肠鸣。察其精神萎靡,躁扰不安,形体虚弱,面色淡白,四肢不温,虽不发热,但见口渴引饮,唇干舌燥,舌质淡红,苔心白厚,脉象沉细,指纹淡紫。原有右耳流脓,约1个多月未愈(前医院检查:外耳道脓性分泌物,鼓膜穿孔)。

[辨证] 湿热内蕴,兼气阴不足。

[治法] 化湿清热,益气生津为主,佐以温脾行气,助其运化。

[方药] 火炭母9g、白头翁7g、黄连4g(黄柏6g代)、白芍9g、葛根12g、乌梅2枚、甘草3g、木香4g、益智仁6g、紫花地丁6g,水煎,一日多次分服;另人参(须)6g炖服,代饮料。连服2剂。耳部处理:嘱其母先以双氧水洗净,继用少许冰片末,吹入耳道。

二诊(11月3日):据其母述,服药后是晚即见明显好转,精神顿复,烦渴消除,大便减至3~4次/日,溏便,小便增多。耳道未见流脓。照上方再服2剂,以巩固疗效。经随访无复发。

[按] 婴儿腹泻为儿科常见病之一。其证候特点与成人腹泻每有不同,其既易伤阴,又易伤阳。由于泻下次数多,而量亦多,往往导致津伤液竭,或气陷虚脱,而病情迅速恶化,调治

不当,每成夭折。因此,必须掌握辨证治疗特点,才能收到预期的效果。小儿体质娇嫩,内脏精气未充,卫外功能未固,脾常不足,若调护失宜,乳食不当,或因邪毒所侵,每致脾胃功能失调,水谷精华之气不能输化,乃致合污下降,而成暴泻,如水样便。

本例泄泻是虚实并见、寒热交错的证候。初起症见发热,暴注下迫,小便短赤,口干烦渴,是湿热内蕴的表现。加上耳道流脓,也是湿热聚于耳窍之征。发病五天,经西药治疗,发热虽退,而泻下仍频,四肢不温,干渴加剧,精神萎靡。此乃气津两伤,元气大损。

救治之法,必须标本兼治,除了清热化湿之外,尤须着重益气生津,佐以温脾止泻之品。火炭母、白头翁、黄柏等清热、燥湿、止泻,紫花地丁散结解毒,以助耳道排脓之用;反佐益智仁、木香之辛温,合用而有苦降辛开,祛湿和胃的作用,故吐泻乃止。葛根、白芍、乌梅、甘草相配,既能酸甘化阴,生津止渴,又能涩肠止泻;再加人参须培元固本,益气生津。攻补得宜,寒热配伍恰当,邪除津复,故病能速愈。

(本文刊于《新中医》1977 年第 1 期)

(梁惠兰　王爱珍)

呕　哕

[病案] 区某某,女,1 岁 6 个月,因反复干呕半年于 1996 年 7 月 23 日来诊。患儿半年前曾腹泻数天,服西药泻止,但此后频作干呕,每日十几次至数十次不等。曾到数间大医院求治,屡服西药,未见显效。又慕名到千里之外的某市求医,亦未见效。仅口服吗丁啉后症状可暂时减轻。曾查胃肠钡餐、肝胆

脾B超未见异常，又疑为“腹型癫痫”而查脑电图、颅脑CT，均未能确诊。至来诊时，已求治半年，耗资逾万元，而病情如故。

现症见干呕时作，无物吐出，每日发作20~30次，但胃纳均可，饭后干呕亦无物吐出，大便成形，无咳嗽、腹痛，余无不适。察其形体不瘦，精神尚佳，惟见面色略苍黄，腹部膨胀，叩之如鼓，舌淡，舌苔白厚，指纹淡滞。

[辨证] 呕哕(脾虚气滞)。

[治法] 降气消滞，和胃止呕，佐以健脾益气。

[方药] 厚朴、枳实各6g，苍术5g，陈皮3g，藿香、神曲各8g，茯苓、鸡内金、太子参各10g，五指毛桃根15g，甘草4g。2剂，复煎，少量多次分服。嘱饮食清淡，不宜过饱，少食肉类，戒食甜腻、辛热、生冷之物。

7月25日复诊：家人欣喜告知，服药1剂后，全天无发呕哕，今天上午间有几次干呕，胃纳二便如常。查其腹胀稍减，舌质淡而干，舌苔仍略厚。守上方去苍术，加石斛6g。3剂，服法同前。

7月28日三诊：近3日基本无呕哕，仅饭后作干呕，胃纳二便正常。察其面有血色，腹平软，舌质淡红略干，舌苔薄白，指纹不滞。以上方去枳实，加麦冬8g，4剂。此后病情稳定，按此方加减调治十多天后停药。随访3个月无复发。

[按语] 呕吐以食物由胃中经口而出者为其主证，以胃气上逆为主要病机。据其临床表现之异，又有数种分类。陈复正《幼幼集成·呕吐证治》指出：“夫呕吐者，阳明胃气下行则顺，今逆而上行，故作呕吐。其证有声有物谓之呕，有物无声谓之吐，有声无物谓之哕。”又称“哕者，有声无物，最恶之候”、“小儿干呕，极恶之证”。但据临床所见，若调治得法，预后不一定不佳，故此病未必是“极恶之候”。

患儿症见干呕频作，腹胀叩之如鼓，舌苔白厚，指纹滞，为中焦气滞之征。面色苍黄、舌淡、指纹淡，为脾虚之象，但胃纳、大便尚可，显示其脾虚不甚。患儿脾气不足，运化失调，气机郁滞于中焦,致胃失和降,气逆于上而作呕哕。综合而言,病位主要在胃,其次在脾,实多虚少。故治法重于降气消滞、和胃止呕,佐以健脾益气。若辨证不明,妄投滋补,则气郁气逆益甚。

初诊之治,以平胃散为基础,方用厚朴、枳实降气消胀除满,苍术、茯苓祛湿健脾,陈皮、藿香行气止呕,佐用太子参、五指毛桃根等平补之品以补益脾胃,鸡内金、神曲消食助运,全方消补结合,乃有降气止呕之功。复诊时病势大减,但察其舌质偏干,虑平胃散药性温燥,久用可伤阴津,故去苍术加石斛。三诊病近痊愈,再去枳实而加麦冬以养胃阴。治疗中随邪正进退而及时调整治法,由二攻一补过渡至攻补兼施,使方药能紧扣病机发展,此为辨证施治关键之处。

此外,对呕吐患儿,饮食及服药方法宜加注意。饮食辛热可致胃热,进食生冷可致胃寒,过食甜腻可生湿浊,饱食可致气机郁滞,此均为常见的致病因素。但若采用禁食法,亦无必要。《活幼新书·明本论》指出:“诸吐不止,大要节乳,徐徐用药调治必安”、若“惟欲进药以求速效,动辄断奶二三日,至馁甚而胃虚,啼声不已,反激他证。”至于服药,关键是“少量多次”。患儿家长往往不愿以中药治小儿呕吐,是恐其无法饮服,随饮随吐,甚至呕吐益剧。故必嘱其煎取药汁宜少,喂一、二口即停片刻,继饮二、三口复停,待药入胃中,胃气渐安,复徐徐喂服,万不可急急勉强灌药,此欲速反不达也。

(黎世明　整理)

腹　痛

［病案］何某某,男,7岁,1984年4月20日因“腹痛3天”

来诊。患儿3天前开始出现腹痛，以上腹为主，呈阵发性发作，伴呕吐胃内容物，非喷射性，大便干，1~2日1次，无发热，无排虫史和肛周瘙痒史，平时胃纳不错，1个月前曾服驱虫剂。在外院查大便未找到虫卵，腹平片示：肠内容物较多，无液平面。血、尿淀粉酶、尿分析、肝胆脾B超正常。血分析示：WBC12.2 × 10^9/L，L0.204，M+G0.796。大便常规示：潜血（++）。诊断为急性胃炎。先后予大黄灌肠液灌肠，静滴妥布霉素、654-2，皮下注射阿托品，口服阿莫仙等，仍反复腹痛不已。

4月20日到我院门诊求治，当时症见：精神疲倦，低热（T37.4℃），腹痛、以上腹为主，呈阵发性，发作时面青汗出，拒按，早晨曾呕吐1次，口干口苦、渴不欲饮，纳呆，大便较干，灌肠后一直未解大便（2日），尿黄。平素嗜食芒果，病后疼痛缓解时饮食亦无节制，家长担心患儿腹饥，患儿索要饼干、粽子等，家长亦不拒绝。察其形体消瘦、面色苍白，咽稍红，心肺正常。腹软，上腹部轻压痛，其他部位无压痛，未扪及包块。舌红苔微黄腻，脉滑数。

［辨证］湿热胶结中焦，气滞不通而致腹痛。

［治法］清热利湿，理气和胃。

［拟方］平胃汤合金铃子散加减：陈皮5g、白术6g、厚朴10g、枳壳10g、延胡索10g、金铃子10g、莱菔子10g、麦芽15g、火炭母15g、胡麻仁10g、滑石10g。3剂。每日1剂，复煎，分服。嘱患儿饮食清淡，禁食生冷、炙烤、厚味及难消化食物。

4月23日复诊：家长诉患儿服1剂后疼痛明显减轻，呕吐止。2剂后再未诉腹痛。现精神好，胃纳增，口苦口干减轻，大便畅通，每日1次。舌稍红，苔较前转薄，脉滑。上方去延胡索、金铃子，加苡仁、扁豆各15g，3剂。服药后诸症悉愈，随访1个月，无复发。

［按语］本例腹痛辨证论治，有以下要点：

详问病史，辨证准确。患儿病由饮食不节所致，病后饮食亦不知自节，损伤脾胃，运化失职，湿邪内生，郁久化热，湿热壅阻中焦，不通则痛。渴不欲饮、口干口苦、纳呆、尿黄，舌红苔微黄腻，脉滑数为中焦湿热之征象，大便难解，为内有蕴热所致。中焦湿阻、胃失和降故呕吐不止。

治从其本，兼以护正。发病之本，在于湿热壅阻中焦。方中陈皮、枳壳、厚朴辛苦、入脾经，可行气燥湿；莱菔子、麦芽消食化积，火炭母、滑石性寒清热利湿，胡麻仁润肠通便，诸药合用，使中焦通畅，升降有序，湿热之邪得以祛除。配合延胡索、金铃子以行气止痛，则其效更捷。患儿体瘦而面白，为素有脾虚之征。故平胃散之苍术易以白术，取其益气助运之意。燥湿清热之品，久用亦可伤脾胃，故复诊时患儿腹痛止，即去延胡索、金铃子，加苡仁、扁豆等甘味之品以健脾渗湿。拟方用药，体现了黎老处处顾护小儿正气之心。前医虽迭用静脉滴注、肌注、灌肠、口服法，所治乃重在"抗感染"，对于饮食失调所致之腹痛，无异缘木求鱼。中医之治，简便、效好、不伤正气，自有其不可取代之特色。

现代药理研究发现，枳实（枳壳功效与之相似）能缓解乙酰胆碱或氯化钡所致的小肠痉挛，对胃肠平滑肌有一定的兴奋作用，能使胃肠运动收缩节律增加而有力；厚朴对组胺所致十二指肠痉挛有一定的缓解作用，能抑制胃液的分泌；延胡索粉经口服给药的镇痛作用，其镇痛效价为吗啡的1%，其总碱的镇痛效价为吗啡的40%。无论对痉挛性或非痉挛性疼痛患者，延胡索乙素的镇痛疗效均较复方阿司匹林为优，对钝痛的作用优于锐痛。去氢延胡索甲素能保护因饥饿、幽门结扎或药物所产生的大鼠实验性溃疡病，减少胃液分泌，抑制游离酸度和总酸性，而对胃蛋白酶的抑制作用最弱。以上药理研究结果，对临床运用枳实（枳壳）、厚朴、延胡索治疗腹痛有一定的参考作用。

（黄钢花　整理）

瘰　核

［病案］邓某，男，7岁，1993年1月27日因右颌下出现肿块10天来诊。

患儿10天前出现咽痛，随后发现右颌下有肿块、疼痛。初自煎凉茶予服，肿块增大、痛甚，乃到医院治疗。诊断为急性右颌下淋巴结炎。嘱服药治疗，若化脓则须手术切开排脓。经服抗生素5天，咽痛止而右颌下肿痛如故。现症：右颌下扪及肿核如鸽蛋大，压之疼痛，无波动感，伴轻咳，多汗，纳呆，大便干结。无发热。察其形体一般，面色苍白，咽红，未见喉核肿大。舌质淡，苔白，脉细数。

［诊断］瘰核（瘰热相搏，气血不足）。

［治法］清热解毒，化瘰散结，佐以益气养血。

［方药］蒲公英，紫花地丁各15g，银花、黄芪各12g，连翘、花粉各10g，夏枯草、浙贝各8g，白芷5g，川芎、当归各4g，炙甘草6g。3剂，复煎。嘱避风寒，戒食辛辣热燥之物。

1月30日复诊：服上药后，右颌下肿核缩小至橄榄大，无压痛，胃纳好转，出汗稍多，大便条状，尿稍黄。精神较前活泼，咽稍红，舌淡红，苔薄白，脉细略数。治守上方去紫花地丁、夏枯草，加赤芍10g，当归加量至6g。4剂。

12月3日三诊：肿核消退至花生米大，无压痛，精神胃纳佳，咽不红，舌质淡红，脉象平和。拟方：五指毛桃根、海蛤粉（先煎）、毛冬青各15g，党参、茯苓各12g，花粉、猫爪草、枳壳各8g，当归6g，炙甘草5g。3剂。嘱继续注意饮食宜忌。1个月后随访，病愈，无复发。

［按语］瘰核证，在小儿甚为多见。因小儿饮食不知自节，卫外功能不足，常因咽痛、乳蛾、疮疖而继发瘰核，以颌下、颈旁

等尤为多见。其证多因风热或热毒之邪，炼液为痰，痰热互结，聚于皮下而成。治法多以清热解毒、化痰散结为主，但部分小儿体质虚弱，无力抗邪，以致热毒久羁不去，单用攻邪往往不能奏效。如本案患儿颌下肿块疼痛、咽红、脉数，确有热象，但屡用清热、抗菌药物，其效不彰。现患儿面色苍白、多汗、舌淡、脉细，为气血不足之征。故径投扶正祛邪法，方用蒲公英、地丁、银花、连翘以清热解毒，配夏枯草、花粉、浙贝、川芎、白芷以化痰消肿散结，更以黄芪、当归、炙甘草培补气血，以期培元托毒。复诊时果见肿减、痛止，热势有消退之势，因小儿体虚，寒凉之药不可久用，故去紫花地丁、夏枯草，加赤芍及增加当归分量，以加强补血活血散结之功。三诊时肿块缩小，已近常态，气血渐充，其证基本痊愈，乃续进益气补血、化痰散结之剂以巩固疗效。

现代医学之淋巴结炎，多属中医“痰核”范畴。但万勿见“炎症”便以清热解毒为治。痰核多分二大类，其中痰热互结型，症见肿块疼痛，推之可移，压之有痛感，热毒甚者，皮色略红，扪之有热感，甚至溃破流脓。体壮者以攻邪为主，虚实夹杂如本案患儿者，则需攻补兼施。另一类痰核病程较长，不红不热，压之不痛，推之可移，则属痰浊结聚，无热可清，治以健脾化痰散结为主，且须假以时日，坚持治疗，方能奏效。

（黎世明　整理）

滴尿症

［病案］李某某，男，7岁，1982年11月8日初诊。

患儿白天滴尿一年多。其尿液如古代铜壶滴漏一样，点滴而出，不能自制，夜间人睡后反无遗尿。曾到某医院求治，初疑为包皮过长所致，行包皮切除术后滴尿暂止，一个月后复发如故。

证见面黄消瘦，神疲气怯，大便溏泄。日解三、四次，舌质淡、苔薄白、脉细弱。无尿急、尿痛及浮肿等病史。尿常规反复检查均为阴性。

［辨证］本证较为罕见，文献亦鲜有记载，故名之曰“滴尿症”。脉症合参，断为脾肾虚寒，湿困下焦所致。

［治法］温肾健脾除湿。

［方药］黄芪、茯苓各20g，肉桂3g（桂枝15g代），吴茱萸2g，白芍15g，怀牛膝、车前子、绵茵陈各10g，炙甘草6g，3剂。

11月11日二诊：服药后滴尿即止。后因误食雪梨，于当天下午又见滴尿少许。病有起色，仍守上方。加五味子8g，龙骨20g，吴茱萸增至3g，再进4剂。

11月15日三诊：已无滴尿，大便正常，精神、面色、舌脉亦见明显好转。守上方续进7剂。

11月22日四诊：病已痊愈，仍按上方加减继服数剂，以巩固疗效。

［按语］此证颇为特殊，审其因有三：肾主闭藏，职司二便，二便不禁，多与肾虚有关。患儿久病致虚，下元虚冷，不能制约水道，故小便不能自制，此其一；脾胃为后天生化之源，气机升降之枢，患孩脾虚气弱，水谷精微不能充养于肾，气机升降失常，故未能助肾以约束膀胱，此其二；脾肾虚衰，水液运化失常，聚成湿浊，困阻下焦，故大便溏泄，小便亦不得畅利，此其三。于是出现小便既不能自制，又不能畅利，乃致点滴而出之症。病机已明，则治当以补气健脾、温肾利湿为法。方用肉桂、吴茱萸以温肾散寒，火旺则能暖土；黄芪、茯苓、炙甘草以补气健脾，脾健可资肾，脾肾健旺而湿浊自除，佐用车前子、怀牛膝、绵茵陈等以利水湿，通补兼施，切中肯綮，故获显效。

（本文刊于《新中医》1983年6期　薛洁瑜　整理）

尿频（一）

［病案］叶某某，男，2岁5个月。因尿频6个月于1987年3月12日来诊。患儿半年前因发热用青霉素静脉滴注4天，并多次口服退热药，热退后出现频频排尿，每日可达数十次，每次量少，甚至仅有数滴，无尿痛，夜间尿床约2次。口干喜饮，多汗，胃纳欠佳，大便稀溏，臭味不甚，察其面色苍白，形体消瘦，四末不温，舌淡，脉弱。查尿常规无异常。

［辨证］尿频（下元虚冷）。

［治法］温补肾阳，固涩小便。

［方药］以自拟"固肾缩泉汤"加减：补骨脂、益智仁各7g，桂枝6g，党参、白芍、茯苓各10g，龙骨、牡蛎各15g（均先煎），五味子、炙甘草各5g。4剂，复煎分服。

3月16日复诊：小便次数减半，出汗亦减少，胃纳好转，手足仍冷，舌淡，脉弱。守上方去桂枝、白芍、茯苓加肉桂3g（焗服），熟附子、当归各6g，熟地黄20g，4剂。

3月20日三诊：小便恢复正常，每天约10次。尿床亦减少，夜间偶见1次。出汗不多，胃纳佳，大便调，手足微温，舌淡红。按上方去附、桂，加女贞子、菟丝子各10g，继进4剂，以巩固疗效。2个月后随访，病无复发。

［按］ 尿频有虚、实二证。实证者多因湿热下注。《诸病源候论·小儿杂病诸候·小便数候》指出："小便数者，膀胱与肾俱有客热乘之故也。肾与膀胱为表里，俱主水，肾气下通于阴，此二经既受客热，则水行涩，故小便不快而起数也。"其辨证要点，必有小便赤涩疼痛，婴儿不能诉说病情，但小便时啼叫哭闹者多为"尿痛"所致。兼见面红、口干、舌红、苔黄、脉数等症。其证多按"热淋"论治。

尿频之虚证者，多因肾虚不固，膀胱失约所致。如《素问·脉要精微论》所言："小泉不止者，是膀胱不藏也"。此外，与脾肺气虚亦有关系。辨证之要，为尿频数而无尿痛，多兼面白，肢冷，便溏，舌淡胖，脉细弱等脾肾阳虚见症。治以温补脾肾，固涩小便为主，故可与遗尿证同用固肾缩泉汤治疗。

本案患儿小便频数无度而无尿痛，兼见下元虚冷见证，故拟方用补骨脂温肾壮阳，龙骨、牡蛎收敛固涩，投益智仁、五味子补肾兼固涩小便，伍党参、茯苓健脾渗湿，以助后天生化之源，更以桂枝温经散寒、宣通气血，佐用白芍、炙甘草敛阴和营，全方标本兼治，合奏温补肾阳、固涩小便之功。复诊时尿频明显减轻，但面色苍白，手足仍冷，舌淡脉弱，可见下元虚冷未愈，故加熟附子、肉桂温阳益火，以消阴翳；再加当归，熟地黄补养阴血，既有阴中求阳之意，又可以制附、桂之温燥，此为温润之法。故服药后患儿尿频愈，自汗止，手足复温，舌亦转红。其阳气恢复，则附、桂等大热扶阳之品不宜久用，以免矫枉过正。乃去此二药，易以女贞子、菟丝子滋养补肾，以善其后。

（黎世明　整理）

尿频（二）

［病案］李某某，男，6岁。1987年9月15日因"尿频尿急5月余"来诊。患儿于今年4月初开始出现尿频、尿急，但无尿痛，每日排尿20~30余次，每次尿量少。尤以吃绿豆、芋头或五花茶后病情加重，吃人参蜂王浆后则小便频数次数稍减。病势缠绵，反复难愈。曾在广州多家大医院诊治，初疑为"尿道炎"，作尿常规、尿培养等多项检查未见异常，拟诊为"小

儿神经性尿频”，用过多种药物，未见明显效果，遂转我院请黎老诊治，证见患儿面色㿠白，小便频数短少，不欲饮水，胃纳较差，四末稍凉，大便微溏，精神疲倦，舌淡，苔白略腻，脉细缓。

［辨证］尿频证（肾阳虚弱，下元不固，兼有湿浊未化）。

［治法］益肾助阳固摄，兼以利水化湿。

［方药］益智仁 10g，桑螵蛸 10g，菟丝子 20g，五味子 8g，熟地黄 10g，覆盆子 10g，枸杞子 10g，泽泻 10g，茯苓 10g，乌药 8g，韭子 10g，石菖蒲 8g。3 剂，每日 1 剂，复煎，分 3 次服用。

9 月 18 日复诊：服药后小便次数明显减少，量多而长，胃纳转佳，四末转暖，然面色仍较㿠白，大便稍溏，舌淡，苔白略腻，脉细缓。证有转机，仍守原法，依前方去熟地黄、乌药，加补骨脂 12g、白术 12g，再进 7 剂。

9 月 25 日三诊：家长诉服完上方后尿频、尿急症状基本控制，惟神倦、面色苍白，大便时有不成形。黎老于是以四君子汤合水陆二仙丹（芡实，金樱子），调理善后，巩固疗效。此后随访病情半年，未再复发。

［按语］小儿尿频分实证和虚证两类，实证为湿热下注，小便不利，治宜清热利湿、通利膀胱；虚证为肾气虚弱、下元不固，治宜益肾固摄，温补为主，正如清·罗国纲《罗氏会约医镜》曰：“小儿之多小便由阳气尚微，不能约束，宜以温补。”本病患儿尿频、尿急 5 月有余，小便无痛，食绿豆、芋头、五花茶等寒凉之物后，病情更甚。且见面色㿠白，四末稍凉，不欲饮水，大便微溏，舌淡苔白略腻，脉细缓。可知为肾气虚弱、下元不固，兼有湿浊之证，故取益智仁、桑螵蛸、菟丝子、五味子、枸杞子、熟地黄、补骨脂、韭子等益肾助阳，固摄小便，再加白术、茯苓、泽泻健脾利水化浊，全方具有益肾助阳、固摄小便、分清利湿的作用。由于本病辨证准确，药合病机，故能使数月宿恙霍然而愈。

（江英能　整理）

肾病综合征并尿毒症

［病案］蔡某某，女，9岁，1981年4月6日因“反复浮肿5年，复发伴呕吐、呼吸气促2天”入院。患儿5年前曾患“脓疱疮”，几天后发现双眼睑、双下肢浮肿，尿少、色较黄、有泡，请乡下老中医治疗后症状好转，但每次伤风感冒后又复发。4年前曾在某医院住院做检查，诊断为“肾病综合征”，予强的松等治疗11个月，症状得到控制。此后，一直用中药治疗及调理，病情较稳定。1周前出现喷嚏、咳嗽，4月4日开始呕吐胃内物、非喷射性，不能进食，并出现全身浮肿、尿少多泡，呼吸气促，在卫生所治疗无好转，遂入院就医。入院时见：精神疲倦、嗜睡，面色苍白，呼吸急促、深长，气短乏力，食入即吐，偶咳，尿少，全身浮肿，四肢冰冷。体检见：T 36.5℃、HR104次/分钟、R 40次/分钟、BP 120/85mmHg，咽红，心音有力，双肺听诊正常。腹胀满，脐周轻压痛，肚脐如鱼嘴状突起，腹水征阳性，双下肢凹陷性浮肿。检查尿分析示：PRO（++++），24小时尿蛋白2.83g/0.22L，血分析：WBC 9.8×10^9/L，L 0.324，M+G 0.676，Hb 78g/L，血C_3、C_4及总补体降低，血脂三项均增高，血清总蛋白及白蛋白均降低，球/白蛋白比例倒置，生化示：Na^+ 132.8mmol/L，K^+ 2.98mmol/L，Ca^{2+} 2.46mmol/L，TCO_2 16.7mmol/L，BUN 38.4mmol/L，Cr 139.2μmol/L，胸片、大便常规正常。中医诊断为水肿，呕吐；西医诊断为肾病综合征，慢性肾功能衰竭，尿毒症。经用激素、抗生素、利尿药及其他对症、支持治疗，同时服健脾补肾、利水消肿中药治疗7天。症状反复，未见明显好转。

4月13日请黎老会诊，当时症见：精神疲倦、嗜睡，但烦躁易怒，不配合检查，面色苍白，仍面浮足肿，按之凹陷不起，腹大如鼓，时干呕，无咳嗽，手足冰凉，但不欲盖被，短气乏力，呼吸深长，口臭，有蒜味，纳呆，口干不欲饮，尿仍黄短，每日约500~800ml，大便每日1次，但干结、量少。仍反复高血压。复查生化显示：BUN 39.5mmol/L，查Cr 141μmol/L，咽淡红，舌暗红而胖，边有齿印，苔白、舌根黄厚腻，脉弦细数。

［辨证］脾肾阳衰，湿浊内盛，郁久化热，致寒热并见、虚实夹杂之水肿证（阴水）。

［治法］温肾散寒，攻逐水饮，通腑泄热。

［方药］熟附子6g、肉桂5g、生大黄10g（后下），2剂。每日1剂，分服。另称取甘遂、大戟各10g，以醋煮沸后晾干，研末入胶囊（每粒含生药0.5g），每次2粒，每日2次，空腹米汤送服。配合大黄灌肠液150ml，1天2次灌肠。原用西药强的松（足量）、PG-Na及支持、对症处理药物不变。

4月15日复诊：精神稍好转，呼吸气促减轻，无呕吐，全身浮肿症状减轻，尿量增多，每日约800~1200ml，胃纳仍不佳，腹胀减，灌肠后解大便连药水约1000ml。复查生化示：BUN 32.4mmol/L，仍守原方案治疗2日。

4月17日三诊：浮肿减轻，原肿如桃状的眼皮消肿，显露出双眼皮，腹胀明显减轻，下肢轻度浮肿，尿量维持前两日水平，精神好转，烦躁减轻，四肢较前温暖，畏寒减轻，无呕吐，胃纳增，每餐能进食一碗粥，大便情况如前。复查生化示：BUN 27.3mmol/L，Cr 27.8μmol/L。黎老认为：患儿水道已通，甘遂、大戟之属有毒不可常用，宜中病即止。然其内热未除，仍以温肾散寒、通腑泄热中药治疗，拟方：熟附子6g、肉桂5g、生大黄10g（后下）、芒硝10g（冲）、番泻叶10g（焗），2剂。继续配合西药、灌肠治疗，方法同前。

4月19日四诊：精神较好，眼睑不肿，下身肿胀减轻，尿量多，呼吸平顺，常见与其他患儿嘻笑玩耍，能配合治疗，胃纳增，无呕吐，四肢温暖，大便仍每次灌肠后排稀便，舌淡暗胖，苔白腻根黄,脉沉细数。查生化:BUN 13.5mmol/L。继续按原方案治疗。以上方继服6天。

4月25日五诊:精神好,腹部肿胀明显减轻,腹皮见皱纹。下肢仍见轻度浮肿。尿量日1000~1300ml,纳可,无呕吐,不畏寒,然仍觉气短乏力,舌淡胖,苔白,脉沉细。查生化示:BUN 3.33mmol/L。治法:滋肾益气、活血祛瘀。拟方:山萸肉15g、丹皮15g、淮山20g、泽泻15g、益母草20g、丹参15g、芡实20g、生地黄20g、茯苓15g、田七末3g(冲)、黄精10g、苏叶10g。3剂。停灌肠。继续口服强的松及对症治疗。

4月28日六诊:与25日比,症状差不多,但水肿减轻,停灌肠后,大便正常,日1次。复查生化正常,尿分析:PRO(+++)。黎老认为:本病之根在肾、脾。目前宜以健脾固肾为主。继续以金匮肾气丸合四君子汤加减治疗。西医守原方案治疗。

按上述方案治疗近1个月余,患儿病情稳定,水肿渐消。曾查过几次生化未见异常。6月5日为患儿做各项检查,尿分析示:尿蛋白(+),生化正常,BUN 3.33mmol/L,血脂三项示甘油三酯偏高,血清总蛋白、白蛋白低,白、球比例倒置,血C_3、C_4及总补体仍低,其余未见异常。病儿家长要求出院,继续门诊治疗。

[**按**]本例水肿是采取中西医结合进行治疗的,其辨证论治有以下特点:

首先抓住了本病病机的关键:即脾肾阳衰、湿浊化热。其特点是寒热并见、虚实夹杂。患儿小便不利、浮肿、呕吐,乃因肾阳虚衰,气化不利及脾虚失运,致湿浊无从排泄,浊邪内盛,浊气上逆,胃失和降所致。浊邪上蒙清窍,出现神志昏蒙、嗜睡的表现。烦躁易怒、肢冷不欲盖被、口干、便秘、尿黄、舌根苔黄厚腻为内有蕴热之表现。气促气短,为肾虚不能纳气之征。

治用攻补兼施,寒热并用法。黎老首先大胆使用熟附子、肉桂两味温热之品，峻补元阳，“益火之源，以消阴翳”，元阳旺，则五脏六腑之气得以鼓动，可助浊邪外泄；甘遂、大戟性寒，为攻逐水饮之峻剂，用之以“洁净腑”。《神农本草经》将两药列为下品，谓甘遂“主大腹疝瘕，腹满，面浮肿留饮宿食，破癥坚积聚，利水谷道”；大戟“主十二水，腹满急痛，积聚”。患儿病情已至阳气衰微的危重阶段，一般淡渗利水法已无济于事，非甘遂、大戟之属不能逐其水湿；同时佐以大黄及大黄灌肠液灌肠，以泻脏腑之郁热水湿。水腑得通后，改以温阳通腑为主，方中大黄苦寒祛瘀通腑，芒硝咸寒软坚散结，番泻叶苦寒泻下，使湿浊郁热之邪从大肠排泄而去。

谨守阴阳，顾护正气，攻邪宜中病即止。本病之本在肾、脾。邪祛后当以健脾固肾为主。使“正气旺，邪不可干”，病情得以好转。甘遂、大戟之属性猛攻下，有毒，易伤正气，非到必要时不可轻用，即使用之也不可过久、过量，宜中病即止。

现代药理研究表明，附子煎剂有明显的强心作用，且煎煮越久，其强心作用越显著而毒性越低。肉桂水煎剂有扩张血管，促进血液循环，增加冠脉及脑血流量，使血管阻力下降，能明显降低肾上腺素再生高血压大鼠的血压和尿醛固醇量，增加尿量，显著增高纹状体及下丘脑的脑啡肽含量；在体外，其甲醇提取物及桂皮醛有抗血小板凝集、抗凝血酶作用，肉桂水提取物能抑制绵羊红细胞致敏小鼠的抗体产生量，能降低幼鼠脾重，能抑制补体免疫溶血反应（体外）。桂皮醛及桂皮酸钠可使家兔的白细胞增加。甘遂、大戟、大黄、芒硝、番泻叶均可促进肠蠕动，产生泻下作用，减少肠液水分吸收。此外，大黄还有抗感染、止血、保肝、降压、降低胆固醇等作用。上述药物的药理研究，可供临床用药参考。

（黄钢花　整理）

病毒性心肌炎

［病案］陆某某，男，5岁，1991年9月因心悸2个月就诊。患儿素体较弱，二月前患病毒性感冒，治愈后时有低热，心悸阵发，夜间平卧则气短喘促，睡眠不安，时有惊扰，面色无华，容易出汗，纳食尚可，二便如常，舌淡红，苔薄白，脉细软，时有结代。听诊心率82次/分钟，期前收缩每分钟6次，各瓣膜未听到杂音，检查心电图P-R、Q-T间期延长，ST下移，房性期前收缩，提示为病毒性心肌炎。在请黎老诊视前，曾用肌苷、辅酶A、ATP等护心药物，月余来治疗效果进展不大。

［辨证］心悸（心气不足）。

［治法］益气养心，佐以清热、通络。

［方药］党参20g，丹参10g，白芍10g，麦冬6g，五味子6g，茯苓10g，桂枝10g，毛冬青10g，炙甘草6g，田七末2g（冲）。另用红参须8g炖服，4剂。

二诊：症状稍为减轻，早搏次数为4次/分钟，余症同前。守上方继进7剂。

三诊：心悸减少，心脏听诊早搏每分钟2次，夜寐较安，平卧无喘促，面色滋润，胃纳增多，但仍有汗出，舌红，苔薄白，脉细数。易方为：党参20g，麦冬8g，五味子6g，丹参10g，白芍10g，毛冬青15g，龙骨20g，牡蛎20g，鸡血藤15g，炙甘草5g，茯苓8g，7剂。

四诊：病情稳定，仅间有心悸，早搏偶发，精神胃纳渐好转，仍守前方再进14剂。

五诊：上方共服25剂，现无心悸，精神好，胃纳二便调，夜可安睡，舌淡红，脉平，心脏听诊未闻早搏，复查心电图无异常。拟方：党参 20g，麦冬 8g，五味子 6g，白芍 12g，丹参 10g，茯苓 10g，龙骨 20g，当归 5g，炙甘草 6g，7 剂。以后连续复查心电图 2 次均正常。

［**按语**］本案之发病，因感受风热邪毒，内损于心而起。患儿初患感冒，因治疗不彻底，余邪未尽，低热时发，乃至内犯于心，心气受损，故见心悸阵作，卧则气促；血行无力，血脉淤滞，则脉来结代。面色无华、容易出汗，脉细而软，为气虚之征。故治方重用人参须、党参、炙甘草以补益心气；佐桂枝以温通血脉，鼓动血液运行；白芍、麦冬、五味子酸甘化阴、敛汗，汗为心液，多汗则心血更虚；丹参、田七活血祛瘀，佐毛冬青清余热而兼能通络。全方补中有通，使气阴复而络脉通，故心悸渐平。本病病程较长，方药见效则守方久服，缓图其功。不宜频频改方，若治法游移不定，反欲速而不达。

（谢昭亮　整理）

儿童智力低下

［病案］梁某，女，13 岁，2002 年 3 月 11 日初诊。

其父代诉：患儿出生后体格发育同正常同龄儿童，但说话稍迟，自幼好动，脾气暴躁。3 岁上幼儿园后，老师反映其接受能力差，反应迟钝。上小学后不能专注听课，自顾做小动作或擅离座位，难以接受教育而改读特殊学校，成绩一直低下，语文 10 多分（满分 100 分，下同），数学 7~8 分，注意力涣散，记忆力差，语言表达尚清晰，但词汇贫乏，难于和同学和睦相处，少寐多梦，胃纳佳，二便常。时有癫痫发作，一般生活可自理。曾在省市多家医院就诊，头颅 CT 检查正常，脑电图轻度异常改变，韦氏智商

67，接受过针灸和脑组织液穴位注射等治疗，癫痫已少发作。出生时有新生儿溶血病史（ABO 血型不合），救治经过欠详。母孕期无特殊病史，父母智力正常，家族中无类似病史者。

诊时见患儿形体高大，神情呆滞，胆怯少语，坐立不安，举止粗暴，稍不如意则大叫大嚷。舌质淡，舌尖红，有瘀点，全舌满布厚腻白色兼微黄苔，脉缓滑。

［辨证］此为智力低下，乃因心肾两亏，痰瘀阻窍，神明失慧所致。

［治法］病延日久，难图一时之功，目前痰瘀之象明显，宜先予化痰通络，开窍宁神为治。

［方药］温胆汤加味：法夏 10g，陈皮 5g，枳实 10g，茯苓 15g，竹茹 10g，石菖蒲 10g，远志 8g，郁金 10g，丹参 15g，灵磁石 20g（先煎），甘草 5g。5 剂，每天 1 剂。

3 月 18 日二诊，自诉夜梦减少，但仍较烦躁，他证如前。舌质偏红，苔仍白厚腻微黄。初见小效，守法加川黄连 4g，再进 5 剂。后以此为基本方，每周 5~7 剂，治疗 2 个月。

5 月 20 日来诊，服药以来，睡眠好转，烦躁减轻，情绪较前安定，已能大胆与医生交谈，告别时会说“再见”，但神思仍涣散，记忆力差，读书无兴趣，仍不会做 10 以内加减法。舌质淡红，舌前半部的厚腻苔已减少。痰浊稍去，守上法兼以顾本图治：菟丝子 12g，益智仁 8g，丹参 15g，石菖蒲 10g，远志 8g，郁金 10g，茯苓 15g，龙骨 20g（先煎），法夏 10g，陈皮 5g，竹茹 10g，夜交藤 15g，合欢皮 10g，5 剂，每天 1 剂。尔后守上方，间以胆星 10g 易陈皮，或加川黄连 4g，以加强清热化痰；曾有眩晕，双眼上视或夜间双手握拳，则加天麻 10g。每周服药 5~7 剂，遇感冒则暂停服，前后又治疗 2 个月。

7 月 18 日来诊，家长诉记忆力增强，精神较前集中，做作业的时间有所延长，多动亦减，惟仍时自言自语，睡眠欠安。舌质淡红，苔白厚。心肾久亏，脑髓空虚，痰瘀盘踞，难以速效，前治既见初效，仍守补肾养心，填精益髓之法，令脑髓得充，神志得养，心窍以开。再拟孔圣枕中丹合温胆汤加减：龟甲10g（先煎），益智仁8g，石菖蒲10g，远志8g，龙骨25g（先煎），菟丝子12g，丹参15g，夜交藤15g，茯苓15g，法夏10g，陈皮5g，竹茹10g，甘草5g。每周7剂，共6周。

总共经6个月的治疗后，患儿学习、记忆能力续有进步，对感兴趣的科目的学习能专注20~30分钟，能背简短的唐诗，较熟练10以内的加减运算，继续守法调治。

[**按语**] 儿童智力低下又称精神发育迟滞。是指在个体发育时期智力明显低于同龄正常水平，同时有适应能力的显著缺陷。因其病因复杂，尚无理想的改善智能的药物而被视为“不治之症”。其中体格发育正常，而以学习困难，难以接受教育，社会适应不良及心理情绪障碍为主者，辨属中医之“痴呆”范畴。主要因先天不足，脑髓失充所致，亦可因难产、产伤等因素致痰瘀阻络，神窍闭阻而成。治疗有用补肾填精，益脑充髓，亦有用补血养心、益智开窍者，又或宗涤痰开窍，或施活血通络。据临床观察，此病纯属虚证抑或以实证为主要证候者比较少，而多见虚实兼夹、本虚标实之证。尤以后天因素所致者更为常见。本例即属此类。患儿因胎禀湿热邪毒，阻碍气机，发为胎黄，湿热内蕴血分，日久化瘀生痰，留滞脑络，闭塞神窍，致脑髓失充，神明蒙蔽。此湿热痰瘀为本例发病之因。然脑为元神之府，赖髓之荣养，而髓由肾生；心主神明，为精神之大舍，赖气血充养。脑髓空虚，神无所依，智识不开，言语贫乏，少寐多梦，反应迟钝，神思涣散，难以教育，皆因肾之阴精亏损，心之气血不足，则其发病之本在于心肾两虚，故治疗必循证求因。从其神情木呆，舌苔白厚腻，脉滑等，结合病史，知其痰瘀阻窍，乃先以涤痰祛通络开窍法求治，投以温胆汤加菖蒲、郁金、丹参、灵磁石等，待其痰瘀稍化，改以补益心肾、填髓益智，佐以化痰通络开窍醒脑之法，用孔圣枕中丹为主方，加丹参、夜交藤、菟丝子、益智仁合温胆汤是为

治病求本之法。方中孔圣枕中丹内含龟甲、龙骨、远志、菖蒲，功能补肾宁心、益智安神，加菟丝子养肝肾，益智仁益心智，茯苓健脾宁心，夜交藤、磁石安神定志，郁金、丹参活血通络，温胆汤合菖蒲、郁金化痰开窍。一般不用熟地黄、黄精、鹿角胶滋肾养精；不用党参、白术、黄芪补益心气，是恐其滋腻助痰、甘温壅滞。期间也时用合欢皮入方，乃仿前人“脑气不足治在肝”（《辨证奇闻》），意在疏肝气以调情志，且肝气条达，可助脾气升发，有利于化痰散瘀。总之，标本兼治，主次分明，相助而不悖，故能取效。本病属痼疾，欲速则不达，治以缓图，忌变法太多，易方过频，一般以 2 个月为 1 疗程，同时要配合正确教养，才有望获最佳效果。

黎老临证善于攻补兼施、寒热并用，或数法兼行，于顽疴痼疾，常获显效，对后学者，良多启迪，由此标本兼治儿童智力低下验案，可见一斑。

（李宜瑞　整理）

癫　痫

［病案］陈某某，女，6 岁，1987 年 10 月 23 日初诊。患儿在 2 岁时因高热抽搐后，每患伤风感冒，发热稍高，则易引起口吐白沫、昏迷、抽搐。在当地医院作过脑电图检查，谓为“不正常脑电图”，并诊断为“癫痫”，给予苯巴比妥、丙戊酸钠等药治疗，效果欠佳。每当发热或疲劳过度，均可引起癫痫发作，表现为神志不清，口吐白沫，嘴角抽搐，喉中痰鸣，四肢抖动，每次发作时间 5~15 分钟不等，发后复如常人。现患儿神疲乏力，面色无华，胃纳欠佳，二便尚可，舌淡苔白，脉略滑。

［辨证］脾虚痰盛之痰痫证。

［治法］发作时治宜豁痰定痫，缓解时治宜健脾化痰。

［方药］处方：党参 10g，茯苓 12g，郁金 10g，石菖蒲 10g，胆南星 8g，橘红 6g，姜半夏 8g，全蝎 3g，蜈蚣 2 条，麦芽 15g，甘草 3g。7 剂，水煎服，每日 1 剂。

10 月 30 日复诊：药后未抽搐，精神转佳，纳食有味，余无不适。方药对症，病有转机，效不更方，再进 7 剂。

三诊：药后平和，未再抽搐，面色转华。黎老认为患儿病有缓和之势，乃嘱家长让患儿 2 日进药 1 剂，病情若有变化，随即来诊，以图万全。

尔后守上方随症益损，继续治疗 1 个月后，病情稳定，未见复发。乃拟方：党参、茯苓各 10g，郁金、石菖蒲各 8g，胆南星、姜半夏各 6g，橘红 5g，全蝎 3g，蜈蚣 1 条。嘱打磨成末，装胶囊吞服，每次 3g，每日 3 次。1 年后复查脑电图，示“正常脑电图”，家长谓患儿未再发生抽搐。

［按语］癫痫为儿科顽疾之一，病症反复发作，病程迁延，缠绵难愈。黎老认为治疗癫痫，首先要明病机，病机不明，犹如盲人瞎马，危在旦夕。黎老认为癫痫虽分为“惊痫”、“风痫”、“痰痫”、“瘀血痫”，但其病机以“顽痰阻窍”为要。《丹溪心法·痫》中指出：“痫证有五……无非痰涎壅滞，迷闷心窍。”《幼科释迷·痫痉》亦指出：“然诸痫证，莫不有痰。”故黎老治癫痫多从痰治。患儿染病经年，反复发作，神疲乏力，面色无华，舌淡苔白，均为脾虚之象；发病时口吐白沫，嘴角抽搐，喉中痰鸣，四肢抖动，均为痰盛之征。治宜豁痰定痫，健脾益气，方用涤痰汤加减。方中橘红、半夏、胆南星化痰利气；石菖蒲、郁金涤痰开窍；全蝎、蜈蚣熄风定痫；党参、茯苓、甘草健脾益气和中；麦芽舒肝导滞消痰食。诸药合用，有豁痰定痫，健脾益气之功。黎老谓此方标本兼治，涤痰以定痫，健脾以化痰，药合病机，每收良效。

（肖旭腾　整理）

惊吓失语

[病案] 叶某某,男,五岁半,因失语8个多月于1983年10月14日初诊。

患儿于1983年春节因烧烟花受惊,次日发现其不能言语,听力下降,遂即四处求医,辗转于各大医院诊治,并多次配合针灸治疗,听力渐有恢复,但仍不能言语。至四月,查脑电图为“不正常脑电图,右侧颞区有刺激病灶,提示失语性癫痫可能性大”,并告知此疾难医。(后患儿家长因此而获准生育了第二胎。)

来诊时,患儿善懂人言而不能言语,消瘦神疲,面色青黄。躁扰易惊,坐立不安,但无抽搐,胃纳呆滞,间有遗尿。舌质淡红、苔白,脉弦。

[诊断] 失语(心神不宁,气阴不足)。

[治法] 镇心安神,平肝定惊,佐以益气和阴。

[方药] 郁金、茯苓各10g,白芍、磁石各15g,天竺黄、地龙各8g,菖蒲、甘草各5g,蝉蜕3g。予服7剂,复煎。

10月21日复诊:精神好转,能发“爸”的单音。病有起色,守方加减调治,共服十四剂。

11月4日来诊:近几天已能发音说话,但语言不清,性情急躁,口干纳可,大便干结,舌淡红,苔薄白,脉细。处方:郁金、五味子、地龙各8g,麦冬、丹参各10g,龙骨、牡蛎、党参各15g,白芍、当归、菖蒲各6g,续进7剂。此后病情继续好转,守方随证增损。

1984年4月来诊:发音进步渐快,能有五至六个音节。至10月,已能简单表达欲意,可对答,嘱善加启发引导,勿再受惊吓为要。1年半后随访，愈后无复发，患儿已上学半年余，智力良好，说话如常人。

[**按语**]《灵枢·忧无言》曰："舌者，音声之机也"，为心之苗，心气通于舌，故心之功能正常，则语言流利。心主神明，而患儿体质素虚，神气怯弱，故乍闻异声，则惊恐而神伤，以致心神不宁，惊惕不安，心气逆乱，乃见失语不言。《素问·风论》所云："心风之状……善惊吓……病甚则言不可快"，其理颇有相通之处。又肝藏血，血舍魂，而魂又随神往来。患儿骤受惊吓，心肝受伤，神魂失守，心气逆乱而致失语。故治以镇心安神、平肝定惊为主，佐以益气和阴之品。初以磁石、龙骨、茯苓镇心安神；菖蒲、郁金开窍以通心气；白芍、蝉蜕、地龙、天竺黄平肝定惊；茯苓、白芍、甘草尚有益气和阴之功。药中病机，乃见音声渐开。后加党参、麦冬、五味子、当归以补益阴血、养心柔肝。诸药合用而令心神安宁，窍开而气通，故言语乃渐复流利。

（本文刊于《新中医》1987年第4期）

（柏世媛　黎世明　整理）

过敏性紫癜

[病案] 杨某某，男，5岁，于1989年9月15日初诊(住院号118233)。患儿因臀部、双下肢出现红疹20天伴膝踝关节游走性肿痛于9月6日住院。曾在外院间断静滴青霉素、口服扑尔敏及中药等治疗无效，入院时臀部、双下肢可见淡红至暗红颜色深浅不同、大小不一的斑丘疹，瘙痒明显，右膝踝关节肿痛、扪之灼手，活动不利，腹不痛，纳呆，大便烂，尿较黄，无发热、咳

嗽等症状，咽稍红，心肺听诊正常。血分析：WBC 12.6×10^9/L、M+G 0.548、L 0.452、PLT 124×10^9/L，血沉增高、ASO 阳性，凝血四项（PT、INR、ARTT、FIB）及大便常规、尿分析、血小板等正常。中医诊断为紫癜，西医诊断为过敏性紫癜。予静滴穿琥宁、维生素 C，口服疏风清热、凉血止血中药，右膝踝关节外敷双柏散。治疗 10 天后，关节疼痛消失，但住院 10 天内，仍不断有新出皮疹。

9 月 15 日延请黎老会诊此患儿，当时见患儿臀部、双下肢可见淡红至暗红颜色深浅不同，形状、大小不一的斑丘疹，压之不褪色，瘙痒明显，面色萎黄，毛发稀黄，精神不振，口干欲饮，自感上腹不适，纳呆，大便溏而黏腻。询其平时胃纳不佳，嗜食肥甘之物，不喜菜蔬。察其舌红微胖，苔黄厚腻，脉滑数。复查血象基本正常。

[辨证] 此乃因素体脾虚，感受风湿热邪，损伤血络之紫癜证。

[治法]“急则治其标、缓则治其本”，先治以疏风清热化湿、凉血祛瘀消斑，佐以健脾益气。

[方药] 绵茵陈 12g、川萆薢 15g、茯苓 15g、银花 10g、玄参 10g、赤芍 10g、紫草 8g、丹皮 6g、党参 9g、蝉蜕 6g、苡仁 15g、生地黄 10g，3 剂。每日 1 剂，复煎。嘱其饮食清淡，禁食辛热、肥甘之物。

9 月 18 日复诊：原有皮疹逐渐消退，未再出现新的皮疹，咽红减轻，胃纳增加，大便正常。舌苔变薄。守上方继续服 2 剂。

9 月 20 日三诊：皮疹已完全消退，未见新出皮疹，精神好，无不适感，胃纳增，但仍不佳，舌略红胖，苔微黄腻，咽淡红。黎老认为患儿病邪已渐去，宜以健脾化湿为主，佐用祛风、凉血。拟方：上方去银花、玄参，加防风 6g、白术 6g，3 剂。

3 剂服毕，未见皮疹出现，患儿胃纳佳，面色转红润，舌淡红、苔薄白。家长要求出院。嘱患儿避风寒、饮食清淡。随访1个月，未见复发。

［按语］本例紫癜治疗取效是由于：

辨证正确，不拘泥于书本分型，抓住患儿脾虚且感受风湿热邪的病因病机。患儿嗜食肥甘不易消化之物，损伤脾胃，又感受风热之邪，内外合邪，影响脾胃运化失职，痰湿内生，蕴而化热，热伤血络则皮肤显露红色斑丘疹，且兼见口干欲饮、腹胀不适、大便溏而黏腻，舌红苔黄厚腻、脉滑数。“风性善行数变”，故见关节游走性疼痛、皮疹瘙痒。患儿面色萎黄，毛发黄稀，精神不振，纳呆，舌质胖，为脾虚之象。故此，本病应诊为本虚标实之证。

善于攻补兼施。本证之根在脾，标在肺胃，为本虚标实之证。治疗以绵茵陈、川萆薢清热祛湿，银花、蝉衣清热疏风，赤芍、紫草、玄参、丹皮清热凉血。在攻邪的同时，不忘佐以党参、茯苓、苡仁益气健脾渗湿，脾胃健、正气旺，则可以抗邪。又配伍生地养阴，防邪热耗伤阴液。使邪去正不伤，阴阳平衡，诸症乃平。

中病即止。因小儿脏腑娇嫩，患病后易虚易实、易寒易热，故黎老主张治疗不宜攻伐太过，而应处处顾护人身正气。治疗本病时，在患儿标证渐除后，及时减用寒凉之药，改以益气健脾化湿为主，令脾旺则不受邪，病自痊愈。

（黄钢花　整理）

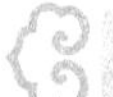

间歇高热症

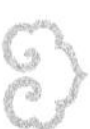

［病案］刘某某，女，7岁。1982年12月10日初诊。

主诉发热15天。患儿每天下午发热（体温在38~40.2℃之间），先见寒战，继则发热汗出，汗出后热退，无咳嗽鼻塞等症状。前医疑为“疟疾”，但反复验血找疟原虫均为阴性，用抗疟药治疗亦无效。在中山医学院一附院检查：肥达试验阴性，血培养阴性，用氯霉素作诊断性治疗亦无效。

现症见午后高热、汗出，精神疲困，面色苍黄，食少纳呆，唇色淡白，舌质淡、苔薄白，脉细数。血常规检查：血红蛋白108g/L，红细胞3.55×10^{12}/L，白细胞4.45×10^{9}/L，中性粒细胞0.47，淋巴细胞0.52。尿常规检查阴性，X线胸透及胸片无特殊发现，肝功能正常。HBsAg阴性。

［辨证］脾虚气陷，郁热内生。

［治法］益气升阳，甘温除热。

［方药］补中益气汤加减：黄芪、党参、制首乌、生牡蛎各30g，白术15g，当归、柴胡、青蒿各20g，知母、升麻各10g，炙甘草8g。大枣5枚，乌梅3枚，3剂。

12月13日二诊：服上药后，午后发热已减（体温37.8℃），精神转佳，胃纳增进。守上方再服3剂。

12月16日三诊：热退已2天，精神、胃纳均明显好转，仍守上方再进4剂。

12月20日四诊：体温正常，精神大振，面色红润，胃纳大增，舌质转红，脉缓和有力。病已痊愈，再予调补气血之方数剂，以善其后。

［按语］发热一症，病因诸多，而虚实之道，不可不辨。大热者，固属邪热燔灼者居多，但气虚发热者亦时有所见。若见发热而一概清之，鲜有不误事者。小儿稚阴稚阳之体，不堪攻伐，临证尤宜审慎。本例患儿虽高热汗出，但观其证并无实象可据，而反见一派脾虚气弱之象。故诊为中气虚陷，气虚发热。脾气损伤，则清阳不升，浊阴不降，郁而化热，熏蒸于内，故见发热汗出。宗东垣益气升阳法，乃投参、芪、术、草、枣、归、首乌以健

脾益气，大补气血。上药用量颇重，乃恐其力小不能为功也，佐升、柴以升举阳气，投牡蛎、乌梅以敛阴；用青蒿、知母以清解郁热。俟其元气恢复，邪热自退。若仅着眼于清热降火，则元气愈亏而阴火愈炽矣。

（本文刊于《新中医》1983年6期　薛洁瑜　整理）

邪伏膜原发热

［病案］吴某某，男，13岁，1993年8月20日因发热一月多就诊。患儿一月前因打球后大汗淋漓，迅即回家洗澡，因天热洗完澡后在风扇下吹风，第二天即恶寒、发热、喉咙不适，遂至医院就诊，当时诊为扁桃体炎，肌注青霉素60万U，日2次，并内服先锋Ⅳ，及退热药物，隔日下午体温不但未退，反而升高至40.3℃，加服清热解毒、利咽止咳之中药，用银翘散合五味消毒饮加减。服药3天，发热稍退，但每天下午均有1次明显高热，体温在39℃以上，时间长短不等，遂于市某医院留医。

患儿住院后经检查，心肺正常，胸片无阳性体征，周围血象白细胞稍偏高，其他多项实验室检查均属正常范围，治疗以先锋Ⅴ加地塞米松静滴，开始2天体温即趋正常，第三天，午后体温又达40℃左右，且有恶寒怕冷出汗等症，2小时后体温下降至38℃，反复数天如是，疑为疟疾，故于每天发热时采血查找疟原虫，连续3天，均为阴性。改用静滴先锋必，但效仍不显。考虑为血液病，准备做骨穿检查，但其家长坚决反对，并提出请中医会诊，用中药治疗。

黎老前往诊视时，适逢患儿恶寒发热之期。期间周身发抖，体温40℃,心烦不安,持续1小时左右,寒颤止,热渐退,弥后则大汗出。近日二便正常,饮食不振,察其面色无华,神疲,诊脉浮数无力,舌红苔白腻。

［辨证］邪伏膜原之发热证。

［治法］透达膜原,化湿清热为主,佐以扶正益气。

［方药］青蒿15g,鳖甲30g,桂枝10g,升麻10g,柴胡15g,白芍12g,党参20g,厚朴10g,草果5g,炙甘草6g,黄芩10g,防风8g。3剂。并嘱停用抗生素及激素,不要进食生冷食品,服药后可进热粥以助药效。

8月23日复诊:服药后3天中曾有1次发热,体温39℃,但无明显寒颤及大汗,余症同前,继用上方,再服4剂。

8月27日三诊:近4天无发热,精神明显好转,胃纳渐佳,二便调,舌淡红,苔薄白,脉略细,病已痊愈,以异功散合生脉散加味再进3剂,以巩固疗效。

［按语］患儿初因大汗后伤于水湿、凉风而起病,致表邪郁而不解,应用大量清热之品(包括西药),使邪内陷,幸好患儿素质尚好,故邪始终留连半表半里之间,尚未深入于里,其症寒颤发热,热退汗出,似疟非疟,实为邪伏膜原之发热证。膜原者,为胸膜与膈肌之间,位居半表半里,湿浊与温热之邪留恋于膜原,郁遏阳气,故出现外有寒战,内有烦热的憎寒壮热症状,而面色无华,神疲,脉无力,是病久正气耗伤之征。故治以透达膜原、化湿清热为主,佐以扶正益气法。草果、厚朴辛香化浊,可宣透伏于膜原之湿浊,青蒿、柴胡可疏解少阳半表半里之邪,配以桂枝、升麻、防风宣透解表,使邪有外透之机、速离膜原。黄芩苦寒,可清被郁之热,党参、白芍、鳖甲、炙甘草益气和阴,使正气恢复,以助逐邪外出。药中病机,故药进3剂症减,再进4剂而愈。

（谢昭亮　整理）

热 痹

［病案］吴某某，男，5岁半，1986年12月19日因发热3天，双膝肿痛2天来诊。

患儿3天前无明显诱因而出现低热、咽痛、精神疲倦，家人认作感冒，予服银翘解毒片。次日发热增高，双膝关节肿痛，又予服红霉素片，未效。现症见：发热，双膝肿痛不能站立、行走（背负来诊），咽痛，时有腹痛，纳呆，便溏，无恶寒咳嗽。

检查：体温38.3℃，面色略红，咽红，双侧扁桃体肿大Ⅰ～Ⅱ度，心脏听诊未闻杂音，全腹轻度压痛，双膝关节肿胀、稍红，扪之略热，压之疼痛，不可屈伸。舌淡红，苔白厚腻，脉滑数。

即查血分析：白细胞17.45×10^9/L，单核+粒细胞0.79，淋巴细胞0.21，红细胞3.3×10^{12}/L。嘱次日检查血沉、抗"O"。

［辨证］热痹（风热夹湿）。

［治法］清热利湿，佐以祛风通络。

［方药］黄柏、苍术、防风各10g，石膏、苡仁各20g，忍冬藤、毛冬青各25g，连翘12g，牛膝、苏叶各8g，豹皮樟15g，甘草6g。1剂，复煎分服。嘱饮食清淡，忌食煎炒油炸食物及虾、蟹等发物。

12月20日复诊：热退，咽痛止，无腹痛，双膝仍痛，但可站立，胃纳转佳，大便略溏。查面色无华，咽稍红，腹平软，无压痛，双膝红肿减轻，不热，可屈伸，无压痛。舌脉同前。治守前法，酌加益气之品，按上方去苏叶，加五指毛桃根30g。2剂。服法、医嘱同前。

12月22日三诊：双膝不痛，可慢走，纳可，口干喜饮，大便尚调。舌淡红，舌苔略厚而干，脉滑略数。查咽稍红，双膝略肿，不红不热，无压痛，屈伸自如。复查血液分析：白细胞 14.6×10^9/L，单核+粒细胞 0.67，淋巴细胞 0.33，红细胞 3.5×10^{12}/L，血红蛋白 104g/L。血沉 103mm/h，抗"O"阳性。拟方：黄柏、苍术各 10g，苡仁、毛冬青、忍冬藤各 20g，牛膝 8g，防己、豹皮樟各 12g，麦冬 15g，五指毛桃根 30g，甘草 6g。3 剂。

12 月 25 日四诊：双膝无肿痛，行走自如，仅觉口干、纳呆，余无不适。查面色苍黄，咽不红，双膝无红肿，压之不痛，舌淡，苔白而干，脉细。守上方去毛冬青、防己、五指毛桃根，加黄芪 15g、当归 6g、鸡血藤 20g。3 剂。服药后无不适，神、色俱好转，已如常上学。守前方据症加减调治半个月后复查，血象恢复至正常范围，血沉 25mm/h，抗"O"阴性。半年后随访，症无复发。

［**按语**］痹证为一古老病种，早在《内经》已对此撰有专论，曰："风寒湿三气杂至，合而为痹也。其风气胜者为行痹，寒气胜者为痛痹，湿气胜者为著痹也。"(《素问·痹论》)古代医家多宗此说，从"三气"着眼论治本证，而对因热成痹者，论之略少。如《景岳全书·杂证谟·风痹》曰："若欲辨其寒热，则多热者方是阳证，无热者便是阴证。然痹本是阴邪，故惟寒则多而热者少，此者不可不察。"据现代临床观察，热痹亦不少见，故当代医家对之研究、论述颇多。实则《素问·痹论》对热痹也早已论及："其热者，阳气多，阴气少，病气胜阳遭阴，故为痹热。"寒、热殊途，对热痹者，若误用温热，病反增剧。故寒、热之辨，务必准确。热痹之辨证要点，是关节红肿疼痛、扪之灼热。而发热，面红，舌红苔黄，脉滑数等，可作参考。

本案患儿以双膝红肿热痛为主，兼见发热、面红、咽红、脉数，故证属热痹无疑。其关节肿胀较甚，而红、热较轻，且便溏、腹痛、舌不红、苔白厚腻、脉滑，此为热痹夹湿之象。以《成方便读》四妙丸加味为治。方用黄柏、毛冬青、忍冬藤、石膏、连翘清热而兼以通络，苍术燥湿，苡仁利湿清热、通利关节，防风、苏叶祛风止痛，豹皮樟性味辛温，擅于祛风止痛，牛膝活血通络，引诸药下行，调以甘草，合奏清热利湿，祛风通络之效。

二诊热退、双膝肿痛减轻，热象仍较明显。但虑其血红蛋白较低，且热退后面色无华，宜祛邪中兼护正气。故去发散之苏叶，佐用补气而性味平和之五指毛桃根，冀攻邪而不伤正。

三诊双膝略肿而无红、热、疼痛，可见热势已大减，风、湿之邪亦渐除，而口干喜饮、舌苔干，为热去津伤之征，故减少清热之品，而用五指毛桃根、麦冬等平补之品益气生津，以二攻一补法为治。

四诊邪去大半，而见面色苍黄、口干、舌淡、脉细，体虚之象较明显，乃以攻补兼施法治之。黄芪补气以生血、走而不守，为补气之首选，当归、鸡血藤补血而能活血通络，于虚人之痹证甚为适合。气复则血生，血旺则血气畅行而风自灭。

本证之治，依据风热夹湿这一证候特点，自始至终以四妙丸加味施治。初期抓住"热盛"这一癥结，重用清热，佐以除湿、祛风、通络。虽知其血红蛋白较低，但虚象不明显，仍以攻邪为主。随着邪气渐去，正气亦伤，虚象逐渐显露，则随证情变化减少攻邪之品，增加益气、生津、补血之药。故能令邪去正安、正复邪退而获捷效。

（黎世明　整理）

乳蛾高热

［病案］何某某，女，4岁，1992年1月27日因发热、咽痛3天来诊。患儿平素易患"扁桃体炎"，3天前，因受寒而发热，咽痛，曾服红霉素未效，服退热药热退而复发，今天中午无任何诱因而流鼻血2次，乃转诊于中医。现症发热恶寒，虽穿厚衣而战栗不止，流涕清稀，咳嗽痰少，口干，胃纳不佳，大便3日未解，

小便黄短。查体温 39.4℃。察其形体一般，面色红赤，手足不温，左侧鼻腔可见血痂，咽红，双侧喉核中度肿大。舌红，苔厚微黄，脉浮数。

［辨证］乳蛾（外寒里热）。

［治法］疏风散寒，清热通腑，佐以凉血止血。

［方药］青蒿（后下）、苏叶、防风各 10g，荆芥、甘草各 6g，毛冬青 20g，狗肝菜 15g，蚤休、射干、桔梗、侧柏叶、玄参各 8g，大黄（后下）5g。2 剂，复煎，温分三服。嘱勿吃肉类，仅进食白粥。

1 月 29 日复诊：服上药 1 剂即热退、鼻衄止。现无恶寒，流涕稠白，偶咳，口干，出汗稍多，胃纳欠佳，大便先硬后溏、臭秽，日解 2 次。查其手足温暖，咽稍红，喉核中度肿大。舌略红，苔白略厚，脉细数。患儿风寒已解，腑气已通，然余热未清，津液耗伤，治以清热生津为主，佐用消痰散结法。拟方：毛冬青 15g，连翘、桔梗、鸡内金各 8g，射干、人参叶、甘草各 6g，浙贝 12g，麦冬 10g，生牡蛎 20g（先煎），五味子 5g。3 剂，服药后精神胃纳佳，病无复发。

［按语］因乳蛾而发热，在现代小儿中极为常见。但金元以前，未见此病名记载。至金·张从正才提出“单乳蛾”、“双乳蛾”等病名。其曰：“热气上行，结薄于喉之两旁，近外肿作，以其形似，是谓乳蛾，一为单，二为双也。”（《儒门事亲·喉舌缓急砭药不同解》）。今人对本病之急性期，多从风热论治，其未成脓者，称“风热乳蛾”。但小儿发病容易，传变迅速，证多兼夹，往往表证未罢，里热已成；或外寒而内热，或邪实而正虚，临证须审症求因，准确把握病机要点，方能一药而愈之。

本案以热证为主，在以毛冬青、狗肝菜、蚤休、射干、桔梗、甘草清热利咽为基础外，尚配合其他治法。

1. 发散风寒　病发于大寒节气，又因受寒而起，且发热 3 天仍恶寒战栗不止，流涕清稀，脉浮，此为风寒仍客于表卫之征。虽里热已燔，仍必须解除外寒之约束，故重用苏叶、防风、荆芥辛温解表,配合青蒿以透邪退热,使风寒除而里热有外透之机。

2. 釜底抽薪　患儿3天未解大便,腑气不通,里热上攻,必致咽喉之疾益甚。故取大黄攻下积热,佐用玄参以清热润肠。下燃断而上热可除,故患儿之能迅速退热,与此当不无关系。《保婴撮要·喉痹》在论及咽喉疾患时曰:“凡此积热内蕴,二便不通者,当疏利之……外感风邪、大便闭结,烦渴痰盛者,当内疏外解。”“疏利”、“内疏”者,即通便之法,上病下取,为古医家所重视。至于选用药物,该文虽有“切不可用峻利之药,以伤真气”之戒。但病急而重用大黄之类,中病而即止,当无损正气,反能泄热以存阴气。

3. 凉血止血　患儿壮热而鼻衄,为血热妄行之故。若无其他部位出血见症,当无大碍。方中用侧柏叶凉血止血;以玄参助其凉血;狗肝菜又称“本地羚羊”,甘凉而善治小儿高热,且能凉血,在此用之,其效益佳。

4. 消痰散结　乳蛾为喉核肿大而成。急性期多为风邪热毒搏结所致。慢性期可从痰气郁结论治,有热者兼清其热,阴虚者兼滋阴降火。患儿初期发热咽肿,选用毛冬青、蚤休,是取其清热而能祛瘀散结,所用玄参亦有散结之效。复诊时,热退,咽红减轻,但喉核仍肿大,此与其平素常患乳蛾,喉核有痰气郁结有关,故在清解余热的同时,以生牡蛎、浙贝、射干消痰散结。若能坚持治疗,日常戒食热燥之物,其肿当能逐渐消退。

（黎世明　整理）

烂乳蛾

［病案］岑某某,男,7岁,因发热、咽痛6天于1996年8月

29日来诊。

患儿1周前进食油炸食品，次日发热、咽痛，即到某医院治疗，诊断为“急性扁桃体炎”，予服阿莫西林及抗病毒口服液5天，未见显效。现仍壮热，恶寒，流涕，咽痛、进食时益甚，干咳无痰，纳呆，口渴多饮，大便稀溏，日解2~3次。体查：体温39.5℃，形体略瘦，唇红，咽喉红赤，双侧喉核红肿，左侧多个脓点，舌红，苔厚微黄，脉浮滑数。

［辨证］烂乳蛾（肺胃热盛，卫气同病）（西医诊断：急性化脓性扁桃体炎）。

［治法］疏风清热，解毒化湿。

［方药］青蒿（后下）、苏叶、藿香各10g，柴胡12g，银花15g，升麻、射干、赤芍、桔梗各8g，毛冬青、石膏（先煎）各30g，滑石（先煎）20g，甘草6g。3剂，复煎分服。嘱戒食辛热之物，热退即去青蒿。

9月1日复诊：服前药1剂即退热，近2天无发热，咽痛止，今已开始上学。现偶有轻咳，间有鼻塞，额汗略多，胃纳好转，口干喜饮，大便略溏、日解1次。查其咽稍红，双侧喉核红肿减轻，未见脓点。舌稍红，苔白略厚，脉细。治以清热除湿为主，佐以生津敛汗法。拟方：毛冬青、生牡蛎（先煎）各20g，大青叶12g，连翘、藿香、麦冬各10g，桔梗8g，人参叶、五味子各6g，生苡仁15g，甘草5g。3剂。经随诊，服药后诸症悉愈。

［按］烂乳蛾以咽喉赤肿成脓为主要特征，小儿罹患此疾，常兼壮热、饮食不能下咽，且病后易合并“急性肾炎”、“风湿热”等病，故须准确辨证，以重剂挫其病势，迅速控制病情的发展。

《诸病源候论·喉心胸病诸候·咽喉疮候》曰：“咽喉者，脾胃之候也。由脾胃热，其气上冲喉咽，所以生疮。其疮或白头，或赤根，皆由夹热所致。”巢氏虽未提出“乳蛾”之名，但其论显然指“烂乳蛾”无疑。后人多宗其说，从“脾胃热”论治本病。但小儿证多兼夹，临证尚需细察详辨，扣紧病机论治。本案治疗特点有三：

1. 升散风热　患儿虽发热6天，但仍恶寒，此为表邪未罢之征。且兼流涕、咳嗽、脉浮，可见表卫风热仍在。治当疏风散热，使邪热有外透之机。故方中重用青蒿、柴胡、苏叶发散透邪，合其他清热药以透发风热。此外，病在高位，宗《素问·阴阳应象大论》"其高者，因而越之"之说，加升麻以升扬发散其邪，其效更佳。若但见热盛而纯清里热，则热邪壅盛内结而不易清除。

2. 重用甘寒　病因进食油炸食品而起，且病呈一派热盛之象，用银、翘一类已不足以挫其热势。故重用石膏、滑石等甘寒之品清泻肺胃之火，合射干、毛冬青、银花、桔梗、甘草以清热利咽。患儿发热渴饮、干咳无痰，津液已有所伤，而石膏清热兼能除烦止渴，于本证甚为适合。

3. 化湿散瘀　本案特点之一，是热而夹湿。热盛之证，大便多干结，而患儿大便稀溏，日解2~3次，且苔厚，脉滑，可见其"湿"不轻。而湿性缠绵，与热邪胶结，势难退热。患儿发热6天，迭用中、西药物而热势不解，恐与此有关。方用藿香芳香化湿，滑石清热利湿，使湿热分消而去，故有助于迅速退热。

凡热势盛而肉腐成脓，患处气血亦必为邪热所壅遏而不能畅通。方用毛冬青、赤芍清热凉血、活血通络，有利于去腐生新，故复诊时热退而脓点亦迅速消失。

（黎世明　整理）

喉　痹

霍某，男性，17岁，因"咽部剧烈疼痛伴烧灼感1天"于

2000年10月8日来诊。

患者素患“慢性乙型肝炎”，发病前正服用清热解毒中药。1天前于受寒后突然出现咽部剧痛，伴烧灼感，尤以夜间明显，吞咽不能，辗转难眠，伴声嘶、鼻塞涕清（患者素有过敏性鼻炎病史），自觉发热、恶寒，无咳嗽，胃纳一般，二便尚调。否认进食辛温燥热之品。查体：T36.9℃，咽稍充血，双侧扁桃体不大，双鼻甲充血，舌边尖微红，苔薄白，脉浮紧而细。

笔者接诊后，初辨为：喉痹（风热型），以疏风清热利咽为治，拟方：薄荷（后下）6g，桔梗、银花、连翘、射干、桑叶、菊花各15g，牛蒡子12g，蝉蜕、甘草各8g，毛冬青25g。共2剂。10月10日复诊，患者诉上症无明显好转，仍咽痛剧烈，夜间尤甚，状若火烧，伴咽部异物感，自觉发热。考虑为风热未解，循经入里，而成热毒炽盛之证，夜间甚者，乃热盛伤阴而兼有阴热证，遂加强清热解毒、养阴活血之药，处方在上方的基础上，去薄荷、桑叶、菊花、蝉蜕，加黄芩、蒲公英各12g，玄参、生地黄、赤芍各15g，共2剂。10月12日复诊，证情如前，仍无改善，百思不解，遂求教于黎炳南教授。

黎老仔细诊察后指出：此乃风寒闭郁之证，却治以寒凉清热之品，以寒治寒，故当不应。惑曰：咽部剧痛，与风寒何关？答曰：风寒外袭，肺卫首当其冲，咽喉为肺卫之门户，风寒外束，寒主收引，局部气血郁滞不通，不通则痛，故咽部剧痛且有异物感；郁而化热，故咽部灼热；风寒属阴，夜亦属阴，二阴相得，故症状以夜间明显；风寒外束，营卫受遏，不能温养肌表，故见恶寒、自觉发热（但实质无发热）。问曰：如何辨识其非热毒炽盛之证？答曰：咽痛之辨证，传统多从“火热”入手，实证分“风热”、“热毒”，虚证则因虚火上炎。但本例患者却不能以“火热”解释，其理由有二：一者，从发病的病因辨，患者素患“慢性乙型肝炎”，体质素弱，发病前正服用清热解毒利湿之品，且无进食辛温燥热病史，因此，热毒内蕴及阴虚内热的病因不明显；又现今正处深秋，风寒当令，病起于感寒，宜先察其有否风寒见症。二者，从症状体征上辨，患者虽然自觉疼痛剧烈，但咽部检查并无明显喉核红肿甚至成脓之象，细察之下仅见赤丝隐隐，属气郁化热而非火热炽盛；而患者恶寒明显，足证其风寒未罢。因此，辨证当属风寒外束、气血郁滞、兼伴郁热之喉痹证。治以辛散风寒，宣通气血，兼清郁热为法。拟方：荆芥、防风、苏叶、青蒿（后下）、升麻、柴胡各 12g，牛蒡子、桔梗各 15g，细辛 5g，毛冬青 25g，甘草 8g。2 剂。上药以水 2 碗半，煎取 1 碗多，温分三服。

10 月 14 日复诊，诉药进 1 剂，咽痛大减，当晚即可安睡；服药 2 剂，局部灼热感明显减轻，无自觉发热及恶寒。后再以疏风散寒兼以利咽之品善后而告愈。

［按语］本病以咽喉疼痛为主要表现，辨证一般多从“火热证”入手，笔者亦尝试通过各种清热途径（疏风清热法、清热解毒法、养阴清热法）清除热邪而罔效。黎老从发病的内外因、气候环境、症状体征等方面进行辨证，认为其不属火热，证属外感风寒为主。指出其病机主要为“风寒外束，局部气血郁滞不通，不通则痛”所致；同时，由于气血郁滞化热，故见局部灼热感，此“热”非热毒炽盛之邪热，而属“郁热”，故治当有别。病因明确，乃确立以“辛散风寒，宣通气血，兼清郁热”为治疗原则。方中荆芥、防风、苏叶、细辛辛散风寒，细辛并有止痛之效，令风寒散、气血通、郁热清，其咽痛自止；升麻、柴胡、青蒿轻清升散，具宣透疏泄之性，可疏通局部气机，透解郁热；桔梗、甘草、牛蒡子宣肺清热利咽；毛冬青清热通络，全方合用，共奏辛温散寒，宣通气血，清热止痛之效。药证相合，故效如桴鼓。临床上喉痹虽以热证为多，但勿忽略风寒喉痹，抓住其恶寒较甚、鼻塞涕清、咽痛明显而充血不甚、舌苔薄白、脉象浮紧的辨证要点，当不至于误治。

（黎凯燕 整理）

过敏性鼻炎

［病案］林某,男,8岁,印尼华侨,暂住广州。1993年9月16日初诊。

其母代诉:反复鼻塞、喷嚏,鼻涕清稀,间或流浊涕,自汗盗汗4年。在当地选用抗过敏西药,亦曾施玉屏风散、"鼻炎片"等中成药治疗,或可取效于一时。每遇天气变化,感冒即复发,迁延日久。有时自服抗感冒中成药,则汗湿其衾。常睡眠不安,上课精神难于集中,胃纳欠佳,大便不调,平素偏好辛辣香燥食物。诊时患儿喷嚏连连,时以手揉鼻,涕下如水,轻咳无痰,疲乏懒言,面色萎黄,鼻黏膜苍白肿胀,中鼻甲息肉样变,双侧颈部可扪及花生米大之淋巴结,推之可动、无触痛。咽部暗红,心肺正常,舌质淡红,苔薄白。

［辨证］鼻鼽(肺脾气虚、风寒阻窍)(西医诊断:过敏性鼻炎)。

［治法］健脾益气,温肺固表。

［方药］太子参15g,黄芪10g,防风10g,茯苓15g,麦冬10g,五味子4g,生牡蛎20g,生苡仁12g,辛夷花10g,苍耳子10g,白芷6g,甘草5g。4剂,每天煎服1剂。

9月21日二诊:患儿服药后喷嚏减轻,汗出稍少,但鼻塞仍较明显,夜间尤甚,难于安睡。此久病正虚,风寒壅塞,故鼻窍一时难通,拟上方去苡仁,麦冬,加炙麻黄4g。嘱连服7天。

10月13日三诊:前药服7剂后,诸症减轻,又自行按方配药7剂。现患儿精神清爽,谓早晚偶有喷嚏,少许鼻塞,但无流涕,中鼻甲肿胀有所减轻,食欲增加,惟仍盗汗,舌质淡红,苔薄白。此乃清窍已通,专以固护气津,从固本图治。以人参五味子汤合玉屏风散、苍耳子散加减：党参15g，白术10g，茯苓15g，麦冬10g，黄芪12g，防风6g，五味子4g，生牡蛎15g，麻黄根10g，辛夷花10g，甘草5g。再进7剂。

10月29日四诊：患儿4天前外出旅游回来，鼻塞喷嚏复发，但症状较以往为轻，其母按前方外配3剂，效果欠佳。查见鼻涕浊中带黄，鼻甲稍充血，咽部稍红，舌尖红，苔薄黄，乃本虚兼感风热，先予疏散清解。处方：苍耳子10g，辛夷花10g，白芷6g，防风8g，葛根10g，生苡仁12g，鱼腥草15g，蒲公英15g，连翘10g，浙贝10g，甘草5g。每天1剂，4天后，浊黄鼻涕消失，晨起间有喷嚏，舌质淡，舌尖红，苔薄白。标证既清，继续调治缓图。乃守三诊方去麻黄根稍事出入：党参15g、黄芪12g、白术10g、茯苓15g、五味子4g、麦冬10g、龙骨20g、生牡蛎20g、防风6g、辛夷花10g、甘草5g、苡仁12g，每天1剂，每周服5剂，嘱遇感冒则停服治标。如是调治1个月后，又改每周配服2~3剂，连服2个月，并嘱多作户外活动，增强体质。半年后家长来电告知，患儿鼻鼽诸症基本消失，现面色红润，精神饱满，学习成绩提高，感冒亦明显减少。

［**按语**］过敏性鼻炎是小儿常见鼻病之一，诊断不难，但病情缠绵反复，目前一般治疗方法难获良效。中医称之为鼻鼽。黎炳南教授认为本证因禀质特异，脏腑虚损，尤以肺气虚弱，卫表不固，腠理疏松，外邪乘虚而入者多见，亦有因肺经郁热而致者。本例就诊时面黄神倦、纳少、汗多，舌质淡苔薄白，显是肺脾俱虚，病位非独在肺。且素喜辛燥之食，易蕴郁内热，灼伤阴津，其盗汗、咽暗红，即为佐证。同时鼻塞涕清，舌淡苔薄白，皆为风寒外受之象，故首治投以健脾益气，温肺散寒，兼以固表，标本兼治。所谓虚则补之，寒者温之，散者收之，皆正治之法，但效果不甚理想。二诊时加用麻黄，疗效即显，此乃鼻为肺之外窍，鼻塞、喷嚏，其症状表现在鼻，但病变实缘于肺。正气久虚、风寒壅滞难散，惟有宣通肺气，才可开启窒塞之鼻窍。麻黄发散力

宏,患儿表虚不固,再用宣散,易耗伤气津。有虑及此,麻黄炙用,取其宣肺,助辛夷花、苍耳子通鼻窍,又不致过于耗散,同时有参芪、白术、五味子、牡蛎等益气敛肺,扶正固本,散收并用,则无伤正之虞。脾虚则湿易内生,浊阴上干,亦致涕多,方中用苡仁,健脾渗湿除涕。法似繁杂,药亦平淡,但切中病机,各司其属,故可相得益彰。

(李宜瑞　整理)

天行赤眼

[病案] 患儿苏某某,女,12岁半,因"突发双目红赤、涩痛不适2天余"于1997年8月7日来诊。患儿2天前游泳回家后即开始出现双目红赤,涩痒不适,畏光流泪,目眵较多,自予氯霉素眼药水外用滴眼2天,症状改善不明显,双眼红赤加重,伴目胞红肿,目眵胶结,遂来求治于黎老。

来诊时症见:低热,双目涩痛,畏光羞明,口苦,口干,心烦,尿黄,大便3日未解。查体:双目胞红肿较甚,不能睁眼,白睛赤丝鲜红满布,右眼球结膜近外眦部可见斑片状出血,目眵较多、色黄、质稠胶结。舌红,苔略黄厚,脉浮弦数。

笔者时侍诊在旁,黎老问:四诊合参,辨证何如?答曰:本证发于夏秋之间,有眼部不洁接触史,临床以双眼红赤,涩痒不适为主证,属天行赤眼范畴。病在眼目,属肝经所主,突发双目红肿赤痛,属风热外袭所为,四诊合参,可辨为肝经风热。黎老笑曰:然,却不尽然。本病确属天行赤眼。其病多发于夏秋之间,有较强的传染性,且得病后病状相似。《素问·刺法论》曰:"五疫之至,皆相染易,无问大小,病状相似。”故本病为感受疫疠之邪所致，而非一般的风热之邪，此其一；其病初起时，双目涩痒不适，畏光流泪，属阳证、热证，其中双目涩痒为辨证要点。风胜则痒，微热则痒。故虽属感受风热疫疠所致，然有热而热不盛也。然现起病已2日多，症见双目胞红肿，目珠赤痛，目眵黄稠如脓，可见现证已热毒炽盛。此因风热未解，循经入里，与内热互结，合攻于目而成，已非病初单纯之风热致病可比，此其二；其三，本病病位不仅在肝，还涉及肺胃。本病的辨证不仅要注意“肝主眼目”，还必须注意对眼部的分部辨证。根据中医基础理论可知，目睛分部所属，黑睛属肝，称为“风轮”，白睛属肺，称为“气轮”，眼睑属脾，称为“肉轮”。《灵枢·大惑论》亦指出：“精之窠为眼，骨之精为瞳子，筋之精为黑眼，血之精为络，其窠气之精为白眼，肌肉之精为约束”，可见本病白睛赤丝鲜红满布者，属肺经热盛所致；目胞红肿者，阳明胃土实热也。再看兼症：发热、口干、口苦、大便秘结等，均是肺胃热盛，阳明腑实之佐证。肺胃热毒不解，与外感风热疫疠之邪相合，火热炎上，上攻于目，故成本证。肺朝百脉，肝主藏血，阳明为气血之海，肺胃肝三经热盛，血分受热，妄行脉外，故见白睛出血。因此，本病乃因肺胃积热，复感风热疫疠之邪所致，病位涉及肺、胃、肝、血分，治疗当以清热解毒，佐以疏散风热，凉血活血为法。拟方如下：桑叶15g、野菊花12g、银花15g、蒲公英15g、赤芍15g、夏枯草15g、决明子15g、升麻10g、柴胡12g、大黄6g（后下）、蝉衣6g。2剂。上药以水2碗半煎至1碗，温分三服。另药渣复煎后，以面盆盛之，用以熏蒸双眼。若服药后大便得泻下，则大黄改为同煎。

8月9日复诊：热退，胞睑红肿及双目红赤明显减轻，灼热、痛感消失，目眵明显减少，质转清稀，已能睁眼，大便数次、始硬后稍溏，无腹痛，查其白睛仍赤丝隐隐，少许畏光感，右眼尚余斑片状鲜红色出血灶。

黎老诊察后指出，经内服外用清热解毒泻下之剂后，患儿目赤肿痛明显减轻，目眵减少，质地清稀，乃热毒已去大半之征。现双目稍红，少许畏光者，乃余热未清所致；白睛出血灶不消退者，瘀血也。故现今之治疗，以清解余邪，凉血活血为主，同时应减少清泻之品，防止过用苦寒反冰伏邪气。遂于上方去蒲公英、大黄、升麻、柴胡，加紫草10g、栀子12g、川红花6g。3剂。用法同前。3天后再诊，双眼红赤消失，右眼出血灶明显吸收。再按上方调理3天后，出血灶吸收而告愈。

［按语］天行赤眼，又名天行赤热、天行暴赤，俗称红眼病，始见于《银海精微》。乃因外感疫疠之邪而致的急性传染性眼部疾病。临证以白睛暴发红赤，眵多黏结，涩痒交作，怕热羞明，甚或白睛溢血成点成片为特征。多双眼同时或先后发病，好发于夏秋季，有较强的传染性，常引起区域性的大流行，且得病后患者常需隔离治疗，患眼又往往因畏光羞明而影响视力，严重影响了工作、生活。西医药对本病的治疗以抗菌、抗病毒、消炎为主，多仅以外用眼药水治疗，严重者可配合口服或静脉滴注药物，每获捷效。然对于部分重症病例及出血性结膜炎恢复期，若能配合使用中药，每能加快减轻临床症状，促进瘀血吸收。

本例患儿属于天行赤眼，且症情较重，出现白睛溢血。黎老通过详细辨证，对临证中容易出现的错误予以一一指正：首先，从病性上，指出本病乃外感疫疠之邪所致，有较强的传染性，与一般之风热邪气有别，同时，又不局限于外感之说，结合临床见证，指出证属风热未解、与里热互结之热毒炽盛证。其中，对于外感疫疠与内热炽盛的鉴别，则以眼部痒感还是痛感为主、局部红肿情况、目眵质地为辨证要点；在病位的判别上，黎老不囿于“肝开窍于目”而笼统地把本病归于肝经风热或实热，强调应密切结合眼部分部所属而辨证：白睛属肺，本病以白睛红赤为主证，故与肺热密切相关；目胞属脾，局部红肿者，与阳明实热关联，且口干、口苦、大便秘结更是肺胃实热之佐证，故本病病位涉及肺、胃、肝三脏，乃肺胃实热，兼感风热疫疠之邪所致，治疗当以清热解毒明目，兼以疏风清热，凉血活血为法。方中桑叶、菊花入肺、肝二经，疏散风热，清肝明目；蝉蜕疏散风热，明目退翳；银花、蒲公英入肺胃二经，清热解毒，前者并疏散风热，凉血止血；夏枯草入肝经，清肝明目；赤芍、丹皮清热凉血，活血化瘀；升麻、柴胡清热解毒，并升散肺胃积热；大黄泻热通便，凉血活血。全方最大的特点是突破了传统“热者清之”的治法，除了使用银花、蒲公英、夏枯草、赤芍、丹皮等以清热解毒外，还运用了“透热”、“泻热”二途以祛除热邪。其中，所谓的“透热法”是指运用轻清上行之品以透散热邪的一种治法。本病病位局限于眼目，在人体之上，《素问·阴阳应象大论》曰：“其高者，因而越之”。黎老在方中重用桑叶、菊花、蝉衣、柴胡等性味轻清之品，尤其是配用升麻，其用意不仅在于疏散风热，还欲取其上行之性，以升散郁热。同时，在选取清热解毒类药物的同时，亦慎用苦寒质重之品，以保持全方性味轻清上行，令药达病所，因势利导。“泻热法”是指通过泻下类药物以导热下行的一种治法。此亦是黎老治疗本病的特色之一。本证虽以双目红赤肿痛为主证，然黎老的目光不仅仅停留于眼目，通过详细诊察，认为证属肺胃实热，复感疫疠所致，病位涉及肺、胃、肝三脏，其中发热、口干苦、大便秘结更是肺胃实热之佐证，乃因肺与大肠相表里，肺移热于大肠，阳明腑实，火热炎上所致。大便不通，则实热难解，目赤难除，故大胆使用一味大黄，泻热通便，以荡涤胃肠积热，并引火下行，起到“釜底抽薪”之效。药后，患儿大便得以通下，热毒大解，但瘀血未消，故去苦寒清泻之品，以防寒凝气机、阻碍瘀血消退；另加用川红花、紫草、栀子以清解余热、活血去瘀，药证相合，病乃速愈。

（黎凯燕　整理）

痈　证

［病案］朱某某，男，6岁，1992年7月9日因左腹股沟肿痛伴发热6日来诊。

患儿6天前发现左腹股沟有一肿块，当晚起高热不退。经门诊用多种抗生素及清热解毒中药治疗，左腹股沟肿块穿溃流脓，而发热不退。高热前常有恶寒感，间有轻咳，无流涕咽痛。胃纳欠佳，大便2天未解。

查体温39.5℃，左侧腹股沟有肿块如核桃大，皮色不红，质软，中心已穿溃，流脓稀白。察其形体消瘦，面色稍苍白，肢冷，咽稍红，舌淡红苔白，脉细数。查血常规：WBC 10.4×10^9/L，淋巴细胞0.68，中性粒细胞0.32。

［辨证］痈证（热毒炽盛，气血虚弱）。

［治法］清热解毒，扶正托毒。

［方药］黄芪15g，当归6g，川芎5g，白芷5g，蒲公英15g，紫花地丁15g，连翘10g，银花10g，大青叶15g，花粉10g，桔梗10g，甘草10g。3剂，复煎，分服。嘱忌食热燥食物及鹅、鸭、虾、蟹等发物。

7月16日复诊：前方服3剂后，发热减轻，患处流脓减少，家人因故不便来诊，遂按原方自购4剂再服。现症：发热明显减轻（38.3℃以下），无恶寒，患处近2天已无流脓，精神胃纳好转，夜间多汗，轻咳无痰，大便3天未解（平时便结难解）。查其左腹股沟肿块消失，无红肿，无流脓。面色好转，咽稍红，舌淡红，苔白，脉细。乃拟方：五指毛桃根20g，银花10g，连翘10g，花粉12g，枳实10g，胖大海5g，苡仁10g，冬瓜仁15g，青天葵10g，滑石15g，甘草6g。3剂，医嘱同前。

7月19日三诊：发热已退，时觉手心较热，轻咳有痰，胃纳尚佳，多汗，稍烦躁，大便每日一解、较硬。面色稍苍白，手心略热，舌淡，苔薄白，脉细略数。拟方：青黛4g，海蛤粉20g，麦冬15g，沙参15g，五味子8g，胖大海8g，神曲10g，陈皮6g，鸡内金6g，甘草6g，4剂，医嘱同前。服药后诸症悉愈，随访2个月无复发。

［**按语**］患儿腹股沟皮下出现局限性脓肿，当属痈证。痈有内、外之别，发于脏腑为内痈，发于皮下肌肉之间为外痈，多因感受毒邪、气血壅塞不通所致。《景岳全书·外科钤》曰："痈者，热壅于外，阳毒之气也，其肿高，其色赤，其痛甚，其皮薄而泽，其脓易化，其口易敛，其来速者，其愈亦速。"对痈的病因及临床特点所言甚为精确。

患儿发病时壮热、时感恶寒、便结、咽红、脉数，为热毒炽盛、表邪未解之象。《外科证治全书·痈疽证治统论》曰："痈者，壅也。邪热壅聚，气血不宣，其为证也为阳，属六腑，高肿色红，焮热疼痛，而其发也必暴，故所患浮浅而易治。初起者，审其证而消之；成脓者，因其热而逐之；毒尽者，益其所不足而敛之，此治痈之大旨也。"按此治痈大旨，成脓者理应治以清热逐邪为主。但患儿虽壮热而面不红，甚至略显苍白，痈肿穿溃而流脓稀白，舌质不红，脉虽数而细，此又为气血虚弱之征。查其血象，白细胞总数略增而中性粒细胞比例明显下降。黎老认为，在急性化脓性感染中，若见中性粒细胞下降，可视为气虚而致抗邪能力不足之兆。综合而言，此证虚实并见，若单用清热逐邪，反损伤气血而致邪恋不去。必兼用补益气血，方能托毒外出。故拟方用蒲公英、地丁、银花、连翘、大青叶清热解毒，配黄芪、当归扶正托毒，伍以川芎、白芷、花粉、桔梗活血排脓，合奏扶正、解毒、排脓之功。复诊时发热减轻，痈肿消退，流脓已止，面色好转，可知气血渐复而邪毒渐去，乃以性味较平和的五指毛桃根取代黄芪，继用清热解毒之剂，并佐用胖大海、冬瓜仁润肠通便。三诊热退而手心热、大便硬、脉略数，为余热未清之征，治用养阴清热之剂以善其后。

患儿病初曾用多种抗生素及清热解毒中药治疗未效，而改用扶正托毒法，竟能迅速痊愈，可见攻邪需视正气之强弱，弱者不可蛮攻，当兼扶正。正如《外科启玄·明婴孩疮疡治法不同论》所言："婴孩之辈，乃气血未克，筋骨未坚，脾胃尚脆。凡有痈疽……止宜内托内疏汤剂，缓和之药。不可用大猛峻之剂，有伤胃气。"

（黎世明　整理）

顽固性湿疹

程某某，男性，14 岁。因腹股沟反复出现湿疹 2 年、加重 1 个月于 1999 年 7 月 21 日来诊。患者于 1997 年 8 月腹股沟开始出现红疹，开始仅为数个，瘙痒，自行外用"皮炎平"等后，瘙痒暂时缓解，但皮疹不退，数小时后瘙痒复作。之后皮疹逐渐增多，遍布腹股沟，瘙痒剧烈，局部潮湿。曾在外院求治，诊为"顽固性湿疹"，予"皮炎平"、"艾洛松"等抗炎药物外用，配合清热解毒利湿类中药内服并外用，症状稍微缓解。但停药后又复作如初，症状每于秋冬缓解，天气炎热、尤其夏季加重，夜间尤甚，甚则行走时亦瘙痒难忍，以手挠抓导致局部破损，无奈中以酒精等外涂亦不得缓解，严重影响睡眠、工作，痛苦莫名。1999 年 7 月 21 日求治于笔者。

来诊时症见：腹股沟处簇集细小红疹，皮肤潮湿，部分因常抓挠而有破损，瘙痒剧烈，伴精神疲倦，胃纳欠佳，大便溏烂等症，舌红，苔白腻，脉滑略数。诊为"湿疹"，湿热下注型。遂拟方：

土茯苓 30g　白鲜皮 15g　苦参 15g　黄柏 15g　地肤子 15g　云苓 20g　甘草 8g

3 剂，每日 1 剂，温分三次服。另嘱予舒乐宁洗剂（本院制剂，为黄柏、徐长卿、地肤子、苦参等的中药煎剂）外搽患部。

7 月 24 日复诊，曰服上药后症状稍微减轻，外搽药后瘙痒亦暂得缓解，但片刻复作。察脉证如前，遂于上方加绵茵陈 30g，车前草 15g 以加强清热利湿之力，嘱继服 1 周，外用药如前。7 月 31 日复诊，症状仍如旧。笔者颇感棘手，遂嘱转诊于黎炳南教授。

黎老仔细察看病人后指出，病证为湿疹，确属湿热为患。然湿者属阴，热者属阳，阴阳殊途，病之属性当权衡阴阳偏胜而定。本患者面色泛黄而不红，口干而不欲多饮，舌虽红但苔白厚腻，边有齿印，均示湿浊困阻，脾运失健，虽有热而热不甚也；湿者重浊趋下，性潮湿，而火热炎上，性干燥，现病在下部，局部无明显红肿灼热，而潮湿较甚者，因于湿也；瘙痒者，《内经》云："微热则痒，热胜则肉腐成脓。"可见本证有热而尚微；病于夏季加重、夜间尤甚者，非因于热，乃因于湿也，因长夏湿邪当令，夜间属阴，二阴相得，故然；且寒热易除，惟湿邪黏腻难祛，本病缠绵多时，经屡用清利之品而罔效者，可知其病不在热，而在于湿。因此，本病证虽为湿热致病，然于湿热二邪之中，以湿邪为主，故治当以治湿为主。治湿者，有清热利湿及芳香化湿二途。前者重于清热，治湿之力不强，故前用清热利湿法治本病，症状虽可暂缓，但湿邪随祛随生，病情缠绵难愈。若湿重热轻者，治宜分湿、热二邪而祛之，其中，治湿者当首推芳化之品。黎老认为，湿邪属阴，当用阳药。《金匮要略·痰饮咳嗽病脉证并治》亦提出："病痰饮者，当以温药和之。"所谓"温药"即是"阳药"，是指通过健脾化痰，或温肺化饮等具有温热性质的药品以起到消除痰饮的目的。水湿与痰饮同属一源，故治湿邪亦非阳药不可化之。正所谓：阴处积水，与其导而利之，莫若一轮旭日之蒸化来得迅速而彻底。再者,寒凉清利之品容易凝滞气机,于湿邪之祛除亦为不利。宗于此旨,本病的治疗应以芳香化湿为主,佐以清利之品,令湿、热分途而去。由于本病病位局限,故仅用外治即可,不必内服。前用舒乐宁洗剂外搽,此仅重于清利,而疏于芳化,且外涂药物后,局部皮肤更为潮湿,不利于病情恢复。今之治疗,可继用舒乐宁外涂,另以艾条点燃后,熏灸患部,热感以患者能忍受为度,每次15~20分钟,直至外涂药物处干燥为宜。此举一者取艾叶温经通阳化湿之效,二者可促进外用中药的吸收,使其与艾叶相配,令湿、热二邪分途而去,同时可保持局部干燥,有利病情恢复。遂遵嘱执行。结果患者当晚瘙痒明显减轻,可安睡,治疗1周后,局部皮肤由潮红转暗晦、干燥,皮疹明显减少,瘙痒感消失。再如法调治10天后,皮疹、痒感消失而告愈。随访近3年,未再复发。

［**按语**］顽固性湿疹,属于免疫性疾病的一种,乃因过敏原进入机体后,抗原抗体产生免疫反应而致的皮肤病变。现代医学多采用抗炎、抗过敏等治疗,疗效颇捷,然亦有部分反复难愈的病例,转而寻求中医药的治疗。本例患者病情反复发作2年,经前医用中、西药治疗而罔效。黎老仔细诊察病情,从大处着笔,把握总体病机属湿热致病,同时又不泥于"湿热属阳热证,治宜清热利湿"之成俗,提出湿邪属阴,热邪属阳,病之属性当权衡阴阳偏胜而定。阴阳殊途,治有所别。通过详辨患者的症状、体征、病位,结合发病过程、治疗经过及结果,以及病情与气候的关系等情况,指出"湿为主邪"此一病机关键,从而明确了病之总体属性为属阴而非属阳;接着,进一步提出"治湿者当用温药"此一治疗关键,辨证明确,有是证即可用是药,故虽在暑月及辨为"湿热下注"的患者身上,亦大胆采用艾灸疗法。同时,亦不拘于"顽疾"之名,指出"病位局限,仅用外治即可"。治疗没有使用庞杂的药物,而仅在外搽中药的基础上加用艾灸,既取其温经通阳化湿之效,又促进清热利湿中药的吸收,

令湿、热二邪分消而去，病自可愈。同时，艾灸一法，仿效自然界“旭日之蒸化”作用，令局部保持干燥，亦是病愈之关键。其用药、治法看似简单，而深意存焉。老中医精湛的辨证思想、灵活的治疗方法，值得后学深思。

（黎凯燕　整理）